护理管理者高级研修丛书

# 护理管理黄金法则

第2版

总主编　姜小鹰　吴欣娟

主　编　李继平　刘义兰

副主编　韩　琳　张海燕

编　者（按姓氏笔画排序）

马　芳（昆明医科大学第一附属医院）

刘义兰（华中科技大学同济医学院附属协和医院）

阳世伟（深圳市第二人民医院）

李玲利（四川大学华西医院）

李继平（四川大学华西医院）

杨丽娜（银川市第一人民医院）

张海燕（北京大学人民医院）

范　玲（中国医科大学附属盛京医院）

罗　健（华中科技大学同济医学院附属协和医院）

施　雁（同济大学附属第十人民医院）

倪云霞（四川大学华西医院）（兼秘书）

黄　浩（四川大学华西医院）

韩　琳（甘肃省人民医院）

人民卫生出版社

·北　京·

图书在版编目（CIP）数据

护理管理黄金法则 / 李继平，刘义兰主编 .—2 版 .—北京：人民卫生出版社，2024.8
（护理管理者高级研修丛书）
ISBN 978-7-117-36286-3

Ⅰ. ①护…　Ⅱ. ①李…②刘…　Ⅲ. ①护理学 – 管理学　Ⅳ. ①R47

中国国家版本馆 CIP 数据核字（2024）第 089817 号



护理管理者高级研修丛书
**护理管理黄金法则**
Huli Guanlizhe Gaoji Yanxiu Congshu
Huli Guanli Huangjin Faze
第 2 版

总 主 编：姜小鹰　吴欣娟
主　　编：李继平　刘义兰
出版发行：人民卫生出版社（中继线 010-59780011）
地　　址：北京市朝阳区潘家园南里 19 号
邮　　编：100021
E - mail：pmph @ pmph.com
购书热线：010-59787592　010-59787584　010-65264830
印　　刷：北京顶佳世纪印刷有限公司
经　　销：新华书店
开　　本：710 × 1000　1/16　　印张：24
字　　数：418 千字
版　　次：2015 年 5 月第 1 版　　2024 年 8 月第 2 版
印　　次：2024 年 9 月第 1 次印刷
标准书号：ISBN 978-7-117-36286-3
定　　价：99.00 元

# 总主编简介

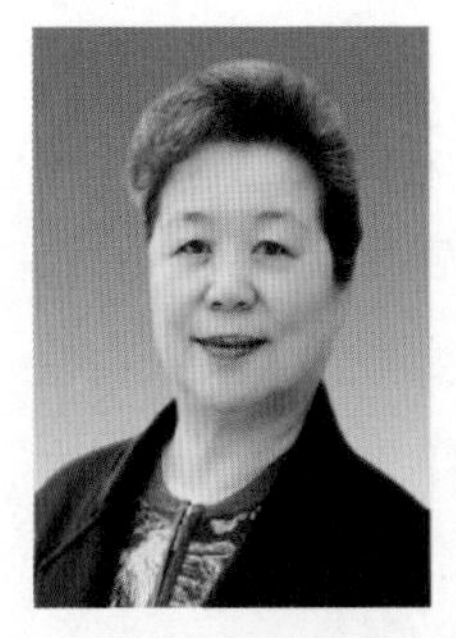

**姜小鹰** 教授，博士研究生导师。国务院政府特殊津贴专家。福建医科大学护理学院原院长。现任中华护理杂志社社长。兼任教育部护理学专业认证工作委员会副主任委员，中华护理学会高等护理教育专业委员会主任委员，福建省护理学会理事长等职务。荣获第 43 届国际南丁格尔奖章，全国优秀科技工作者，全国“教书育人”十大楷模，全国三八红旗手、全国妇女“创先争优”先进个人，首届全国高校“黄大年”式教师团队带头人等。

主要研究方向：老年护理、护理管理、护理教育。主编、参编书著 45 部，其中主编 35 部、副主编 6 部，在国内外学术期刊发表论文 278 篇。主持教育部、省厅级科研项目 30 多项。先后获得并主持国家级护理学特色专业、国家级《护理管理学》精品课程、国家级护理学实验教学示范中心等 10 多项教育部系列教改工程项目；连续获三届国家教学成果奖二等奖共 3 项。

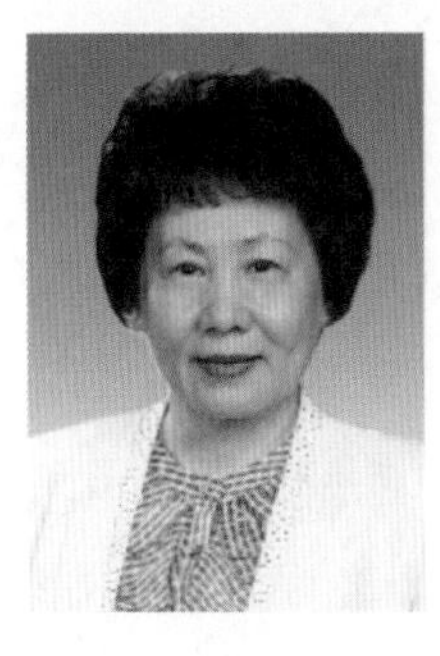

**吴欣娟** 教授，博士研究生导师。国务院政府特殊津贴专家，美国护理科学院院士。现任中华护理学会理事长，北京协和医院护理委员会主任委员，北京协和医学院护理学院副院长。兼任中华全国妇女联合会第十一、十二、十三届执行委员会委员，教育部高等学校护理学类专业教学指导委员会副主任委员，教育部护理学专业认证工作委员会副主任委员，国家卫生健康委员会护理标准委员会副主任委员，国家护理专业质控中心专家委员会副主任委员等。荣获第 43 届国际南丁格尔奖章，泰国王太后护理奖，首届全国创新争先奖，十佳全国优秀科技工作者提名奖，全国优秀科技工作者等。

主要研究方向：护理管理、临床护理。主编专业书籍 70 余部，以第一或通信作者在中文核心期刊及 SCI 期刊发表论文 220 余篇，主持“国家公益性行业科研专项”等科研课题 20 余项。

# 序

随着日新月异的现代医学发展以及我国医药卫生体制的改革,广大护理管理者需要不断地学习先进管理理论和管理经验,提升管理素质、管理水平和管理能力,以适应竞争环境的发展需求。面对多样化的医疗卫生服务和社会民众健康需求,我们特别组织了一批国内具有丰富的临床护理管理实践及教学经验的知名专家、学者,创作编写了《护理管理者高级研修丛书》,帮助广大护理管理者更好地应对临床护理工作中的机遇和挑战,力求做到与时俱进、卓越管理。该套丛书第一版问世以来,获得了广大读者的好评,得到了护理界同仁的广泛认可,令我们倍感欣慰。为适应新形势下对临床护理管理工作的需要,结合新时代护理管理的挑战及发展前景,满足医疗卫生机构各级护理管理者能力提升需求,编写组对丛书进行了修订。

修订指导思想:在省时、省事、省心的前提下获得学以致用最大价值的原则。在保持原有主体框架的基础上,顺应时代发展需求,精心设计编排。重点补充完善了近5年护理管理领域新近发展的理论和热点问题,深入融合管理学与护理专业实践的内容,知识点呈现侧重于护理部主任及各级管理人员的临床护理管理工作实践及护理管理实践改革变化及发展要求。在结构编排上更加注重体现既寓基本原理于其中,又紧跟科学研究的前沿;既紧密结合管理实践的现实,又有助于培养创新管理思维和突出管理个性特色。在编写形式上以临床护理管理案例引入,提出问题,引导学习者带着问题进行理论学习;在内容呈现方面,穿插相关的背景资料、管理故事、管理工具、管理精粹等,以丰富丛书风格,增强丛书的可读性。

《护理管理者素质与能力修炼》各章以清新的“开卷有益”挥毫导入,带您走进一个个理论领域;以“读后思与行”回锋收笔,以护理管理者的岗位需求为基,以素质修养为经,以管理技能为纬,每一讲内容都相对独立、自成体系，看似松散，但全书围绕护理管理者的素质能力展开，各部分内容相互关联“形散神聚”。强调的“与时偕行”，汲取了现代护理管理的新理念、新思想、新方法和新进展，以及优秀的素质能力理论等。注重的“理实合一”，尽力让该书做到：①具有针对性，体现护理部主任、护士长等管理岗位对人才素质和能力的需求；②具有理论性，提供读者所需要的护理管理理论知识；③具有实用性，体现对护理管理工作的指导作用；④具有实践性，体现管理知识与护理管理实践的有机结合；⑤具有可读性，体现了与一般图书不同的文字色彩。通过“边读边悟”“边读边想”“边读边练”“先读后考”等栏目，穿插了大量与主题相关的寓言故事、知识拓展、经验教训等，促进读者知识的内化、能力的转化。尽力让该书成为一本经典管理理论与现代护理管理进展携手的护理管理学专著。

《护理管理案例精粹》旨在帮助护理部主任、护士长在工作中进一步理解、掌握和运用管理理论、管理职能及管理原理和原则，努力提升护理领导力与护理管理效能，从容应对新形势下多元化护理管理挑战。全书精心编写了数十个来自临床一线的典型护理管理案例，通过讲故事的方式，生动揭示了当前医院发展进程、患者需求和护理管理之间存在的难点，并列举了一系列护理管理者常遇到的管理问题。每章以管理职能、原理或重点为主题，通过导入临床实际案例引出“问题”，并对其进行深入浅出的分析，解读背后的原理和原则。借助“经验分享”和“知识链接”等形式，将医院护理管理实践和经典管理理论、现代管理科学技术和方法相结合，为护理部主任和护士长提供解决管理关键环节问题的方法。在编写过程中，坚持贯彻以患者为中心的整体护理理念，充分体现护理管理系统化、科学化、人文化的新思维。同时紧密跟踪护理管理领域的新进展，尤其注重结合当前政策法规，积极汲取国内外护理管理的精华成果，力求贴合当前我国医疗护理环境的实际状况，确保管理问题解析的有效性和管理经验的实用性。本书的内容设计，不仅考虑到护理管理工作的发展需要，同时也兼顾护理职业发展的需要；既有传统的管理理论，又规避传统图书平铺直叙、刻板固化的套路，致力成为一本全新面貌、富有启发性的图书。

《护理管理黄金法则》侧重于护理部主任及各级护理管理者胜任岗位的必备知识和技能，聚焦各级护理管理者面临的困惑和难点问题进行结构安排。

该书注重通过管理理论内涵解决实际管理问题，增强护理管理者分析和解决问题的能力，高度凝练实用的管理经典及核心知识点，在结构上以法则的形式进行整体编排，从多维度全方位满足临床护理管理者的阅读及学习需要。该书以提供时效性强的管理工具与方法为宗旨，各章再版修订时注重突出本书“黄金法则”简洁明了、要点确切的特点，以增加本书的实用性、可读性。本书结合实践提供适当的图示图解，易于护理管理者对管理经典理论的理解和应用。根据临床护理有效管理核心能力要求设置了评估量表，并在附录部分提供评估量表的结果说明。这些都是经验的积累、智慧的结晶，它们言简意赅，能发人深省、给人启迪，便于护理管理者对自己管理现状的理解与反思，达到针对性能力强化提升，使护理管理者在轻松的环境下促进护理管理职业生涯的可持续发展。

本套丛书主要为各级各类医院护理部主任增强有效管理的护理学专著，同时也是医疗卫生机构各级护理管理人员管理指导用书，还可作为高等学校护理管理学教学使用的参考书。

由于时间及编者的水平所限，不妥之处在所难免，恳请读者不吝指正。编写过程中参考、借鉴了有关著作和文献资料，在此，谨向作者们致以诚挚的谢意！丛书的编写得到了各编委及所在单位的大力支持，在此表示衷心的感谢！

姜小鹰　吴欣娟

2024 年 1 月

# 主编简介

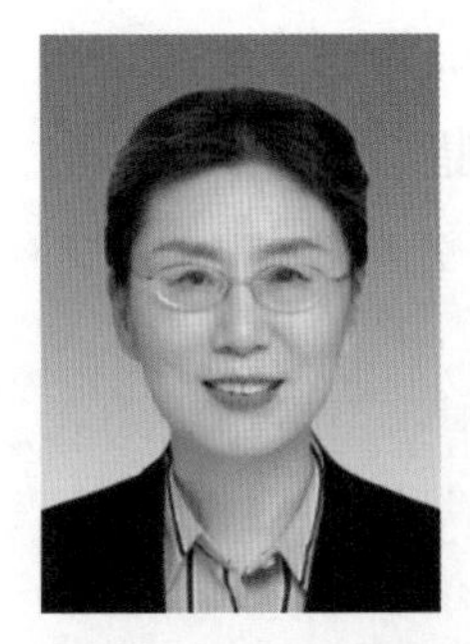

**李继平**　教授，博士研究生导师。现任四川大学华西医院护理学科主任。兼任教育部高等学校护理学专业认证工作委员会委员，中华护理学会学术工作委员会副主任委员，中华护理学会高等护理教育专业委员会副主任委员，四川省学术和技术带头人。

主要研究方向：护理管理、护理教育。先后主编、参编国家护理本科规划教材、著作20余部；其中主编8部，副主编6部；第一或通信作者发表SCI等学术论文200余篇；负责教育部等部省级课题6项；获部省级教学成果及科技进步一、二等奖8项；《中华护理杂志》副主编。

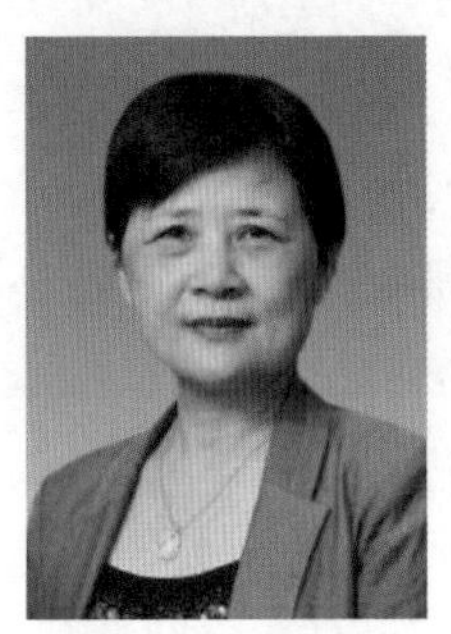

**刘义兰**　主任护师，博士研究生导师。现任华中科技大学同济医学院附属协和医院护理部主任。兼任华中科技大学同济医学院护理学院副院长，中华护理学会人文护理专业委员会副主任委员，中国生命关怀协会常务理事、第二届人文护理专业委员会主任委员，中国人体健康科技促进会护理管理专业委员会副主任委员，湖北省护理学会第十五届理事会理事长等。任《护理学杂志》主编，*Journal of Nursing Management* 等期刊编委。荣获全国巾帼建功标兵、首届全国优秀护理部主任、湖北省楚天技能名师、湖北省三八红旗手等。

主要研究方向：人文护理、患者安全、护理教育。主编国家卫生健康委员会规划教材《护士人文修养》及专著20余部。以第一作者 / 通信作者发表论文200余篇，其中SCI收录31篇。牵头制定发布（表）人文关怀等领域专家共识 / 团体标准5项；主持的项目获中华护理学会科技奖二等奖及湖北省科技进步二等奖等多项奖励。

# 副主编简介

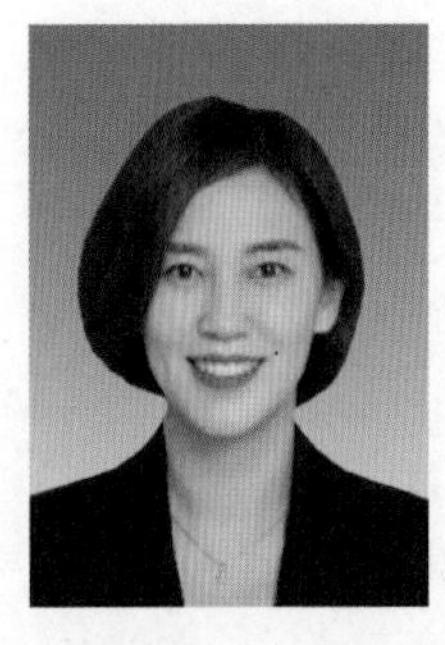

**韩琳** 教授、主任护师，博士研究生导师。现任兰州大学护理学院院长，甘肃省人民医院副院长，第十四届全国人大代表。兼任甘肃省护理学会理事长，中华护理学会常务理事，甘肃省护理质控中心主任，国家卫生健康委员会护理质控中心专业委员会委员，国家卫生健康委人才交流服务中心全国护士执业资格考试题库建设专家。国家卫生健康中青年突出贡献专家，甘肃省优秀专家，甘肃省领军人才，国家临床护理重点专科、甘肃省甲级医疗重点学科带头人，甘肃省智能康复与护理行业技术中心负责人。

主要研究方向：医院管理、老年护理、慢病管理。主编、参编专著 15 部，其中主编 5 部、副主编 6 部，近年来主持课题 26 项，其中国家自然科学基金项目 4 项，发表论文 168 篇，获得发明及实用新型专利 27 项，其中发明专利 12 项。

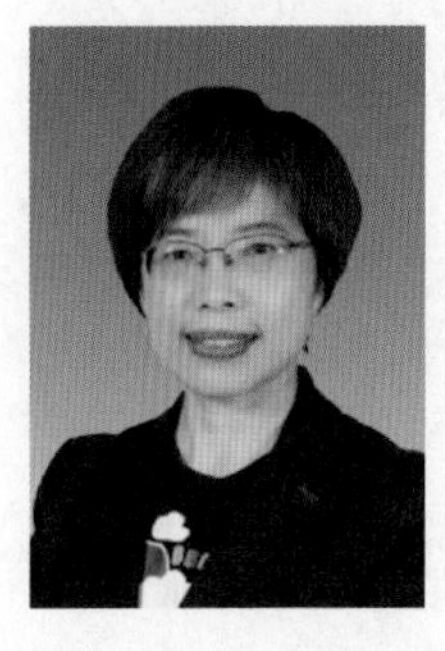

**张海燕** 主任护师，副教授，硕士研究生导师。现任北京大学人民医院护理部主任。兼任中华护理学会疼痛专业委员会主任委员，中华护理学会学术工作委员会副主任委员，北京护理学会麻醉专业委员会主任委员、学术工作委员会副主任委员，《中国护理管理》编委会副主任委员，《中华护理杂志》《中国疼痛医学杂志》《护理管理杂志》等编委。作为核心成员，参与国家层面《临床护理实践指南》编写、行业标准和团体标准制 / 修订、护理专业医疗质量指标研发、国家护理质量数据平台研发等。

主要研究方向：护理管理，疼痛护理，护理教育。主编 / 参编专著 30 余部，以第一或通信作者发表中文核心及 SCI 期刊论文 50 余篇，主持科研课题 10 余项。

# 前言

为适应临床护理管理发展及新形势下医疗卫生体制改革要求，结合新时代护理管理的挑战及发展前景，满足医院各级护理管理者能力提升需求，本书在保持原有主体框架的基础上重点补充完善了近 5 年管理学发展的新理念、新观点、新技术、新方法，内容知识点呈现侧重于护理部主任及各级管理人员的临床护理管理工作实践以及护理管理实践改革变化及发展要求。

内容与结构调整：维持第 1 版 12 章的框架，在节的层次方面再版从著作内容的前沿性、逻辑性、知识系统性及应用便利性等方面进行了部分调整并进一步规范完善。再版修订注重通过管理理论内涵解决实际管理问题，增强护理管理者分析和解决问题能力。针对护理部主任及各级护理管理者胜任岗位必备知识和技能，高度凝练实用的管理经典及核心知识点，进行整体编排，方便读者查阅和学习参考。

本书特色：本书立足查找方便、易于理解、便于操作的使用宗旨，提供时效性强的管理工具与方法，多维度全方位满足临床护理管理者的阅读及学习需要。各章节再版修订时注重突出本书“黄金法则”简洁明了、要点确切的特点，以增加本书的实用性、可读性……希望成为既好读又好用的管理工具书。如果您能将本书里的法则、方法、工具结合自己的管理实践应用，相信您的管理效率将在随后的工作中得到明显提升。本书结合实践提供适当的图示图解，易于读者对管理经典的理解和应用。根据临床护理有效管理核心能力要求设置自测题，并在附录部分提供测试结果说明，便于读者对自己管理现状的理解与反思，达到针对性能力强化提升，使读者在轻松的环境下促进护理管理职业生涯的可持续发展。

读者对象:本书主要为各级各类医院护理部主任有效管理的专业读本,同时也是医院各级护理管理人员管理指南用书,还可作为高等学校护理管理学教学使用的参考书。

本书在编写和修订过程中参考和吸取了国内外有关企业管理经典管理理论及论著和文献中的理论、观点和方法,在此谨向有关作者表示敬意和感谢。在本书编写过程中,得到丛书总主编、各编委及所在单位的大力支持和帮助,在此表示衷心的感谢。

由于水平和时间的局限,不妥之处敬请读者批评指正。

李继平　刘义兰

2024 年 1 月

# 目录


第一章　管理价值提升法则 …… 001

第一节　管理价值法则 …… 001

一、理念制胜法则:理解管理内涵 …… 002

二、简单管理法则:迅速走出复杂管理困境 …… 003

三、高绩效引擎法则:胜任岗位,征服人心 …… 006

第二节　战略规划法则 …… 009

一、战略管理法则:明确目标,超前规划 …… 009

二、结果导向法则:把握任务的优先次序 …… 010

三、执行力法则:使众人行,实现蓝图 …… 011

第三节　领导力法则 …… 012

一、影响力法则:激励人心,感召他人 …… 013

二、根基法则:做好准备,蓄势待发 …… 013

三、行动表率法则:以身作则的无声效应 …… 015

四、挑战现状法则:主动变革、创新发展 …… 016

第四节　修身立德法则 …… 018

一、情商修炼法则:管理者 EQ 比 IQ 更重要 …… 018

二、能力增值法则:自我反思,提升内功 …… 020

第五节　继任传承法则 …… 024

一、人才甄选法则:挖掘有潜质的人才 …… 024

二、队伍规划法则:护理管理人才库 …… 026

三、人才锻造法则:量身定制成长路径 …… 028

第二章　效能管理法则 …… 033

第一节　目标导向法则 …… 034

一、构建有效人际关系 …… 034
二、给自己正确定位 …… 035
第二节　要事优先法则 …… 036
一、明确"要事",权衡先后 …… 036
二、不重视防火,只能忙于救火 …… 037
第三节　科学决策法则 …… 038
一、见解决定思路,思路决定出路 …… 039
二、激发反面意见 …… 040
三、有效决策的五个要素 …… 041
四、提高决策能力法则 …… 042
第四节　合理授权法则 …… 042
一、授权的原则 …… 043
二、授权的类型 …… 044
三、营造有效授权的氛围 …… 044
四、可以授权的工作 …… 045
五、不能授权的工作 …… 045
六、防止授权的失控与失衡 …… 046
第五节　时间管理法则 …… 047
一、诊断自己的时间使用 …… 047
二、避免浪费时间的活动 …… 048
三、合理安排时间 …… 049
四、人力资源决策应投入更多时间 …… 050
五、避免不良情绪浪费时间 …… 050
六、提高会议效率 …… 051

第三章　创新管理法则——创新是管理永恒的主题 …… 055

第一节　创新思维培养法则 …… 055
一、创新思维:催生管理模式变革 …… 055
二、管理创新:更有效实现组织目标 …… 056
第二节　管理思维创新操作法则 …… 058
一、头脑风暴法——群策群力,体现团队合作的智慧 …… 058
二、移植法——学习借鉴,促进学科交叉融合 …… 060

三、列举法——剖析根源，提出解决问题的方法 …… 063
四、检核表提示法——明确问题，制订设想方案 …… 065
第三节　思维定式突破法则 …… 067
一、传统定式及其突破 …… 067
二、经验定式及其突破 …… 069
三、权威定式及其突破 …… 071
四、书本定式及其突破 …… 072
五、从众定式及其突破 …… 073
第四节　创新思维营养元素提供法则 …… 074
一、创新思维的营养元素之——人格特征 …… 074
二、创新思维的营养元素之——学习能力 …… 076
三、创新思维的营养元素之——信息素养 …… 077
四、创新思维的营养元素之——社会能力 …… 078
第五节　护理团队创新法则 …… 080
一、形成创新文化——营造团队创新氛围 …… 080
二、建立创新机制——为团队创新提供保障 …… 081
三、培养创新型人才——形成团队创新的核心 …… 082
四、开展创新项目——为团队创新提供平台 …… 082

第四章　压力舒缓法则 …… 088

第一节　压力识别法则 …… 088
一、护理部主任压力源类型 …… 089
二、识别压力类型 …… 091
三、识别个人的压力反应类型 …… 091
四、识别压力程度 …… 092
第二节　运动减压法则 …… 093
一、运动减压的机制 …… 093
二、运动减压的方法 …… 094
三、运动原则 …… 094
四、适合“无时间”型人的运动方法 …… 095
五、如何坚持运动的建议 …… 096

第三节 主动应对法则……097
一、放松训练……097
二、日志写作……098
三、怡情移志……100
四、建立社会支持网络……101
五、消除压力源……102
第四节 思维转变法则……102
一、压力转换……102
二、学会自我沟通……104
三、学会放下与接纳……106
四、重建自尊……107
第五节 冥想减压法则……109
一、什么是冥想……109
二、冥想的种类……109
三、冥想实训……110
四、正念冥想……111

第五章 护理人才培养法则……114

第一节 护理职业理念内化法则……114
一、营造良好氛围——提供人才成长的优良环境……114
二、内化职业价值理念——指明人才培养正确方向……116
第二节 鉴人有术法则……117
一、观念先行——树立正确人才观……117
二、识才不易——主客观相结合寻找识别人才有效策略……118
第三节 人才成长规律法则……121
一、培育良才——从关心下属的职业生涯规划开始……121
二、提供支持系统——点燃培养人才的动力引擎……122
第四节 因材施教促进人才成长法则……125
一、因材分类——构建护理人才培养结构……125
二、搭建平台——让每个人都有施展才华的舞台……126
三、关注护士情商和评判性思维的培养……133

第五节 管理人才储备法则 …… 134

一、继任计划的内涵及其意义 …… 134

二、步步为营——继任计划的实施步骤 …… 135

三、实施继任计划的挑战及应对策略 …… 138

第六节 人才培养授权法则 …… 139

一、授权的前提——正确理解授权的内涵 …… 139

二、实践宝典——灵活采取授权的方法 …… 140

三、授权的保障——授权实施阻力分析 …… 142

第七节 人才成长激励法则 …… 143

一、激励的前提——正确理解激励的内涵 …… 144

二、巧用激励之手——推动护士从平凡到卓越 …… 145

三、以下属喜欢的方式对其进行激励 …… 147

第六章 护理团队建设法则 …… 150

第一节 目标结盟法则 …… 150

一、理解团队目标 …… 150

二、创建优秀团队的必由之路:目标结盟 …… 152

三、建设以目标为导向的护理团队 …… 153

第二节 团队凝聚法则 …… 154

一、护理团队文化概述 …… 154

二、构建积极的护理团队文化 …… 155

三、培养高效的团队执行力 …… 156

第三节 有效沟通法则 …… 157

一、正确认识护理工作的冲突和矛盾 …… 157

二、良好管理沟通的"绊脚石" …… 158

三、有效沟通的技巧 …… 160

第四节 多学科协同法则 …… 161

一、认清团队协作的必要性 …… 162

二、明确促进协作的原则 …… 163

三、在协同工作中建立共同责任感 …… 165

四、多学科协同护理 …… 165

第五节　团队士气提升法则 …… 166
一、护理团队士气概述 …… 167
二、提高护理团队士气的七大法则 …… 168
第六节　团队信任法则 …… 169
一、建立团队信任 …… 170
二、培养信任感的方法 …… 172
三、构建团队信任法则 …… 173

**第七章　部门有效运作法则 …… 176**

第一节　护理系统运作法则 …… 176
一、运作系统构建与创新 …… 176
二、系统的运作与管理 …… 179
三、激活下属潜力 …… 181
第二节　部门沟通协作法则 …… 183
一、部门沟通机制 …… 184
二、部门协作机制 …… 186
三、流程优化顺畅 …… 188
第三节　运作效率改进法则 …… 189
一、重视问题的出现 …… 190
二、解决问题的技巧 …… 193
三、有效运作的细节管理 …… 195
第四节　构建和谐关系法则 …… 198
一、正确有效获取信息 …… 198
二、让护士满意 …… 200
三、激发护士潜能 …… 201
四、建立和谐关系 …… 203
第五节　突发事件运作管理法则 …… 204
一、建立科学合理的应急预案 …… 205
二、组织必要的培训与演练 …… 205
三、突发事件人员派遣原则 …… 205
四、科学、规范、严格的管理 …… 206
五、化解恐惧，树立信心 …… 206

六、建立应对突发事件的护理文化 …… 207

**第八章 护理质量与安全管理法则** …… 209

**第一节 护理质量管理体系构建法则** …… 209
一、建立护理质量组织体系 …… 210
二、护理质量控制机制形成的关键步骤 …… 211
三、健全护理质量评价体系 …… 215
**第二节 制订护理质量标准体系法则** …… 216
一、科学决策是制订护理质量标准的基础 …… 217
二、护理质量标准的执行 …… 219
三、护理质量指标监控——护理质量评价的重要抓手 …… 222
四、护理质量反馈——护理质量改进的不竭源泉 …… 223
**第三节 护理质量持续改进法则** …… 224
一、FOCUS-PDCA——循序渐进地改善工作质量 …… 224
二、品管圈 …… 227
三、追踪方法学——从个人和系统因素进行补救和追踪 …… 229
四、6S 管理——开展现场管理的系统方法 …… 230
五、6 Sigma 质量管理 …… 230
六、其他质量管理工具 …… 233
**第四节 护理质量精益管理法则** …… 237
一、精益管理的基本理念 …… 238
二、循证与精益管理 …… 238
三、信息化与精益管理 …… 240
四、其他技术工具 …… 242

**第九章 护理优质服务法则** …… 245

**第一节 以人为本法则** …… 246
一、以服务对象为中心原则 …… 246
二、以满足需求为导向原则:确定服务方向 …… 247
三、以达到满意为目标原则:衡量服务效果 …… 248

第二节　护理服务创新法则 …… 250
一、形成先进服务理念 …… 250
二、构建和谐服务氛围 …… 251
第三节　护理服务精益管理法则 …… 252
一、打造高效率服务流程 …… 252
二、把握全过程服务流程 …… 254
三、遵循个性化服务流程 …… 254
四、落实全覆盖服务流程 …… 256
五、形成可持续改进的管理 …… 257
第四节　护理服务拓展法则 …… 257
一、深入挖掘人力服务资源 …… 258
二、充分开发物质服务资源 …… 260
第五节　护理服务体验改善法则 …… 261
一、主动收集服务反馈 …… 262
二、综合分析服务质量差距 …… 262
三、有效解决服务问题 …… 263

第十章　绩效管理法则 …… 266

第一节　业绩导向法则 …… 266
一、苦劳不等于功劳 …… 267
二、结果重于过程 …… 268
三、团队绩效高于个人绩效 …… 269
四、业绩证明价值 …… 270
第二节　目标管理法则 …… 271
一、做正确的事 …… 271
二、有效订立目标 …… 272
三、积极达成目标 …… 274
第三节　绩效评估法则 …… 275
一、绩效评估程序 …… 275
二、绩效评估内容 …… 277
三、绩效评估主体 …… 278
四、绩效评估方法 …… 279

第四节　绩效沟通法则……………………………………………………281
一、绩效沟通功能及意义 ……………………………………………281
二、绩效沟通流程 ……………………………………………………282
三、绩效沟通方式 ……………………………………………………284
第五节　结果应用法则……………………………………………………285
一、评估结果的使用 …………………………………………………285
二、有效的绩效激励 …………………………………………………287
第六节　公平管理法则……………………………………………………289
一、公平与公平感 ……………………………………………………289
二、程序公平:绩效制度………………………………………………289
三、互动公平:绩效沟通………………………………………………290
四、人格公平:绩效评估………………………………………………291
第七节　高效业绩法则……………………………………………………292
一、冠军法则:做最擅长的事…………………………………………292
二、效率法则:做最重要的事…………………………………………292
三、精确法则:第一次就把事情做对…………………………………293

## 第十一章　项目管理法则 ………………………………………295

第一节　一事一项法则……………………………………………………295
一、项目管理的基本概念:新瓶装新酒………………………………296
二、项目管理的主要特征:以事件为抓手……………………………297
三、无处不在的护理项目管理:勇于探索,百花齐放 ………………300
第二节　需求导向法则……………………………………………………301
一、明确需要的项目管理:从大局着手,准确定位 …………………302
二、项目管理计划的制订:完美的战略部署…………………………303
三、项目管理的质量控制与调整:精准的“天平” …………………305
第三节　协作制胜法则……………………………………………………307
一、项目团队的组建:众人划桨撑大船………………………………307
二、项目管理的效果测评:蝴蝶引起的飓风…………………………311
三、项目管理的正能量:好酒也怕巷子深……………………………313
第四节　项目申报及实施管理法则 ……………………………………315
一、项目申报 …………………………………………………………316

二、项目实施管理法则 …… 319

第十二章 危机与冲突管理 …… 326

第一节 居安思“危”法则 …… 326
一、“事前磨牙” …… 327
二、危机预警机制 …… 327
三、重视涟漪效应 …… 329
第二节 化“危”为进法则 …… 329
一、转变思维方式 …… 329
二、找到内因,控制外因 …… 331
三、危机处理原则 …… 332
第三节 平衡协调法则 …… 333
一、刚柔并济 …… 333
二、原则与妥协结合 …… 333
三、共性与个性结合 …… 334
四、适度与适时结合 …… 334
五、移情与换位结合 …… 335
六、荣誉与激励结合 …… 335
第四节 创意冲突法则 …… 337
一、创意冲突的必要 …… 337
二、创意冲突的前提 …… 337
三、创意冲突的实施 …… 338
四、创意个人和团队 …… 339
第五节 责任担当法则 …… 340
一、机会由承担责任开始 …… 340
二、推功揽过 …… 341
三、自制第一 …… 341
四、向上管理 …… 342
第六节 适时“糊涂”法则 …… 344
一、大事明白,小事糊涂 …… 344
二、不傲不恭,不娇不媚 …… 345
三、严于律己,宽以待人 …… 345

四、改变自我，赞誉鼓励 …… 346
五、多言必失，多知必清 …… 347
六、集思广益，容人之量 …… 347

附录 …… 351

附录一 管理价值提升法则 …… 351
附录二 效能管理法则 …… 352
附录三 创新管理法则——创新是管理永恒的主题 …… 354
附录四 压力舒缓法则 …… 356
附录五 护理人才培养法则 …… 357
附录六 护理团队建设法则 …… 357
附录七 部门有效运作法则 …… 358
附录八 护理质量与安全管理法则 …… 358
附录九 护理优质服务法则 …… 359
附录十 绩效管理法则 …… 359
附录十一 项目管理法则 …… 360
附录十二 危机与冲突管理 …… 360

参考文献 …… 361

# 第一章

# 管理价值提升法则

**困惑与反思**

无论是做了多年的护理部主任，或者是刚走上护理部主任岗位的新主任，大家都会在日常工作中遇到一些管理困惑：每天的管理事务繁忙，工作辛苦劳累，个人做出很多牺牲，也不一定赢得大家对自己工作的肯定和认可，或许还时常面对一些来自上级、下属或家庭成员的抱怨，个人也时常感到些许委屈。走上主任岗位并不意味着成功，因为护理部主任不会自动得到医院所有人员的尊重和接受，需要通过个人的综合素质及成功的管理绩效来证明自己，赢得认可。主任们，在你们努力工作，辛勤耕耘的同时，是否明确自己的管理价值？是否在思考提高管理效率、提高护士和患者满意度的方法？思考一下管理的真正价值，相信你们会从下列内容中找到自己的答案。

## 第一节　管理价值法则

护理部主任管理价值的体现，从认识和理解自己的管理目标开始。遵循管理的经典指南，接下来就是你走出管理困境，迈向管理成功的实践过程。管理价值体现的关键是：护理部主任首先需要明确自己的管理目标，认真梳理面临的管理任务，以便使这些任务明确化、简单化、重点突出，让你在进行管理工作时目标清晰、方向正确、效率明显。

管理学家杰克·韦尔奇认为，管理战略就是一个行动纲领，成功的管理战略包括：具有大方向上的规划（目标战略）；把合适的人放在合适的岗位上（人才战略);寻求实现战略规划的最佳实践方法(行动战略)。管理学家简单明了的经典总结,其核心就是将管理目标转变为管理结果,行为是决定管理成败的关键。认真领会管理实质,可以帮助管理者在纷繁的管理事务中找到自己管理的奋斗方向。

## 一、理念制胜法则:理解管理内涵

护理部主任在医院管理岗位中处于承上启下的中层位置,在决策层与执行层中间承担重要的桥梁作用,护理部也是医院运转的关键中枢系统之一。由于护理部主任在医院管理层中的特殊地位和作用,使得护理部主任承担了来自组织各方面的责任。身为护理部主任,应该做的第一件事就是认清管理目标,明确管理定位,理解主任管理工作的真正本质及价值所在。

**护理部主任的职责、角色与功能**

1. 行动导向——引领团队实现组织目标。
2. 负责部门绩效成败——保持团队高效率。
3. 有效沟通——通过下属来成事。
4. 综合协调——保证部门高效运转。
5. 既“管”又“理”——提升下属专业能力。
6. 公平管理——营造激励工作氛围。

有效的管理者十分注重通过自身管理策略为组织作出贡献。护理部主任对医院的管理贡献重点包括三个方面:通过个人的管理水平及影响力为医院做出的直接成果;确定对实现组织目标有促进作用的工作价值观;培养与开发适应医院护理服务发展的专业人才。

**360°理解管理内涵**

当面临别人问到什么是管理时,作为护理部主任心里有自己的明确答案吗?现在书店里关于管理及管理相关的书籍是数量较多的一类图书,对于管理的理解也是纷繁复杂,门类繁多……这里为主任介绍一些通俗易懂、好读好记、简单、易学易用的管理理念与内涵,帮助护理部主任更好地理解管理,并在以后实践中将管理工作做得更加卓有成效。管理咨询专家李默认为,一个组织中中层管理的主要工作职能可以归纳为简单又好记的3条:达成目标、优化流程、培养队伍。

借鉴中国著名管理培训大师余世维博士归纳的管理思想，结合护理部主任的管理责任和使命，可以帮助主任进一步明确管理任务及内涵。

1. 管理是实现组织目标，让事情与自己预期的一样完成　好的管理者一定会在行动之前首先明确管理目标：知道要做什么，怎么做，如何做。护理工作如何才能向着组织目标发展呢？这就需要护理部主任用创新思维做好顶层设计，有人才、有策略、有方法、有团队。

2. 管理 = 管人 + 理事　面对千头万绪的护理管理任务，护理部主任应该从何下手呢？管理大师余世维博士将管理的深刻内涵进行了凝练，最后归纳成“管人、理事”4 个字。说到“管人”涉及到识人、用人、育人、留人 4 个方面，虽然 8 个字很简单，但所包含的内容却很丰富。护理部主任如果能够先将“人”管好，那么“理事”——实现组织目标效率也就会逐步提高。两者的逻辑关系是先要做好人的工作，才有做好事的可能。

3. 管理是一种严肃的爱，从思想上来说是哲学的，从理论上来说是科学的，从操作上来说是艺术的　严肃的爱指主任在日常管理活动中对下属既要有要求，又要有关怀。哲学的管理要求主任对待问题要多维度思考、多角度分析、多途径解决；科学的管理要求主任在进行管理时要以管理理论原则为依据，要遵循管理的客观规律；艺术的管理是指管理策略具有灵活性、多样性、创新性……世界上没有放之四海而皆准的最佳管理方案，再好的管理方法，也一定是因地制宜才能收到最佳效果。

4. 管理就是通过下属来成事　“兵随将移，无不可用之才。”只有无用的管理。管理学家彼得·德鲁克认为：有效的管理者在择人任事上一定是以一个人能做些什么为基础。管理者用人不在于如何减少人的短处，而在于如何发挥人的长处。

5. 优秀的管理者不会让员工觉得他在管人　崇尚自由应该说是每个人的天性，即使是在工作场合也一样。因此，主任的管理模式也需要从传统“居高临下”的指挥模式转变为“授权支持”的服务模式。管理的重点不是“管”，而是“理”。“管”的特点是强制性、外在性和短暂性；而“理”的特点则是自觉性、内在性和长久性；管理的核心是激励人心，使团队成员自觉向组织目标努力前进，达到管理最佳境界——无为而治。

## 二、简单管理法则：迅速走出复杂管理困境

### （一）确认管理内容，成为管理专家

一直以来，医院苦苦寻求高素质高能力的管理人员就任护理部主任岗位，

结果却伴随着许多困惑：为什么优秀的护士长变成了平庸的主任；明明护理部主任工作那么努力，却只有少数人获得成功；为什么“不胜任”的现象随处可见，人们却习以为常……有人在问：如果将现任的护理部主任就地免职，他们中有多少人具备充足理由被重新选拔到原来的主任岗位？管理学是一门应用性学科，其本质不仅在于“知”，而更在于“行”。因此对管理成效的验证不在于理论和逻辑，而在于成果。

高素质管理人才的缺乏是一个全球性问题，高级护理管理人才缺乏也是许多医院面临的困境。一项针对 252 家公司管理人才储备及需求调查显示：76% 公司承认在未来 5 年里公司难以保证在各层次管理岗位上都获得胜任岗位要求的管理人才，64% 公司认为提升管理者素质是公司的首要任务，由此说明提升管理人才能力的重要性和紧迫性。管理学家彼得·德鲁克认为：当今世界，管理者的素质和能力决定企业的成败存亡。医院护理工作的成效实际是护理管理人员特别是护理部主任管理水平的成效体现。护理部主任的能力决定了医院护理管理质量的优劣，也决定医院护理持续发展的潜力。

谁都希望在自己的岗位上获得最快的发展，取得最大的成功。有的主任在短时间内可以取得进步和发展，而有的主任在自己岗位上干了很多年却进步很小或原地踏步，两者之间的差别究竟在哪里？作为护理部主任你目前的管理成效如何？下面的问题可以帮助主任对照分析自己的任职现状，进而明确自己提升管理价值的努力方向。

1. 你对主任的岗位职责是否明确理解？
2. 你在上任之前是否做好准备？
3. 你对自己的管理角色是否有清晰的认识？
4. 你是否明白自己的管理目标？
5. 你是否了解组织和下属对你的期望？
6. 你是否有足够的自信胜任护理管理岗位？
7. 你是否能有效影响你的下属？
8. 你如何评价自己的管理能力？是否有学习需求？

许多时候，明确目标比努力工作更重要。事实上，护理部主任虽然很忙，但他们并不是时时刻刻都对自己的关键管理目标那么清晰。如果不能认清管理目标，就很难把握护理管理工作的切入点，医院的护理管理工作就很难达到卓有成效。护理部主任管理价值的体现，不仅是把自己分内工作做好，更重要的是通过下属及团队价值的提升体现管理价值。主任需要认真思考的问题是如何让每一位护理人员都愿意为护理团队的进步和发展贡献力量，持续提高整个团队的凝聚力和执行力,最大限度发挥护理团队的价值。

### (二)化繁为简,提升效率

管理是实现组织目标,其核心就是提高绩效和满意度。认识主任的管理内涵,明确自己努力方向,针对性实施管理策略,走出复杂低效管理。下面的内容是帮助主任实施简单高效管理的策略和定律。这里提倡的“简单”管理策略不是浅薄,不是粗放,不是省略,是需要护理部主任将“简单”管理与优质、高效放在一起共同思考。这里的简单是深入浅出,化繁为简;是简明易懂,执简御繁;是精于心,简于形。简单原则是希望护理部主任在管理活动中轻装上阵,将管理精力投入到要事中,处理问题时要拨开纷乱,抓住要害,透过现象看本质,找到最有效的解决方法,从而收到事半功倍的管理效果。简化管理的基本原则包括:

1. 思维简化原则　世界是复杂的,也是简单的,关键在于个人的习惯和思维模式。简单性原则是一种重要的科学管理思维方法,可以指导护理部主任对待所有管理活动都从简化流程、提高效率的角度思考。著名的“奥卡姆剃刀”定律的出发点就是:大自然不做任何多余的事,其核心是将烦琐累赘一刀砍掉,让事情保持简单!管理专家李践倡导的思维简化管理的步骤是:**了解事情、深入分析、探求本质、寻求方法**。

2. 20/80 法则　有效管理提倡把管理重点放在投入 20% 努力就能带来 80% 收获的工作上。20/80 法则的主要内涵是:组织 80% 的价值来自 20% 的因素,其余 20% 的价值则来自 80% 的因素。拿破仑认为自己战无不胜的秘诀就是“在一点上集中最大的优势兵力”。充分体现了化繁为简管理的金科玉律。20/80 法则对护理部主任的启示是:管理工作应该将时间花在重要的少数问题上,因为解决了这些重要的少数问题,就可以仅用 20% 的时间,得到 80% 的成效。懂得把主要精力集中在投入最少、效果最好、回报最大的管理关键点上全力以赴的主任,是距离管理成功目标最近的主任。

3. 管理简化原则　你的目标在哪里,就应该向哪里去努力,这就是简单管理的道理。管理简化不是管理省略,是要求管理者抓住管理重点,是把高品质的理念做到极致。具体操作就是针对各项管理活动及管理环节,简化不必要的程序和消耗,将管理重点定位在成本管理和效率方面。实践证明,一个总是能够抓住工作重点,把握前进方向,执着寻求简单有效方法解决实际问题的护理部主任总是成功的!管理简化原则给管理者的启示就是:**定位简单,就容易执行,容易执行,就容易获得成功**。管理简化原则还包括人际关系简化,护理部主任在处理矛盾或纠纷时只要一视同仁、对事不对人,复杂的问题就会变得相对简单。

4. 制度流程简化原则　制度不是一成不变的，灵活、适应形势变化的制度才能给组织和部门带来活力和高效。制度和流程管理的核心就是通过对流程分析、优化、简化，将护理管理引向标准化、程序化，使护理工作更加“有据可依”，规范更加简单明了，制度落实更加有执行力。流程简化努力的方向是责任明确，便于理解执行，让不同的人，在不同的时间、地点做同一件事，都能得到相同的结果。另外，信息系统的使用也为简化管理流程提供了技术保障。

5. 沟通简化原则　有人说“沟通就是管理”，由此强调了简单有效沟通在管理活动中的重要性。护理部主任每天工作的大量时间用于沟通，其目的是达到希望的管理结果。因此，主任心里一定要明白沟通结果重于过程和形式。护理部主任可以反思一下自己的沟通习惯，评价一下自己沟通的有效性，试着参照以下沟通简化细则提升自己的沟通效能：每次沟通将时间、地点、人物、内容、要求等几大要素交代清楚；任何沟通都要紧扣目的；能口头沟通就不要书面沟通；汇报工作不说套话，要开门见山直奔主题；发言要有条理性，先想清楚再一、二、三……用大白话代替华而不实或生僻的词汇，重视沟通反馈。

## 三、高绩效引擎法则：胜任岗位，征服人心

护理部主任在工作中每天会遇到很多问题，有些问题解决起来比较顺利，但有些问题却感觉困难重重。事实上，管理的过程就是一个承担责任，不断解决问题的过程。护理部主任岗位胜任的实质就是带领团队，凭借自己的管理能力、经验、创新、智慧，凭借自己的努力、决心、坚持解决这些阻碍管理目标实现的问题，在解决问题中有效履行主任责任，在履行责任中实现个人的管理价值。

管理学家彼得·德鲁克认为“管理就是责任”。学会认识和理解责任，才能更好地承担责任。一个管理者的职务越高，所承担的责任就越大。护理部主任能够赢得团队所有成员的尊重与随从，关键在于主任是否有承担责任的意识和能力。护理部主任需要记得：承担责任是管理者成熟的开始，也是管理者成功的基石和保障。只有时时刻刻明确自己的责任所在，管理起来才有方向，有效率，才能为组织创造价值。护理部主任有效承担管理责任的原则很简单，那就是：**清楚自己要为谁负责，并认真负起自己的责任**。

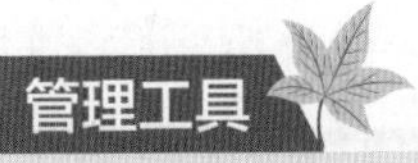


**护理部主任制订制度必须遵循的原则**

1. 当事人参与原则。
2. 简明扼要原则。
3. 公正原则。
4. 系统配套原则。
5. 从实际出发原则。
6. 重视护士工作习惯原则。
7. 以需要为依据原则。
8. 先进性原则。
9. 可行性原则。

一个人能够走上护理管理岗位，相对于他所领导的下属来说，一定有自己的管理能力优势，这种优势就是岗位胜任力，否则难以使下属信服。胜任的基本标准首先是把各项工作做到位，而胜任的高标准则是管理业绩超出组织及下属的期望。作为护理部主任需要具备的管理胜任技能包括：

1. 认知技能　思路决定出路，护理部主任思维的深度和广度直接影响管理绩效。护理部主任要有先做正确的事，再正确地做事的管理思路。“做正确的事”是说护理部主任管理时首先要做正确的决策，找准方向和目标；“正确地做事”是说在管理时要选择正确的方法，要有效率。认知技能就是要求护理部主任要有：①管理概念技能。理解管理理论与概念、熟悉管理规律并将管理实践概念化的能力，持续提升管理水平。②信息获取技能。具有获取以及使用信息的能力；能够通过多种途径检索相关信息，借鉴最新管理资讯，从经验中学习；维持个人管理水平及效率可持续发展。③创新思维技能。要求护理部主任对待管理问题善于突破个人思维界限，运用创新思维，寻求真知，多向思考和逻辑分析，有效解决管理问题。

2. 决策技能　护理部主任的决策技能指对管理事物的洞察预测、判断及概括能力。管理洞察预测能力要求护理部主任在管理活动中能够预测各种因素对护理管理及部门发展的影响，并针对可能产生的影响采取应对策略，保证部门持续发展。判断能力要求护理部主任从千头万绪的管理事务中保持清晰敏捷的工作思路，抓住问题本质根源，作出正确判断，采取有效措施。概括能力要求护理部主任能够从纷繁复杂的管理信息中检索出对护理管理全局和护理发展战略有重要影响的关键信息，同时具备对最新信息进行分析、分类、归纳应用的能力。具备出色的决策技能可以使护理部主任作出高质量决策，提高管理效率。

3. 人事技能　护理管理每天与人打交道，具备良好的人事技能对提高护理部主任管理的有效性十分重要。根据管理职责要求，护理部主任涉及的人事管理技能有：①人际关系技能。护理部主任处于医院组织管理结构的中间位置，与医院各部门及各级人员存在上、下、左、右的工作及人际联系，需要具备良好协调沟通能力，由此对团队产生影响，形成凝聚力，从而完成任务。美国管理研究专家斯蒂芬·E. 科恩和文森特·D. 奥科奈尔认为最受欢迎的 4 种待人之道是：**尊重他人，处事公平，坦诚待人和包容他人**。②识人用人技能。管理的职责之一是通过下属来成事，实现医院护理目标仅凭护理部主任的个人努力是远远不够的，具有一支高效率人才队伍是管理成功关键。了解下属，有效鉴别护理人才特点，是护理部主任用人的基础。此外，还应遵循人尽其才、才尽其用；用人所长，容人所短的基本用人原则。③评价激励技能。护理团队的工作动力和积极性不会自发产生，需要管理人员的激发。护理部主任应从顶层设计的角度出发，建立和完善医院护理人员激励和约束机制，明确工作评价指标，采用多形式激励方法，有效调动护理团队积极性。

学完上述人事技能，现在请你进入实战演练，了解和分析一下自己人事技能的现状，并明确完善自己人际技能的方向在哪里。护理部主任坦诚待人自我评估表见表 1-1。

**表 1-1　护理部主任坦诚待人自我评估表**

| 行为描述 | 自我测评（填写 1,2 或 3） |
| --- | --- |
| 即使说出真话会引起不快，我也不会说谎或者说话半真半假 | |
| 为了帮助他人更深入了解自己，我会为他们提供真实的反馈意见，既包括正面的，也包括负面的评价 | |
| 我会对我的主管说出真相，哪怕这样做不受欢迎或者会让主管对我不满 | |
| 我和他人沟通的时候他们愿意信任我 | |

**自测结果说明见附录一。**

# 第二节 战略规划法则

## 一、战略管理法则:明确目标,超前规划

### (一)高瞻远瞩,共启愿景

所谓战略管理,就是站在现有立场,对本领域发展趋势的视野比别人更加超前和全面,更能积极适应护理管理环境变化,比别人"更早、更快、更好"。护理部主任的战略眼光是带领护理团队走向成功的关键。面对国家医疗卫生体制改革及公立医院高质量发展等一系列内外环境要求,面对社会对医疗护理服务日益增长的要求以及复杂的管理环境变化,要想成为顺应时代发展、推动护理管理效率持续提高的管理者,就需要主任认真思考及预测护理专业管理发展趋势,提升战略管理规划能力,做到未雨绸缪,才能在变化的时代中掌握护理专业发展的主动权。

战略眼光的基础和原动力来自主任的思维模式。传统的思维训练模式是一把钥匙开一把锁的单向思维,这种模式是局限护理部主任多向思维解决问题走出管理困境的最大障碍。作为护理部主任,你是如何为护理团队发展**确定目标、任务和战略**的?你是否有能力激发全院护理团队将努力方向和工作注意力放在这三个要素上?目标和任务决定了团队工作努力的意愿和方向,战略则为团队达成目标勾勒出未来蓝图。

### (二)界定目标,持续提升

明确的目标和任务可以帮助护理部主任在工作中达到事半功倍的管理效率。有了明确的目标就要确定工作任务。制订和落实合理的任务是实现团队目标的关键,同时需要对任务进行明确解释,让所有护理人员理解任务要求。护理任务应该与目标紧密联系,只有完成了任务,目标才能实现,梦想才能变成现实。战略规划就是明确如何完成护理任务,实现医院和部门目标。护理部主任进行战略规划时需要提出实现护理目标的具体方案,使得目标的实现对每个护理成员都是清晰并可以评估的。

管理学家杰克·韦尔奇认为战略规划就是行动纲领。护理部主任在进行战略规划时首先要有抓要事、做好顶层设计的意识和能力。韦尔奇认为成功的战略有三个重要步骤:①对自己负责的专业领域有一个方向性的规划,找到能够聪明、实用、快速获得竞争优势的发展策略;②把适当的人放在适当的岗位上,保证有效落实制订的发展规划;③不断探索能够实现宏伟规划的最佳实

践经验,不断提高组织的效率水平。所以韦尔奇所谓的战略三部曲就是制订规划,确立努力方向;将适当的人放在适当的位置;以不屈不挠的工作态度持续提升管理效率。

## 二、结果导向法则:把握任务的优先次序

### (一) 价值导向,注重效率

时刻忙于要事,是护理部主任提高管理工作效率的关键。传统管理观念:无过就是功,但是现在的观念则是无功就是过。在护理管理岗位上,医院看重的不是你做了多少工作,而是做成了什么工作,为医院带来了什么成果。因为组织聘用你在管理岗位上看重的是你的劳动成果,而不是你的劳动过程。护理部主任的管理价值,只能用成绩说话,用成果证明自己对组织的贡献。苦劳不是价值,功劳才是价值。护理部主任陷入琐碎管理工作的现象普遍存在,但许多人还没有清楚地认识到这种没有目标和结果的繁忙是一种盲目的忙碌,是资源浪费。没有功劳,一切都没有说服力。

### (二) 目标导向,聚焦结果

著名效率管理专家史蒂芬·科维对大量工作效率低下的案例得出的结论是:**"一个人做事缺乏效率的根本原因就在于没有固定的目标,他们的精力太过分散,以至于一无所成。"**护理部主任的忙碌应该是在特定的时间段为了实现特定的目标或完成特定的任务而努力付出精力的一种状态。忙碌一定要有目标,有策略,有方法,一定要明确自己在忙些什么,忙碌的结果是什么。护理部主任的管理指导思想应该是将自己的主要精力和努力放在主要任务上。养成做事有"明确目标"的工作习惯,可以引导主任将全部注意力集中放在最重要的一项工作上,使管理工作效率大大提高。事实证明,成功的管理者都是那些在工作时总有一个重要的目标作为自己工作阶段的主要目标,并能够在工作中迅速果断作出决定并采取行动的人。

**结果导向的有效管理法则**

法则 1:明确目标。

法则 2:目标重要性排序。

法则 3:知道自己想要的结果。

法则 4:善于思考,抓住事物要点。

法则 5:注重沟通,重在执行。

法则 6:行动产生效果。

法则 7:审视目标实现状况。

法则 8:简化问题,对症下药。

法则 9:有效发挥团队协同效应。

## 三、执行力法则:使众人行,实现蓝图

### (一) 识别执行障碍

真正想做大事的人一般都能自觉积极进行思考,并有能力将想法变为现实。护理部主任的管理成功,设计蓝图与执行力缺一不可。再好的宏伟发展规划,如果缺乏执行力,最终也会失败。有专家认为,组织的成功 20% 靠规划策略,60% 靠各层管理者的执行力,剩下的 20% 是一些机遇等不可改变的因素,由此可见管理者执行能力的重要性。有研究发现,关于管理执行力,在管理层面存在的常见问题包括:

1. 方向把握不好,上面瞎指挥,下面跑断腿。
2. 发现问题、分析问题、解决问题的能力不足。
3. 对组织的领导能力差,依靠职权管理。
4. 缺乏营造良好工作氛围的能力,不能调动下属的工作积极性。
5. 管理工作仅满足于上传下达,缺乏有效引导。
6. 沟通不畅,宏伟蓝图不能贯彻,措施不能有效落地。
7. 管理工作不善取舍,工作重点不能聚焦,力量分散。

### (二) 执行能力精进

执行力不强是许多组织都存在的问题。如何改善管理执行力是提高主任管理有效性的重要任务。执行力是一种综合性的管理能力,护理部主任要想具备有效的执行力,重点要从以下几方面能力提升入手:

1. 领悟能力　指对医院和护理目标、任务、内涵、职责等认识、理解、思考的能力。护理部主任在行动之前一定要有先明确目标,再策略行动的意识。重点是把握方向,不可满足于对工作的一知半解。

2. 计划能力　有效的执行力要求护理部主任在计划制订和实施时要将各项工作任务按照重、急、轻、缓顺序罗列,并分头落实。

3. 指挥能力　指挥能力要求主任通过明确目标、合理分配任务、有效激

发护理团队成员工作热情、提升护士责任感等措施实现组织目标。

4. 协调能力　执行力的提高还涉及部门之间、科室之间、人员之间、上下级之间的有效沟通和通力协作配合。若协调不当则直接影响管理效率。

5. 授权能力　合理有效授权也是护理部主任提升执行力的关键内容。合理授权是培养和增强下属责任感、提升个人工作能力、促进专业成长的重要内容。

6. 判断能力　也是保证有效执行力的核心内容。护理管理错综复杂，在管理时能够了解事情的来龙去脉，明确问题的因果关系，这就需要护理部主任有能力洞察先机，未雨绸缪。

7. 创新能力　创新能力是衡量个人和组织是否具有核心竞争力的重要标志能力之一，是强化和保证个人或组织执行力，提高组织效率的关键。有关护理部主任的创新能力提升策略见本书第三章。执行力强的管理者具有的共同特征详见以下管理工具框。

**管理工具**

**执行力强管理者的行为特质**

1. 自动自发。
2. 注重细节。
3. 为人诚信，敢于负责。
4. 善于分析判断，应变能力强。
5. 乐于学习，追求新知，具有创意。
6. 对工作投入。
7. 有韧性。
8. 人际关系好。
9. 求胜欲望强烈。

## 第三节　领导力法则

护理部主任履行管理职责不在于管理人，而在于领导人。对于领导力内涵的理解，不同学者给出了不同的诠释。但大家对领导力达成共识的普遍理解是：领导力是影响力，不是权力；领导力来源于付出，不是索取；领导力的源泉是通过一种“领导”的服务，增进团队成员的个人价值；领导力过程包括领导理念、领导机制和领导执行三个关键环节。领导与管理之间的主要区别就是:领导是影响他人,通过他人对自己的追随实现组织目标。

## 一、影响力法则:激励人心,感召他人

美国领导力研究专家约翰·C. 马克斯维尔通过研究证实:衡量领导力的真正尺度就是影响力。由此提示:护理部主任真正的领导力不是来源于自己的职位,而是来自个人的影响力。这个影响力与管理职位的高低没有关系,因为一个人真正的领导地位无法被授予,必须靠自己去赢得。

美国领导力理论家詹姆斯·库泽斯和巴里·波斯纳在领导力方面进行了长期研究,他们持续多年在世界范围内对"受人尊敬的领导者的品质"内容发放问卷,有 10 万余人参加本项调查。研究人员认为最具震撼力、最有说服力的结果是:在 20 种领导品质中有 4 种品质被超过 60% 的被调查者选中,而且这 4 种品质在不同的国家都排在最前面。研究结果证实,一直以来,人们最希望从自己愿意追随的人身上看到的品质要求是一样的,不会随着时间改变,无论国度、文化、种族、受教育程度、年龄,其结果都是一致的。这些被一直追捧的领导者品质包括:**真诚、有前瞻性、有胜任力、能激发人**。紧随其后受尊敬的品质还包括聪明、心胸宽广、公平、可靠、能支持别人等。

领导者的影响力主要包括两大类,权力性影响力和非权力性影响力。鉴于两类影响力作用特点的区别,这里需要重点强调的是护理部主任非权力性影响力的提升。管理者的非权力性影响力由个人的品德、知识、才能和感情四种要素内容组成。为什么要强调护理部主任非权力影响力的建设和提升?是因为这种影响力在主任的有效管理中发挥着非常重要的作用。一个人的非权力影响力具有以下特点:不带强制性、无约束力;以内在感染的形式潜在发挥作用,被领导者表现为心理和行为的主动随从和自觉服从,在领导者的影响力中占主导地位、起决定作用。护理部主任非权力性影响力提升重点围绕品德、知识、才能和感情几个关键要素进行。

拥有优良的品德、获得学问与涵养不是一朝一夕的事,领导力的提升是一个日积月累的漫长过程,需要各位主任经常静下心思考,反省自己走过的路,需要长期学习与修炼。

## 二、根基法则:做好准备,蓄势待发

所谓的根基,指的是个人能够发挥领导力的基础。护理部主任的有效管理需要有扎实的基础,这个基础就是追随者的尊重和信任,而尊重和信任的基

础就是一个人的品德以及各方面的能力。古语道:“凡事预则立”,说的是只有事前做好充分准备,才能获得好的结果。如果一个主任在自己的管理岗位上一直业绩平平,起色不大,那就应该问一下自己是否为成功胜任护理部主任的岗位做好准备。好的管理结果一定是以好的管理素质、能力、理念、方法、策略等为基础的。护理部主任领导力的根基建设重点从以下几方面着手:

1. 赢得信任　信任是领导力有效发挥的重中之重,信任的基础是追随者对领导者发自内心的尊重。护理部主任要想赢得下属的尊重,就必须表现出个人具备的高尚品德,个人亲和力和人格魅力,渊博的学识、优秀的业绩,勇于担当;同时具备知人善用,乐于为周围的人员增值,承认自己的错误,把下属和部门组织的利益放在自己利益之前等一系列优秀行为,这些行为构成领导者的人格特色和工作风格。品格是信任的基础,护理部主任要想在职业生涯中得到更好的发展,其首要条件就是要有品格的支撑。同时,这些优秀的品格特点还必须具有一贯性,从而赢得下属内心的尊重认同,行为上的信任追随服从。主任需要牢记的是:在组织行为中,任何时候都一定是先有信任,再有支持。

2. 精进岗位胜任力　管理理论家麦克利兰认为:岗位胜任力主要分为浅层胜任和深层胜任两个方面。浅层素质特征包括知识和技能。知识是指个人在特定专业领域拥有的事务型与经验型信息,技能是指个人掌握运用专门技术的能力。针对护理部主任岗位的知识和技能要求包括:对医院护理管理的有效日常运作及专业发展等内容知识和管理技能的掌握和应用。必要的知识和技能仅能保证护理部主任具备胜任岗位的基本特征,但不能保证在岗位上取得优异成绩,所以又称为合格特征。如果要成为胜任岗位的优秀护理部主任,必须具备一些深层次的素质特征,包括社会角色、自我概念、特质和动机。社会角色是指个人对于社会规范的认知与理解,如护理部主任向大家展示的主人翁形象就是承担社会角色。自我概念是指个人对自己身份的知觉和评价,如护理部主任将自己视为权威、教练、参与者或执行者等,体现的是个人的态度、价值观等。特质是指一个人的个性、心理特征对环境与各种信息所表现出的一贯反应,如护理部主任管理风格或特点。动机是指个人为达到一定目标而采取行动的内驱力,如护理部主任希望自己被接纳、理解和将管理岗位的事情做好的内在动力。麦克利兰认为,一个人具备的一些关键胜任素质与个人的工作绩效有显著的关联,这些关键胜任素质就是深层岗位胜任特征。这些内容可以作为护理部主任自身素质建设的努力方向。

## 三、行动表率法则：以身作则的无声效应

### （一）表率作用

《论语》中提到："其身正，不令而行；其身不正，虽令不从。"这句话的主要意思是只要自己行为端正，就是管理者不下命令，下属也会遵从执行；如果自己行为不端，无论政策制度怎么要求，下属也不会遵从执行。这是对护理部主任如何带队进行有效管理的一种注释。护理部主任以身作则做出表率，才能最大限度取信于护理团队成员，才能赢得下属的信赖、尊重、拥护和效仿。身先士卒是任何法定权力都无法比拟的一种强大影响力和号召力，更是具有说服和激励团队成员行动的信念力和执行力。从自己做起，正人之前先修己，做事之前先做人。护理部主任只有在团队中营造人人平等、公平至上的工作氛围，才能树立起管理威信，形成自上而下凝聚一心的团队执行力，团队成员甘心情愿共同为实现组织目标而努力，达到提高管理效率的目的。

### （二）责任感与敬业精神

1. 责任感　责任感是实现管理价值的基石，护理部主任只有明确自己对医院、对护理专业发展、对护理团队所肩负的责任，才能有更强的动力创造价值。

许多示例都显示下属对一个管理者的评价，主要取决于这个人是否有责任感。护理部主任勇于承担责任不仅使你的下属有安全感，同时也会促使下属进行反思并承担自己应负的责任。

纵观中外，那些久负盛名的组织，都是非常重视"责任"的组织。某国际知名科技公司十分重视对员工责任感的培养，因此责任感也就成为该公司招聘员工的重要标准。该公司总裁曾经教导自己的员工：**"人可以不伟大，但不可以没有责任心。"**

常言道：做人要有责任感，做事要有方向感。这里强调责任感就是要把事做好，有责任感的主任明白责任感不是说得好，而是做得实。正因为能够明确自己的责任，才能对自己的行为有所约束，才能在工作和任务面前不找借口。护理部主任责任感的最好体现就是解决问题，实现行动见成效，落实结果的管理价值。学会认清责任，才能更好地承担责任，才能在护理管理实践中勇于负责、在专业发展中开拓创新、在工作过程中重视细节，才能保质保量完成医院护理工作任务，使责任通过护理管理岗位转化为行动，为医院和社会创造管理价值。

说到底，护理部主任责任感的本质其实就是一种天赋的使命，一种职业

道德的承载，一种思维成熟的理性，一种对问题担当的精神，一种尽职尽责的做事风格，一种行为自律的品格，一种对事业的坚守，一种永无止境对卓越的追求。

2. 敬业精神　敬业精神是使弱者变强，使强者更强的职业品质。护理部主任在履行管理职责、追求管理成功的过程中难免会遇到困难和挫折，敬业精神则是主任寻求解决方案、挑战困难、战胜困难的基础。如果一个人将敬业变成自己的职业习惯，将会终身受益。那些将敬业当成自己管理使命，勇于对自己管理行为负责的主任是最有可能取得管理成效、获得管理成功的主任。

敬业是护理部主任做人做事最基本的品质之一，同样也是成就事业的重要保证。敬业既是责任精神的体现，又是工作责任感的升华。敬业强调的是护理部主任在实际管理活动中的一种主动精神，具体落实在行动上就是以高度负责的精神来完成自己的管理工作。一位有敬业精神的护理部主任，才会信守对医院和部门做出的管理承诺，才会乐于自觉地为组织和部门的发展和进步做出努力，从而提升自己对组织的贡献度。

管理工具

**优秀管理者的9个胜任特质**

1. 具有创新思维。
2. 以身作则，全力以赴，热爱工作，用热情感染他人。
3. 激励高手。
4. 具有倾听的意识及能力。
5. 有效个人职业发展规划，终身学习。
6. 有意识及能力培养接班人。
7. 具有教导他人的能力。
8. 具有同理心。
9. 具有规划愿景的能力。

## 四、挑战现状法则：主动变革、创新发展

时代的进步和发展，对护理部主任应对变化的能力提出了新的挑战。一个人如果缺乏挑战和主动创新精神，无论以前的工作多么成功，甘于现状就意味着开始退步。因此，有效领导力核心要素之一就是挑战现状、改革创新。美国管理学家杰克·韦尔奇认为："只有变革，只有反复进行创造性活动，企业才

能持续成长发展。”护理部主任在实际工作中实施改革创新的内容主要包括：

## （一）分析现状，确定方向

阻碍领导者和团队进一步发展的关键要素之一就是满足现状，特别是对成功的领导者和他的团队。秉持没有最好，只有更好的持续提升管理理念，对护理部主任领导力和管理效率持续提升具有十分重要的现实意义。持续提升工作效率和质量的基础就是对照部门和组织目标，对自己工作现状的深入审计和分析。工作现状分析要点主要围绕以下两个方面进行：

1. 工作效率分析　分析内容主要包括：目标的达成程度（圆满、全部、部分）；任务完成的质量、达成目标的成本消耗；队伍培养，员工成长及职业发展状况等。

2. 满意度分析　分析对象包括组织内外所有相关人员的体验和感受：上至医院高层领导，下至医院普通清洁工，不同对象其分析的侧重点有所区别。护理部主任分析对象侧重点主要放在服务对象、护理团队人员及相关部门成员。如服务对象、完成任务的员工，组织内相关部门横向纵向所有相互关系人员的满意度。

## （二）构想发展，持续精进

居安思危，规划发展，对现有工作内容不断精进，是组织持续发展的基础。心理学家认为：优秀员工与一般员工的区别是看这个人是否具有持续精进提升的意识和行为。心理学家安德斯·埃里克森研究发现：决定伟大水平和一般水平的关键因素，既不是天赋，也不是经验，而是“刻意练习”的程度。在工作过程中“刻意练习”的本质就是个人在职场中不断精进的职业发展策略。研究证实，多数人每天是按照“自动模式”完成任务，很少进一步去精进自己每天的工作；而真正想要在职业生涯中得到更好发展的人，是有意识地让自己更多地停留在“学习区”的人，他们的工作过程是“刻意练习”模式：通过不断学习、改进、提升，想办法寻找高出现有水平的方法、拓展工作技巧、不断改革现有工作，提升效率。

## （三）对照反思，创新发展

以下问题可以帮助护理部主任理清管理思路，结合自身管理实践设置改革方案并付诸行动，提升管理有效性：

1. 自己是否能够明确说出护理部和护理团队目前存在的不足？
2. 目前的管理实践是否简洁高效？
3. 所有护理工作流程是否高效实现工作目标？
4. 护理团队目前面临的发展困境是什么？

5. 自己是否了解护理管理领域最新管理理念、技术方法及进展？
6. 自己是否正在实践最有效的管理手段及方法？
7. 护理团队如何通过变革持续改善和发展？

秉持在职场中不断创新改革的意识并付诸实践，就是管理者不断突破现状，追求更高管理目标的过程。

## 第四节　修身立德法则

真正的领导力不是源自个体的职位和头衔，而是源自个人的内在。古人言："修身立德，事业之基"，说明领导者的内在品德修养对于护理部主任工作的重要性。有管理研究专家认为，一个人事业的成功靠的是自己的综合素质，这些素质25%是职业技术，25%是想象力，剩下50%就是个人的涵养（博学广闻、能知、能行、能应变）。拥有优良的品德、获得学问与涵养不是一朝一夕的事，领导力的提升是一个日积月累的漫长过程，需要各位主任经常静下心思考，反省自己走过的路，需要长期学习与修炼。而情商修炼则是管理者修身立德提升领导力的基础。

### 一、情商修炼法则：管理者EQ比IQ更重要

#### （一）管理情商内涵

管理学家杰克·韦尔奇认为：在领导者塑造的过程中，情商比智慧更重要。两个智商相同的护理部主任，取得的成就可能差别巨大。为什么会出现这种现象呢？大量实践研究表明，作为管理者光有智商是不够的，另外还有一系列非认知性的能力决定其是否能够取得成功。这些能力被称为一个人的情感"智慧"，它帮助管理者更好地进行自我管理和人际管理。这就是人们所说的情商（emotional quotient，EQ）。情商的差异可以带来结果的显著差异，由此提示情商在护理部主任岗位管理中的重要性。

**寓言与启示**

**南风法则**

南风法则又称为温暖法则，来源于法国作家拉封丹一则著名的寓言：北风和南风比威力，看谁能把行人身上的大衣脱掉，谁就算胜利。北风首先展示威力，吹了一阵寒风凛冽的大风，结果行人把身上的大衣裹得更紧

了。南风则徐徐吹动，天气变得风和日丽，暖洋洋的，行人觉得温暖上身，开始解开大衣纽扣，继而脱掉大衣，南风获得胜利。

这则寓言说明了一个道理：温暖胜于严寒。得人心者得天下，获得人心的前提就是主任的情商修炼。

护理部主任每天与人打交道，在工作中的具体品质与能力无时无刻都在体现自己的情感智慧，由此对下属及团队产生不同的影响。请回想一下自己以前的一位优秀护理部主任，当你想到他时，脑海里会浮现哪些品质和能力？你再回想一位特别平庸或不太称职的主任，他又有哪些特点？你也许会发现，最优秀的护理部主任表现出的品质与能力通常与他们的高情商有密切关系，与智商没有太多联系。拥有高情商的人善于自我意识开发和自我情感管理。护理部主任一旦做到这一点，就可以认识自己和他人的情感，并通过采取更为合适的行为方式实现良好的人际关系。由于护理部主任面对的要求越来越多，需要面对的工作压力越来越大，所以提升自我管理和人际关系管理能力比以往任何时候都显得更加重要。情商在管理中的重要性已得到实证研究结果的支持：影响力、团队领导力、组织意识、自信、成功驱动力和领导力 6 项情感指标能够将优秀管理者与普通管理者区分开来。优秀与“普通”护理部主任情商特征比较见表 1-2。

表 1-2 优秀与“普通”护理部主任情商特征比较

| 优秀主任行为特征 | 普通主任行为特征 |
| --- | --- |
| 观点清晰 | 观点不明确 |
| 倾听他人的声音 | 不善沟通 |
| 能够让下属发挥最大潜能 | 缺乏机智 |
| 灵活坚韧 | 刚愎自用 |
| 善于沟通，懂得情感投资 | 性格暴躁 |
| 平易近人 | 优柔寡断 |
| 出色的判断力 | 吹毛求疵 |
| 面对挑战，镇定自若 | 狭隘记忆 |
| 勇于担当 | 推脱责任 |
| 释放正能量 | 释放负能量 |

### (二) 管理情商提升策略

研究证实,情商对人际关系、决断力和生活的总体幸福感具有重大影响。需要注意的是,情商与智商并不是相互对抗,而是相辅相成。智商是护理部主任做好工作的基础,又被称为应聘岗位的“基准性素质”;而情商才是职业成功及发展的关键素质。研究发现,人的智商一般在17岁以后就基本固定,值得庆幸的是人的情商在后天可以习得和开发,情商是先天品质与后天培养的综合。人的大脑有很强的“可塑性”,可以重新构造,改变我们的行为方式,以逐步完善自己的人际交往能力,提高自己的情商。经过自我意识,反思和持续修炼,每个人的情商都可以得到改善,情商开发的能力要素见表1-3。开发情商,提高个人品质和人际品质的方案包括4个步骤。

1. 收集自我和他人的情感　善于通过感受、情绪和肢体语言等观察和收集自己和他人的情感信息。

2. 认识和理解人的情感信号　思考收集到的信号传达出哪些情感信息?这些信息背后是否隐含重要的内涵?

3. 选择反应方式　在理解情感信息的基础上对行为方式和行为时间进行选择。

4. 采取行动　在适当的时间以适当的行为方式对情感信息进行反应。牢记,无论在任何情况下都应利用上述情商开发方案使自己的情商得到逐步提高,为成功管理奠定良好的基础。智商、情商素质比较见表1-3。

表1-3　智商、情商素质比较

| 项目 | 智商“基准性素质” | 情商“从普通到优秀素质” |
|---|---|---|
| 技能 | 语言能力<br>分析能力<br>空间定位能力<br>逻辑思维能力 | 自我意识和情感管理<br>社交技能<br>灵活性<br>自我激励<br>乐观与坚韧 |
| 发展可能性 | 17岁固定 | 随生活阅历和个人发展增强 |

## 二、能力增值法则:自我反思,提升内功

### (一) 持续内功修炼

护理部主任管理成效很大程度与个人基本能力和职业素质有关。成就好事业需要护理部主任持续素质建设,在主任岗位上不断实践的同时还要加强

学习，从 360° 完善自我，练好内功，提高自己的管理效能。护理部主任综合素质修炼主要内容包括以下几个方面：

1. 高尚无私的品德　作为护理团队带头人的护理部主任，需要有一种高尚的“思想境界”，才能做好医院护理生存和发展的事业。谈到境界和品德，清朝康熙皇帝对雍正的告诫是：**“江山之固，在德不在险”**。《菜根谭》中也有句名言：**“德者事业之基，未有基不固而栋宇坚久者”**，说明品德对于管理和成功领导的重要程度。德是一个人内涵建设的追求、挑战困难的力量、震慑不端的动力，是事业成功的境界。品德的内涵建设与持续提升是护理部主任事业成功的奠基石。

2. 高瞻远瞩的视野　护理部主任是决定医院护理未来发展的人，需要具有超乎一般护理人员的视野。面对激烈竞争与不断变化的内外环境，能够找到正确的努力方向，带领护理团队全力以赴实现组织目标。此外，在管理经营方面和人才队伍建设方面能够洞察医院护理管理动态及发展趋势。护理部主任还需要具备审时度势，敢为人先的精神，规划护理发展蓝图，组织目标，创造专业价值。

3. 睿智开放的思维　睿智指护理部主任应具有敏锐思维，有能力从纷繁复杂的矛盾中抓住主要矛盾，能够透过现象抓住事物的本质，能够将面临的管理任务按照轻重缓急进行分类，并侧重逐一落实，以保证部门和组织的努力方向始终围绕医院的中心目标。管理要用手，更要用脑。护理部主任在任何情况下都要用客观的态度认识现状，用冷静的思维把握和发现事实本质。开放的思维要求护理部主任善于学习和运用先进管理思想和理念，带着明确的思路抓落实，才能有效实现组织目标。

4. 海纳百川的胸怀　拥有宽广的胸怀，为人坦诚是护理部主任必备的素质。宽阔的胸怀是帮助护理部主任在团队中产生向心力、凝聚力、感召力的人格力量。首先要有“让人说话，天不会塌下来”的倾听意识，同时具有设身处地为他人着想、接纳他人不同意见的态度。在行为上，更要做到为人胸怀坦荡，以诚相待，不怀疑、不嫉妒、不欺骗，做到言行一致，言而有信；在重大决策上允许大家充分发表不同意见，集中集体智慧解决问题，实现目标。

5. 从容优雅的气度　从容是指面对变化、挫折和困难所表现出的淡定、自信以及快速反应能力。护理部主任是医院护理团队的主心骨，是众心所向、众望所归的核心人物，能够在大难面前临危不惧，在挑战面前从容应对，以自己的信心和能力，带领团队克服所有困难实现目标，需要护理部主任强大的内在动机与十足的岗位胜任底气。而一个人要做到内在强大却不是一朝一夕的功夫，需要不断学习、实践，以及个人内在素质的持续提升。此外，得体的举止及风趣幽默的谈吐等良好的外在职业形象也是为护理部主任个人人格魅力加分的重要因素。护理部主任赢得下属喜欢的待人法则包括：尊重他人、处事公平、坦诚待人、包容他人。

6. 磨炼基础管理能力，成为护理管理专家　要获得好的管理业绩，护理部主任自己首先要具有过硬的管理内功，并秉持持续发展的良好意识和能力。因此，从管理是一门应用性学科的角度看，护理部主任十分有必要进一步积累和历练自己的管理内功，以提高自己履行岗位职责的有效性。护理部主任基础管理能力的提升可以从以下几方面着手并持之以恒：掌握科学管理的理论、原则与方法，作为管理实践的指南；明确角色定位及组织对角色的要求，树立管理的大局观，增强社会责任感，培养自己系统全面地考虑和解决问题的能力；从战略发展的高度运作临床护理管理，促进管理质量持续提升；强化成本意识，加强对护理业务流程关键环节的管理及优化，采取有效措施持续降低服务成本，提高管理效率。

**护理部主任管理必备意识**

1. 人才意识。
2. 效率意识。
3. 经营意识。
4. 创新意识。
5. 服务意识。
6. 科学意识。
7. 人性意识。
8. 问题意识。

### （二）自我反思，持续发展

具有忧患意识，秉持终身学习、持续发展的意识和能力是护理部主任事业之树长青的基石。护理部主任如果能够在工作进展顺利并取得一定成功的同时保持清醒的头脑，认识到高水平管理还有很长的路要走，明天还需要继续努力前行，就能更好明确前进和努力的方向，做好自己的管理职业生涯发展规划。

反思的本质就是个人对管理的理解与管理实践的沟通，有人认为人的成

长 = 经验 + 反思。管理反思是护理部主任对自己的管理理念、管理行为、管理实践以及管理效果等所有管理活动进行反省和研究的过程。管理反思有助于主任正确评价自己的管理活动;有利于提高主任管理活动的效率;同时有利于主任的管理专业化发展。

优秀主任一定不会满足自己现有取得的管理成绩,他们会瞄准管理目标,不断关注管理工作的实际效率;不断发现问题,分析根源、寻求解决问题的最佳途径,由此形成不断自我提升的成长过程。管理反思为护理部主任提供了可持续发展的原动力。

护理部主任管理反思可以从以下几个维度进行:作为管理者和学习者的自省;从所管理下属的眼中认识和反省自己;通过同行反省自己;通过管理研究进展文献反省自己。这里介绍几种简单易行的自我反思方法。

1. 管理日志　记录管理活动中的重要事件和情境(成功、失败、满意、不满意等);自己对管理事件的反应和阐释;回答问题:自己的管理盲点在哪里?如果给我重试的机会,哪些我会做得更好?我最自豪的管理成就是什么?为什么?通过上述问题反思,帮助自己明确努力方向目标。

2. 管理学习审计　以成人学习者的身份,了解自己急需学习哪方面的管理知识,如何去学?一般以一年为一个反思小结时间段。参照过去一年,在管理质量和效率方面,现在我知道什么?我能够做好什么?我学到的关于管理最重要的事情是什么?我从下属那里学到的是什么?……思考怎样才能诱发自己的学习动机,并学以致用。

3. 角色模型　反思自己的主任管理生涯,就个人观点,哪位同行是护理部主任的真正最好代表;哪些是我自己愿意模仿的品质和才能,把他们作为自己的角色模型。反思这些人身上的什么特征让你如此敬佩他们;这些人的哪些能力和特征你最愿意整合到自己的管理活动中去;确认自身渴望发展的能力才华,使自己的学习目标具体化。

4. 管理生存忠告备忘录　反思大家公认护理部主任成功的关键能力并对照自己现状进行思考。

(1) 如果刚走上护理部主任岗位希望别人告诉你什么?

(2) 在目前的主任岗位上要求得生存应知道什么?

(3) 在目前的岗位上要出类拔萃应该做什么?

找到具有说服力的证据支持自己选择的忠告。

5. 思想批判　目的:改变护理部主任长期以来形成的不加批判接受的管理思维和行为模式。方法:①描述广为接受的管理最新主导观点的含义和意义;②考察有效观点和理念与现实护理管理实践的差距及自己容易忽略的方面;③寻求和解释原因,分析利弊;④学习接受更合理、科学、实际的主导观点并运用于实践中。

每个人的成长都是波浪式前进,螺旋式上升。回首自己的成长道路,没有一位主任是一帆风顺的。当面临工作挫折或管理困境时,你是抱有"护理管理太让人心烦了""快要干不下去了""就此放弃吧"等消极心态,还是以"没有人能随随便便成功""磨难正是我快速成长的好机会""现在正是我需要努力加油的时候""我绝不会轻易放弃""目标一定要实现"等积极心态和行动来接受挑战。能否有效应对取决于个人在面临困境时所选择的态度。有管理专家认为管理者对人生和困难的认知态度是决定一切的根本要素。无论别人怎么看待,自己要有积极认知意识,秉持"人生,都是上上签"心态,勇于面对、积极解决才是走出管理困境的关键。

## 第五节　继任传承法则

在医疗卫生体制改革和公立医院高质量发展的大背景下,每个医院都面临前所未有的挑战。对于许多医院护理职能部门来说,未来 10 年面临的最大挑战还是护理部主任接班人的培养问题,这是涉及部门及队伍良好生存和可持续发展的头等大事。纵观我国各级医院在护理管理人才培养方面存在的主要问题:在观念上缺乏对护理管理人才队伍建设的长远规划,忽视对护理管理人才培养的重视,投入不够,到用人时出现"临时抱佛脚"的现象;在人才培养的管理方面,对护理管理人才类型需求目标不明确,不知道需要什么样的护理管理人才;在人才培养的方法学方面缺乏科学理论支持,措施不力,效果不好;在护理管理人员使用方面,存在重事轻人,只注重对主任管理业务能力培养,以完成各项组织任务;忽略对主任带队伍的能力培养,多数护理部主任仍然是管理业务思维,凡事亲力亲为,缺乏有效识人用人、授权赋能的思维,不能培养出优秀下属,这样的主任只能为组织贡献业绩,不能为组织贡献人才。由于上述种种原因,在各级医院可以看到"士兵当作排长用,排长当作连长用,连长当作团长用"的现象,导致管理问题层出不穷,组织任务难以有效落实,直接影响护理管理队伍建设及人才培养。

### 一、人才甄选法则:挖掘有潜质的人才

医院护理未来的发展在很大程度上取决于医院有意识和能力对各级护理

领导人才的持续培养。长期以来，许多医院都在寻求一种快速有效培养中、高层管理人才的方法和途径。事实上，世界上并不缺少千里马，缺少的是能够慧眼识别千里马的伯乐。实践表明，许多公司在人才选拔和培养方面投入了大量资源和精力，但是结果却不尽如人意，没有达到预期的人才培养目标，导致各层次管理人才梯队出现缺口。医院护理部主任人才培养又何尝不是如此呢！反思一下自己熟悉的情况，有多少医院的护理部主任是从组织到个人做足功课从容上岗，有多少护理部主任上岗后信心满满、底气十足实现组织期望目标……

不是每个人都可以成为护理部主任的。要解决护理部主任后继无人的问题，继任计划必须从基础做起。首先医院与职能部门要有培养高潜质护理部主任的意识。尽早发现有领导潜质的护理管理人才，并把他们放到能够历练的岗位上快速成长是护理部主任领导力培养的基本原则。一旦确认重点培养对象，医院就应给予特别关注，持续考察，不断评估发展状况，并以此决定是否需要调整重点培养对象名单。因为领导力才是真正使护理部主任与众不同，并创造管理价值的关键所在。更好的人才创造出更好的结果，因此识别领导潜质对成功培养主任继任人才极为重要。具有领导力潜质的人才特征包括以下几点：

1. 战略眼光　有敏锐的直觉、思考问题具有大局观；表现出不仅具有工作激情，还有放眼全局的能力。懂得如何制订战略方向，果断决策，找到正确前进方向，有力推动实施。

2. 解决问题能力　能够从千头万绪中直接抓住问题要害，能够自如应对各种复杂、模糊及不确定环境，通过抓住 20% 的主要矛盾，使得 80% 的问题都能迎刃而解。

3. 预见管理能力　能够从貌似无关的因素之间看到事物的内在联系，把握事物发展方向，从而主动出击，而不是被动挨打。

4. 驭人之道　良好的沟通能力，有效激励他人努力工作；持久维持良好工作关系能力，能够激励和团结他人，知人善任，创造并激发下属的能量，为他们的行动指明方向；具有强烈的团队意识，促使团队齐心协力创造卓越佳绩。

5. 学习能力　领导潜质的另一个重要标志是：具有强烈的学习愿望，能够快速掌握和应用新的管理知识和方法，对学习和自身成长不懈追求。在日常工作中有随时反思个人工作成效的意识和能力，规划自己工作并持续改进的能力。

护理部主任人才梯队建设主要包括以下三个层面：

第一个层面是构建护理管理人才培养及储备体系,包括基于医院文化的人才理念、人才战略、人才培养政策、制度及流程。

第二个层面是确认护理管理人才队伍建设的策略与方法。护理管理人才的培养一定要以管理实践为基础,通过识别具有潜质的护理管理人才和未来的主任候选人,采用“轮岗培养”模式,加速潜质管理人才“从实践中学习”,主要流程是:岗位锻炼、领导反馈、自我修正、重复实践促进专业管理能力的快速成长。

第三个层面是有效应用护理管理人才测量工具。高潜质的主任领导人才往往有一些共同的特征,主任应该在日常管理活动中有效运用测量工具及时敏锐地发现那些具有特征的继任人选。

## 二、队伍规划法则:护理管理人才库

### (一) 建立护理管理人才库

要提升护理管理效率,管理人才队伍建设是关键。护理管理人才培养是一个长期的系统工程,需要作好整体规划。护理管理人才库的建立可以提升医院在护理管理人才培养方面的有效性。

护理部建立护理管理人才库的主要目标是:有意识做好人才储备,建立护理管理人才库,解决高素质管理人才匮乏问题;针对目前护理部主任任职资质衡量标准不明确问题构建护理部主任素质模型,作为人才培养指南;借鉴国内外管理人才测评工具完善护理部主任能力测评,持续提升护理部主任管理能力及管理绩效。

护理部主任继任人才培养实践:要想有效解决目前各级医院面临的护理部主任能力提升及继任人才培养的问题,医院就要有符合自己医院实情及护理管理人才队伍现状的人才培养规划,借鉴企业管理人才培养成功模式,创新性设计符合医院特点的护理部主任继任人才培养方案。由于高潜质人才成长速度快于一般人员,医院和护理部需要针对岗位要求精细选择培养继任对象,为护理管理人才的职业发展路径提供足够的成长空间,促进潜能充分发挥和快速成长。为保证医院护理事业的可持续稳步发展,医院建立护理管理人才库是护理管理队伍建设长效机制建立的关键。

护理管理人才库建设具体做法如下:

1. 了解医院护理管理队伍人才的整体现状。

2. 识别医院护理队伍中的关键人才及高潜力人才,熟悉目前尚处于较低层次但具有领导潜质的护理管理人才。

3. 结合医院护理队伍现状综合考察现有关键护理管理人才的业绩及潜力。

4. 收集护理管理人才相关信息构建医院护理管理人才库。

5. 分析医院现有护理管理班子在年龄、专业能力、个人特长等各方面是否足够多样化，是否能够满足护理管理需要。

6. 设计护理管理关键人才和高潜质人才培养计划并达成共识。

7. 规划并培养护理部主任岗位候选人。

8. 根据需要讨论护理部主任岗位接班人。

### （二）遴选主任后备人选

医院确定护理部主任的任职资格及选择最合适的人选上岗将对医院护理工作及护理事业发展带来重大影响，因此作出正确合适的人选决策是医院的重要职责。虽然各级医院十分重视护理部主任的选择工作，但许多医院缺乏足够有效的选择办法，由此影响医院在主任人选选择过程中的正确判断。人事决策关系重大，医院必须运用先进的人事测评工具和方法，深入了解护理部主任岗位的任职资格，以及候选人与岗位的匹配性，保证选拔过程的客观、专业及结果的可靠性。

后备护理部主任选择遵循的三项基本原则如下：

1. 决策风险原则　充分认识护理部主任职务不同于其他护理管理岗位。护理部主任岗位不一定比以前的工作更辛苦或更加足智多谋，但她必须以非常敏锐的观察力和多方位的视角与思维来预测未来，思考眼前的发展机会，并为将来要发生的情况做好准备。无论以前这个人做了多少准备，只有将这个人放在主任的岗位后才能明确知道他能不能应对挑战。

2. 适才适用原则　没有任何两位护理部主任的特点和角色是完全相同的。每一家医院所面临的情况与问题都不尽相同，所以上任的主任需要清楚认识到这点，并有针对性地采取行动。即使是在同一家医院，现任主任的角色与任务也会随着形势的变化而不同于前任与继任，因此将适当的人放在适当的岗位上最为重要。医院应该非常清楚护理部主任应具备哪些素质才能胜任，并根据岗位素质要求寻找符合条件的人员。

3. 综合分析原则　护理部主任也是人，很难达到十全十美的标准。因此，组织在人事决策之前的重点工作是对候选人的全面分析和了解。同时，对候选人的优势和不足的比较也要围绕主任岗位的关键能力来权衡。虽然许多医院对护理部主任的选拔给予高度重视，但在具体选拔工作中仍存在严谨性不足的现象，由此给后来的护理管理工作有效性及医院护理发展带来直接影响，需要特别注意。

## 三、人才锻造法则:量身定制成长路径

### (一) 制订继任人才管理计划

继任人才锻造法则的核心包括选人和育人两个主要环节。一位护理部主任如果不能培养出优秀的未来接班人,就没有资格称为优秀领导人才。继任管理计划设计基于解决下列问题:

1. 目前关键岗位任职者出现变故由谁来接替?

2. 继任者如何做好准备才能暂时或长期承担岗位职责?

每个新的挑战都是对继任人才不同层面的考验,这些挑战可以迫使有潜质的护理管理人才充分调动自己的一切潜能,让一些自己都不知道的天赋和才能得以有机会展现。经过多种多样历练,继任人才的才能发展可以达到突飞猛进的效果,管理技能也会逐步趋于精湛。

### (二) 培养继任人才

1. 设计培养方案　主任的培养要着眼长远,从基础抓起。如果医院能够真正认识到继任护理管理人才培养的重要性,那么对于继任主任人才的培养就应该针对岗位要求及本人特质进行精心设计。首先组织要对选择的继任人才进行评估,根据其特点安排培养岗位,同时进行岗位职责设计。岗位职责的设计必须目的明确,医院及护理部一定要清晰地知道通过岗位重点需要考察继任管理人才的哪些领导必备特征,培养哪些管理能力。当然,组织深入理解有效护理部主任管理需要具备哪些能力,是取得良好培养效果的前提。

2. 岗位胜任力培养与考察　在特定护理管理岗位培养的同时还要有意识安排一些挑战性的工作对继任护理管理人才各方面的能力进行考察,以便深入了解培养对象的潜质与品质。由于护理部主任的管理涉及面广,管理事务错综复杂,所以对继任培养对象进行挑战培养是十分必要的。除完成现有护理管理岗位任务外,在遇到一些特殊任务时也要根据人才个人特点及护理部主任岗位要求由易到难进行能力锻炼。例如适当分配一些具有模糊性及不确定性因素的任务,以考察培养对象驾驭较为复杂的管理局面是否能够全盘考虑诸多纷繁因素,同时是否能够在多项任务临头时保持清醒的头脑,洞悉事物各方面的内在联系,最终找到解决问题之道。继任护理管理人才历经任务难度不断攀升的锤炼,真正有潜质人才就能脱颖而出,在不久的将来担任起组织所赋予的重任。

3. 栽培好苗子要防止拔苗助长　在注重继任护理管理人才计划设计和培养,加速人才磨炼的同时,也要做好人才培养和医院护理业务发展工作的权衡。医院在重视护理部主任继任人才选拔和培养的同时也要避免拔苗助长的

倾向。如果让那些完全没有做好准备的人担任要职,势必让医院护理业务发展存在较大风险。要避免出现在错误的时间,用错误的岗位对错误的人进行错误的考验的现象,医院及护理部就要谨慎考虑。

（李继平）

## 护理部主任管理价值提升能力自测

### 一、护理部主任坦诚待人自我评估

请参照表 1-1 了解和分析自己的人际技能现状,并明确完善自己人际技能的方向在哪里。

### 二、护理部主任成功管理关键能力自测

#### (一) 领导能力自测

请根据下列描述选择最符合个人实际情况选项,选择没有对错之分。

1. 能够鼓励护士按照他们自己的方法办事

A. 几乎不　B. 偶尔　C. 频繁　D. 总是

2. 能够积极引导护士做正确的事情,并鼓励他们

A. 几乎不　B. 偶尔　C. 频繁　D. 总是

3. 能够帮助和鼓励下属去承担有挑战性的工作

A. 几乎不　B. 偶尔　C. 频繁　D. 总是

4. 能够经常与下属进行非正式聊天

A. 几乎不　B. 偶尔　C. 频繁　D. 总是

5. 能够给护士足够的空间,让他们施展自己的才能并学习不同技能

A. 几乎不　B. 偶尔　C. 频繁　D. 总是

6. 能够实行“门户开放”政策,向护士提供所需的训练和指导

A. 几乎不　B. 偶尔　C. 频繁　D. 总是

#### (二) 解决问题能力自测

请根据下列描述选择最符合个人实际情况选项,选择没有对错之分。

1. 面临日常管理问题在寻找解决措施之前,先收集信息了解事实

A. 几乎不　B. 偶尔　C. 频繁　D. 总是

2. 管理活动中能例行论证并寻求使用一系列解决问题的工具和方法

A. 几乎不　B. 偶尔　C. 频繁　D. 总是

3. 能够鼓励团队成员向惯例或者权威质疑

A. 几乎不 B. 偶尔 C. 频繁 D. 总是

4. 能够预见特殊行为的结果

A. 几乎不 B. 偶尔 C. 频繁 D. 总是

5. 能够探索性、敏锐性的问题，从而帮助大家找出原因

A. 几乎不 B. 偶尔 C. 频繁 D. 总是

## （三）挫折应对能力自测

通过以下测试，帮助护理部主任了解自己挫折应对能力现状。

1. 一般情况下你在管理工作中面对问题时

A. 知难而进 B. 找人帮助 C. 放弃目标

2. 你对自己胜任护理部主任岗位的才华和能力的自信程度是

A. 十分自信 B. 比较自信 C. 不太自信

3. 每次遇到挫折时，你

A. 基本能解决 B. 部分能解决 C. 基本解决不了

4. 在过去一年中，你遭受了几次挫折

A. 0~2 次 B. 3~5 次 C. 6 次及以上

5. 遇到难题时，你会

A. 失去信心 B. 想办法解决 C. 不确定

6. 当有自卑感时，你会

A. 不想再工作 B. 振奋精神工作 C. 不确定

7. 当困难落到自己头上时，你会

A. 束手无策 B. 认为是锻炼机会 C. 不确定

8. 当遇到讨厌的对手时，你

A. 无法应对 B. 应付自如 C. 介于两者之间

9. 工作感到疲劳时，你会

A. 大脑灵活性下降 B. 休息后会忘记疲劳 C. 介于两者之间

10. 当令你担心的事发生时，你

A. 无法工作 B. 工作照常 C. 介于两者之间

11. 工作进展不顺时，你会

A. 焦急万分 B. 寻求办法 C. 介于两者之间

12. 面对失败，你会

A. 冷静接受 B. 想法转败为胜 C. 介于两者之间

13. 工作条件差或困难重重时，你

A. 难以开展工作　B. 克服困难开展工作　C. 介于两者之间

14. 上级让你完成一项困难程度很大的任务，你会

A. 婉言谢绝　B. 接受并尽力做好　C. 介于两者之间

## （四）情绪稳定性自测

1. 看到自己最近一次拍摄的照片，你有何想法

A. 觉得不称心　B. 觉得很好　C. 觉得可以

2. 是否想到若干年后会有什么使自己极为不安的事

A. 经常想到　B. 从没想过　C. 偶尔想到

3. 你是否被朋友、同事起过绰号或挖苦过

A. 经常的事　B. 从来没有　C. 偶尔有过

4. 你是否经常受门窗是否关好、煤气是否关闭等问题困扰

A. 经常　B. 从不　C. 偶尔

5. 你对与你关系最亲密的人是否满意

A. 不满意　B. 很满意　C. 基本满意

6. 半夜时，你是否觉得有什么让你害怕的事

A. 经常　B. 没有　C. 极少

7. 你是否因为梦见什么可怕的事而被惊醒

A. 经常　B. 没有　C. 极少

8. 你是否有过多次做同一个梦的情况

A. 有　B. 没有　C. 极少

9. 有没有一种食物使你吃后呕吐

A. 有　B. 没有　C. 记不清

10. 除去看见的世界外，你心里有没有另外的世界

A. 有　B. 没有　C. 记不清

11. 你心里是否觉得你不是你现在的父母所生

A. 是　B. 否　C. 说不清

12. 你心里是否觉得有一个人爱你或尊敬你

A. 是　B. 否　C. 说不清

13. 你是否觉得你的家人对你不好

A. 是　B. 否　C. 偶尔

14. 你是否觉得没有什么人十分了解你

A. 是　B. 否　C. 说不清

15. 你在早晨起来时最经常的感觉是
A. 忧郁　B. 快乐　C. 说不清
16. 每到秋天，你经常感觉是
A. 秋雨霏霏枯叶遍野　B. 秋高气爽艳阳高照　C. 不清楚
17. 你在高处的时候，是否觉得站不稳
A. 是　B. 否　C. 有时这样
18. 你平时是否觉得自己很强壮
A. 否　B. 是　C. 不清楚
19. 你是否一回家就把房门关上
A. 是　B. 否　C. 不清楚
20. 你坐在小房间把门关上后，是否觉得心里不安
A. 是　B. 否　C. 偶尔是
21. 当一件事要作决定时，你是否觉得难以决定
A. 是　B. 否　C. 偶尔是
22. 你是否常常用抛硬币、翻纸牌、抽签之类的游戏来测凶吉
A. 是　B. 否　C. 偶尔是
23. 你是否常常因为碰到东西而跌倒
A. 是　B. 否　C. 偶尔是
24. 你是否需要一个多小时才能入睡，或醒来比你希望的时间早
A. 经常这样　B. 从不这样　C. 偶尔这样
25. 你是否曾经看到、听到或感觉到别人觉察不到的东西
A. 经常这样　B. 从不这样　C. 偶尔这样
26. 你是否觉得自己有超乎常人的能力
A. 是　B. 否　C. 不清楚
27. 你是否曾经觉得因为有人跟着你走而心里不安
A. 是　B. 否　C. 不清楚
28. 你是否觉得有人在注意你的行为
A. 是　B. 否　C. 不清楚
29. 当你一个人走夜路时，是否觉得前面藏着危险
A. 是　B. 否　C. 偶尔
30. 你对别人自杀有什么看法
A. 可以理解　B. 不可思议　C. 不清楚

**自测结果评分分值见附录一。**

# 第二章

# 效能管理法则

护理部是维持医院有序运转的关键部门之一，护理部主任肩负保障护理安全、提高护理质量、发展护理学科的重任。作为医院的技术型中层管理者，护理部主任要不断提升自我，拓宽视野，引领和培养能够适应社会和医院需求、发展护理学科的专业团队。医院规模越大、级别越高，护理部主任应对日常管理和引领专业发展的挑战就越大。“忙于埋头苦干，疏于抬头看路；忙于危机处理，疏于预防管理；忙于日常事务，疏于战略规划；忙于行政管理，疏于自我学习”，是对多数医院护理管理者真实工作状况的描述。每日面对众多事务，如何提升管理效能，是多数护理部主任经常思考的问题。

什么是管理效能呢？“农夫与会生金蛋的鹅”的寓言故事，可以帮助我们理解。一位农夫偶然间发现一只会生金蛋的鹅，不久便成了富翁。但是，财富却使他变得更贪婪、急躁，每天一个金蛋已无法满足他的欲望，他想在短时间内拥有更多的金蛋，最好能够一夜暴富，于是他把鹅宰杀了，想把鹅肚子里的金蛋全部取出，谁知打开一看，鹅肚子里并没有金蛋。鹅死了，再也生不出金蛋了。效能包含两个要素：一是“产出”，即金蛋及其数量；二是“产能”，即生产金蛋的资产或能力，即本故事中“下金蛋的鹅”。效能在于产出与产能的平衡，效能管理，不仅要提高产出，也要保护或提升生产的能力。“重蛋轻鹅”，最终会连这个产金蛋的资产也保不住；反之，“重鹅轻蛋”，最后自己都可能会被活活饿死，也就谈不上重视“鹅”了。护理部主任的效能管理，一方面在于适应经济社会发展和人们健康需求的变化，为患者提供安全、全面、全程、专业、主动、人性化的医学照顾；另一方面在于不断提升护理团队的专业能力和发展能力。

# 第一节　目标导向法则

无论苦干、巧干，工作成果符合医院战略发展需求，我们的“产出”才有意义，工作效能才有基础。所以，护理部主任要提高效能，要从关注工作目标开始。关注工作目标，一开始就要思考，医院要求的这项工作的目标是怎样的？如何工作才能达到这样的目标？基于目标导向，我们会努力寻找更多解决问题的办法。特别要明确的是，“只有外部世界才是产生成果的地方”。因此，基于目标导向，护理部主任在进行护理工作决策时，要考虑到患者的需求、医师团队的需求、医院评审机构及业界同行的评价，关注自己及所率领的护理团队对医院运营和发展的贡献，以及医院护理团队对整个护理专业的影响力。唯有立足于此，才能使护理部主任的注意力不局限于护理团队本身的诉求和利益，而是把护理工作放在医院全局中考虑；同时放眼外部世界，分析社会发展对护理工作的需求、护理团队所面临的机遇和挑战，思考自己如何率领医院的护理团队去满足这些需求，抓住机遇，迎接挑战。在这样的管理理念支配下，护理部主任会系统考虑自己及护理团队在医院运营和发展中的作用，以及如何维持和持续提升这种不断贡献的能力，从而提升管理效能，让护理团队与医院同呼吸、共进步。

## 一、构建有效人际关系

积极和谐的人际关系对于顺利开展工作、取得预期成果具有非常必要和重要的意义。因此，我们在努力工作的同时，必须努力构建并维持良好的人际关系。以下四项基本原则可以帮助我们在工作中构建有效的人际关系。

1. 自我提升　护理部主任是护理工作团队的核心和领军人物，在工作方面能够对护理团队成员提供有意义的支持和帮助，会进一步加强我们自身的魅力和凝聚力。所以，我们必须在工作中不断提升自身修养、管理能力、专业能力。一个人在工作中能否得到成长和提高，能否不断积淀，在很大程度上取决于其是否要求自己的工作对组织要有贡献。如果，一位护理部主任经常思考自己的工作如何才能对医院有更大的贡献？自己应该如何做，才能使这种贡献更大？自己应该以一种怎样的专业形象和角色模式去引领医院的护理团队？这个思考过程，其实就是在审视自己及护理团队的工作是否与医院的运营要求及发展目标一致。在这样的思路指引下，我们就会从这些方面去提升和完善自我，我们的思路会越来越领先、视野越来越开阔，对同行或团队成员的帮助会更有意义，人际关系会更加积极和谐，我们在工作中得到的支持和帮助也会更多、更有效。

2. 积极沟通　护理部主任不仅自己要关注工作目标,同时也要让各级护理管理者、护士们关注工作目标,合理进行目标分解,与医院发展同心同向。所以,主任需要经常与各级护理管理者、不同层级的护士沟通。了解他们在工作中的感受,需要什么样的支持,引导他们理解和认同医院的服务理念和要求,告诉他们如何在医院发展的平台上展示自己的能力,发挥自己的优势和热情,为医院贡献智慧、经验和时间。有了这样推心置腹的谈话,才有沟通的可能性,也更容易成功。

3. 团队协作　关注工作目标,可促进医院各部门之间、团队成员之间的横向沟通,有利于加强团队合作。在医院里,如果人人都将保护患者安全形成一种近乎天性的理念和习惯,相互之间的沟通和协作就会更加和谐。反之,如果没有这种共同的目标导向,则纵然有完善的制度、各式各样的委员会,有会议、有命令,也仍然不可能有顺利的横向沟通和协作,也不可能形成一个以"保护患者安全"为中心的医疗团队。所以,关注工作目标,有利于在团队内部凝聚共识,保持一致的工作方向,在工作中形成合力,保证患者安全,达成工作目标。

4. 培养他人　护理部主任引领护理团队积极向医院期望的目标迈进的同时,要关注提升护理团队的专业能力和服务能力。我们要结合上级要求和护理专业发展,在促进医院发展的平台上,引导各级护理管理者和护士提升专业素质和能力。

## 二、给自己正确定位

1. 护理团队的领导者　护理部主任是医院护理团队的领导者,取得医院所期望的护理工作成果离不开护士长、护士的努力和支持。护理部主任要基于医院发展战略,与护士长、护士们进行沟通,如有关医院的发展目标、要求、服务理念等。在平时的工作中,护理部主任要成为下属的角色榜样,在待人、沟通、举止、自律、自强、工作责任心等方面发挥文化引领作用,关心、激励、引导和支持下属,提高他们的工作能力,促使其更好工作,为取得医院期望的护理工作成绩做贡献。

2. 相关职能处室的合作者　护理部主任是医院中层管理团队中的一员,在完成医院工作的过程中,不仅离不开护理团队的通力协作,也离不开与其他职能处室的合作,只有与相关职能部门的管理者密切合作,相互理解、支持,才能顺利完成任务,取得预期工作成果。

3. 院级领导的下属　护理部主任是医院的中层干部,要积极发挥中层干部在医院运营发展中承上启下的中流砥柱作用，正确地理解和贯彻院级领导的要求和意图，及时与院领导进行积极有效的沟通，获得院级领导对护理工作的理解、支持和指导；同时，积极主动工作，为医院分忧，为医院的发展献计献策，为护理团队搭建更广阔的平台，争取更多的发展机会。

护理部主任如果不关注工作目标，就等于没有尽到对医院的责任，将不利于医院的发展，也不利于护理团队的成长和发展，还会降低管理效能。护理部主任，应该关注自己所引领的护理团队对医院正常运转及发展的贡献，不断提升与完善自身，构建积极和谐的人际关系，加强各个层面的沟通与协作，促进医院各个层级护士成长和发展，在丰富医院护理工作内涵的同时，不断提升和发展护理专业。

## 第二节　要事优先法则

提高管理效能，关键是把重要的事情做好，即"要事优先"。对护理部主任而言，常规管理工作已很忙碌，每天还要面对许多计划外的工作、问题，把主要精力集中于重要的工作，对于提高管理效能同样重要。

### 一、明确"要事"，权衡先后

"要事优先"的前提是明确何为"要事"，正确甄别真正应该先做的工作。一般来讲，我们面临的要解决的问题从重要性和紧迫性而言，不外乎下表列举的四类情况（表2-1）。

表2-1　护理部主任"要事优先"的情况举例

| | 紧急 | 不紧急 |
|---|---|---|
| 重要 | Ⅰ类事情：<br>紧急情况；<br>迫切问题；<br>限期完成的工作 | Ⅱ类事情：<br>发掘新机会；<br>制订工作规划；<br>危机预防；<br>自我提升 |
| 不重要 | Ⅲ类事情：<br>某些会议；<br>某些邮件、电话；<br>某些访客；<br>某些报告 | Ⅳ类事情：<br>浏览网页；<br>整理办公室；<br>问候久未联系的朋友 |

Ⅰ类事情　重要且紧急的事，如影响重大的突发事件、院长紧急交办的工作、重要来访等。这类事情重要性高，须优先处理。

Ⅱ类事情　重要但不紧急的事，如寻找新的发展机遇，制订发展规划，制订危机预防的有效机制，完善绩效管理方案、团队建设、培训等。这类事情对未来和发展具有重要意义，很具挑战性，最值得投入精力；但因为困难度高，需要花很多时间，而且又不紧急，经常被拖到临近期限的最后几天匆匆完成，导致规划不够审慎，运行过程中又会衍生出许多“重要且紧急的事”。

Ⅲ类事情　不重要但紧急的事，如某些例会、碍于场面出席的会议和活动、收快递、电话等。这类事情本身不太重要，但时间紧迫，让人产生“这件事重要”的错觉，实际上就算重要也是对别人而言。这类事情，不一定要亲自出面，可以委托或授权。

Ⅳ类事情　不重要又不紧急的事，如上网、玩游戏、看电视等，这类事情，因为简单，多数还具有娱乐性，如果不能正确处理，不知不觉就会用掉很多时间，时间会被“碎片化”，精力会被分散，严重影响工作效能。

大家普遍认为，应该优先处理的事情是Ⅰ类事情，即紧急且重要的事情。这样排序的结果是，许多重要但不那么紧急的事情，随着时间的推进，演变成了重要且紧急的事情，需要护理部主任优先去处理，主任便变成了“消防队员”，每天都在筋疲力尽地应对无止境的“重要且紧急”的事件，工作压力也会越来越大。

美国管理学家彼得·德鲁克认为：高效能人士的大脑里装的不是问题，而是机会。他们不会在当前面临的所有问题上都浪费时间和精力，他们的思维定式是预防型的，总是能够做到防患于未然。当然，他们也有真正意义上的危机和紧迫事件需要马上处理，但是这类事件相对来说很少。他们能够平衡产出和产能的关系，将时间和精力集中在重要但是并不紧迫的事情上，即Ⅱ类事情，完成这些工作，能够让管理工作有条不紊，有序推进，提高管理效能。

## 二、不重视防火，只能忙于救火

紧急的事情给人的压力比较大，迫使人们赶紧做；相对来说，重要的事情没有那么大的压力。而大多数人做事情都是以压力为导向的，压力之下，总觉得必须先做紧急的事情，而重要的事情被一拖再拖，以不同的形式演变为紧迫的事情需要优先被处理，结果就是管理者永远都在做消防员，到处救火。

要事管理的高手，不会整天被重要且紧急的事情拖着到处乱转。因为对这类管理者而言，重要且紧急的事一般不会太多。因为他们从一开始就不会把大量注意力放在那些重要且紧急的事情上。他们关注的是重要但不紧急的事情，倾注大量时间，把这些防患于未然、战略规划的事做好，使重要但不紧急的事情进展顺利，就会减少重要且紧急的事出现，让平时的工作多几分从容。

## 管理故事

**要事优先，学会舍弃**

某公司管理者原来是一个不会舍弃、面面俱到的人，经常面临许多事情悬而未决，非常烦恼，便向效率研究专家请教，如何提高管理效能。专家给出如下建议：

1. 不要奢望一天把所有事情都做完。
2. 手边的事情并不一定是最重要的事情。
3. 每天晚上写出你明天必须做的事情，按照事情的重要性排序。
4. 每天先做最重要的事情，第一件做完，再做第二件。
5. 到了晚上，如果你列出的事情没有做完，没有关系，因为你已经完成了最重要的事情，剩下的事情明天再做。

最后，专家说："每天重复这么做，如果感觉效果超出你的想象，就可以指导手下照做。在做到你认为满意时，只要付给我一张你认为相等价值的支票即可。"

查理斯试了一段时间，效果非常惊人。于是，他要求下属也跟着做。最后，他付给这位专家一张价值 2.5 万美元的支票，还有一封信，信上说，那是他一生中最有价值的一课。

现实中的管理者往往事务缠身，在现实压力面前，那些危机事件或紧急事情必然"优先"；而"具有未来意义"的机会和事情就会"暂缓"。事实上，或许大家都有体会，一件事情只要被暂缓，就有可能搁浅或被敷衍，也许永远不会启动。所以，识别真正该优先做的事情，集中精力把它做好，对于提高管理者效能至关重要。"要事优先"最重要的原则是：注重未来而不是现在，注重机会而不是现实压力，注重外部而不是内部，注重创新而不是盲从。

# 第三节　科学决策法则

护理部主任作为医院的中层管理者，兼有执行和决策的职能，执行院级领导的战略方针和要求，制订医院护理工作方面的决策。管理者的决策，不是就事论事地解决“日常”问题，而是基于思想观念或高层次认识，对护理团队在医院内的作用与定位、护理团队绩效管理、护理人才培养、护理学科发展产生实质性的影响。

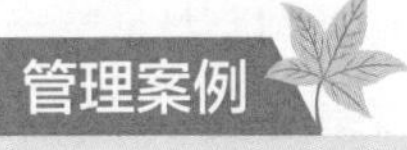


**决策的影响**

某化学公司由于大批资金冻结于某两个国家，无法汇出。该公司为了保护这批资金，决定投资于两个国家当地的企业。他们选定的企业，第一，对当地的经济发展确有贡献；第二，不必从外面进口别的资源；第三，该企业将来成功后，一旦该国外汇解冻，应有希望转售于当地企业家，而将资金汇出。因此，该公司便积极着手筹备设厂，设计了一种简单的化学处理程序，将当地的热带水果加工。那种水果，在两个国家都有很高的产量，但过去因为没有加工而腐烂率极高，不能远销他国市场。

经过努力，两个国家的工厂经营得非常成功。几年过去，两个国家都可以将外汇汇出了，公司准备将两家工厂转售给当地的企业家。然而，其中一个厂的厂长由于设定了过高的技术和管理水平，当地没有适合的技术和管理人才，始终无法售出，结果只能清算了事。而另一个厂的厂长却能充分考虑到当地人员的水平，设定的加工程序简单，管理容易，可以聘到合适人才。投资人都竞相购买，公司不但收回了原先投入的资金，而且还大获其利。

事实上，两厂的加工程序和经营方式基本上都是相同的，问题只是第一家工厂在决策时，没有考虑到这一决策将来由谁来执行，导致最终失败了。

## 一、见解决定思路，思路决定出路

决策的关键在于决策者的见解，尤其是关乎未来的重大决策，需要管理者独到而充满智慧的见解。像科学研究一样，决策过程，实际上就是一个“验证假设”的过程，决策者基于个人见解提出决策建议，为防止偏见，导入不同的意见和争论，建立更切合实际的假设；收集检验假设所需要的数据、事实，并对各种假设进行严格的检验。有效的管理者鼓励大家提出见解，积极采用头脑风暴、群体决策法、德尔菲法等征集并分析汇总大家的意见，确保决策的正确。所以有效的决策不是从收集事实或数据开始，而是从护理部主任自己的见解开始;为了验证见解,进一步收集事实或数据。

管理者的见解,源自实践、学习和修炼,不可能简单获得。护理部主任至少需要具备以下三个方面的能力:专业能力,领导能力或人际能力,战略规划或概念性能力。前两项不难理解,什么是概念性能力呢?概念性能力是指分析问题、思考问题,将复杂的问题简单化,准确判断事物的发展趋势,有创意地解决问题的能力。只有具备了这样的能力,我们才能有效地制订决策,组织协调医院护理团队内外的各种关系,根据社会需求以及国家政策、医院规划的变化及时调整护理工作策略,为护理工作制订切实可行的发展策略。不同层别的护理管理者,三个方面能力需求的比重不同。对于基层护理管理者,如护士长,护理专业能力的要求比较高;而对于高层护理管理者,如护理部主任,因为考虑的是医院护理全面、长远的发展战略,不同于对护士长们在执行层面的专业能力要求,对护理部主任的概念性能力的要求比重较高。护理部主任要在提高这三个能力方面不断学习、积累、实践、思考、提高,不断丰富自己的内涵,扩宽视野,提升和充实见解,为正确决策和顺利决策夯实思想基础。

## 二、激发反面意见

好的决策,应在不同观点、不同方案的碰撞中产生。所以优秀的决策者,能够想办法激发不同意见,以帮助自己做出有效的决策;而不是从一致的意见中决策。为什么要听取反面意见,主要有三项理由。

1. 反面意见可以让决策更全面　在团队中,每个人都各有所求,有的人希望主管的决策对自己有利,有的人是一味讨好主管,有的人则是碍于主管的权威。护理团队中,这几种情况都存在。护理部主任在决策时,不想成为某方面意见的俘虏,想做出更加积极、更能满足医院要求的决策,就在于引起争辩,在不同观念、不同意见、不同方案的争辩中,决策需要考虑的因素、环节以及各种方案的优缺点就会更加凸显,更有比较,使决策者集大家智慧,比较快地掌握较为全面的信息,做出有利于解决问题的决策。

2. 反面意见是决策的“另一方案”　如果决策时只有一种方案,别无其他选择,无异于赌博。如果决策过程有若干备选方案,则决策者进可攻、退可守,有多方思考和比较的余地。所以,决策者,特别是有权威的决策者,在决策过程中,要容许、激发反面意见。

3. 反面意见可以激发想象力　“想象力”是一种潜在的、尚未开发的能力,需要被激发后才能发挥出来。作为医院护理团队的高层管理者,护理部主任在决策时,需要有“创造性”的解决方案,“不确定性”往往极高,非常需要来自各个方面的思想碰撞、补充、完善。因此,决策过程中应容许、鼓励反面意见表达。

## 三、有效决策的五个要素

1. 分析问题的性质　面临问题时,不能就事论事寻找对策或方案,而应把遇到的问题当作表面现象,挖掘隐藏在问题背后的真正问题,判断问题本身是“偶然性问题”,还是“系统性问题或经常性问题”。现实管理工作中,真正偶然性的问题很少见。如果问题是系统性的或经常性的,则需要应用“经常性问题的解决方法”,即需要制订规章和流程。一旦有了正确的规章和流程,一切类似问题的解决就有章可循,也有利于提高员工的主动性和自律性。偶然性问题需要个别处理。

2. 明确解决问题必须满足的边界条件　边界条件可以理解为,解决某一问题最低限度应该达成什么目的?一项有效决策,必须符合边界条件,必须足以达成目的。边界条件说明得越清楚、越具体,则据此做出的决策越有效,目的性或针对性越强,越能解决需要解决的问题。而且明确具体的边界条件,也有助于进一步评价决策的正确性与有效性,指导改进。应注意的是,需要考虑边界条件的正确性。

3. 仔细思考解决问题的对策　针对每个问题,多提出一些对策,进一步选择最优的对策,以及这些对策必须满足的条件,然后再考虑必要的妥协、适应及让步事项,以期该决策能被接受。这里指的是“正确”的决策,而不是“能被人接受”的决策。人总有采取折中办法的倾向,如果我们不知道符合规范及边界条件的“正确”决策是什么,就无法辨别正确的折中和错误的折中之间的区别,最终可能走到错误的折中方向去。

4. 化决策为行动决策方案　要兼顾执行层面,让决策变成可以被贯彻落实的行动。可借鉴5W2H的方法来明确以下问题:应该采取什么行动(What)?理由或依据是什么(Why)?由谁来执行(Who)?在什么范围或地方执行(Where)?什么时间完成(When)?如何进行(How)?完成到什么程度或评价指标是什么(How much)?决策行动还必须与执行人员的工作能力相适应,尤其是执行涉及人员必须改变其行为习惯和态度时,不但行动责任必须明确指定,而且绩效考核和有关激励制度,也都需要配合改变。

5. 重视反馈　在决策执行过程中重视反馈,以印证决策的正确性及有效性,及时发现决策的不足,及时纠正方向。决策是人做的,人难免会犯错误。

再了不起的决策，也不可能永远正确；即使最有效的决策，也是因当时的情况和预测做出的，随着情况的变化，也会被淘汰。在反馈的过程中，及时总结经验、教训，下一次可以做得更好的地方，为以后的行动提供借鉴。

### 四、提高决策能力法则

1. 提高自信心　缺乏自信，不可能有效决策。护理部主任作为专业领导者，自信的维持和提高有赖于较强的专业能力和解决问题能力。提高自信心，要有知难而上的勇气。丘吉尔曾说：一个人遇到危险时，应直接面对；绝不可试图逃避，逃避只能使危险加剧。直接面对困难和挑战，会锻炼人的解决问题能力，而困难问题的解决，会提升人的成就感和自信心，积累经验。但是，如果在困难面前选择逃避，也就失去这些锻炼和提升的机会。

2. 具备积极主动的心态和思维　“凡事预则立，不预则废”，平时善于观察、思考、积累，关键时刻自然能够做出决策。所以，在平时工作中，要注重培养自己的责任感，不要囿于自己的圈子，积极思考，主动作为，勇于担当。

3. 克服从众心理　从众心理追求的是一种安全感，希望个体的态度和行为能够为大家所接受。提升决策能力，必须克服从众心理，基于医院的发展战略和对护理工作的需求，大胆探索，科学决策。多数人认可和接受的决策不一定都是正确的决策，当我们坚持认为自己的想法正确的时候，要与院级领导和基层管理者、护士反复沟通，取得他们的理解与支持。

4. 克服凡事追求完美的心理　决策时，如果凡事追求结局完美，考虑会过全、过细，很可能导致作茧自缚，工作不能推进。决策最重要的是，把握大局，权衡利弊得失，当机立断。

管理过程就是一个不断做出决策和实施决策的过程，组织聘用管理者的目的，是带领团队完成组织目标和任务，并不是要他做自己喜欢的事。管理学家彼得·德鲁克认为：管理者不但要正确地做事，还要做正确的事。因此，管理者的决策能力非常重要。对于医院护理团队而言，护理部主任是决策者，引导着医院护理的发展方向。因此，护理部主任应不断提高决策能力，这对于主任本人以及护理团队的发展具有重要的现实意义。

## 第四节　合理授权法则

护理部主任不可能自己完成医院内所有的护理管理工作，所以，要提高管理效能，学会授权是我们必须具备的能力。授权是指管理者根据能级原理，把自己的职权授给下属，委托其在一定权限内，自主地处理工作，主动完成任务，从而把自己从日常事务堆中解脱出来，集中精力考虑更重要的事情，解决更重要的问题。授权不仅可以减轻管理者的工作压力，更可以提高被授权者“独当一面”的能力，做到人尽其才、人尽其用，把各项工作完成好，为组织带来更大的效益。护理部主任可以通过合理授权，在团队中建立授权的机制和氛围，让自己把更多的精力用在重要的工作中，同时，也可以培养与锻炼下属解决问题的能力，提高医院整个护理团队的工作绩效。

## 一、授权的原则

处在改革时期的三级甲等医院的护理部主任，可能都有这样的感触：事情变得越来越多，也越来越复杂，虽然自己很想把每一件事情都做好，但是心有余力不足。这时候，护理部主任就要授权给副主任或护士长、护士们，通过授权调动他们的积极性，让他们每个人都发挥主观能动性和创造力，把工作完成好。授权是管理者智慧和能力的扩展和延伸。授权要贯彻以下原则：

1. 相近原则　即授权给直接下级，不要越级授权，同时授权对象应是直接负责做出目标决策和执行的人员。越级授权必然会打乱正常工作秩序，不仅不能节约时间，还会为此产生内耗。

2. 例行规范原则　领导工作可分为例行规范性工作和例外非规范性工作，可以授权处理的主要是前者。

3. 授要原则　即授给下级的权力应该是下级在实现目标中最需要的、比较重要的权力，能够有助于其解决实质性问题。

4. 视能授权原则　在落实责任人时，无论这项工作需要多少人通力协作，最终负责的，只能是某一个人。因此，授权时，要落实到具体责任人。在确定人选时，要保证此人有能力完成，且要做到用人不疑，疑人不用。切不可授权给无能者和只知盲从的“老实人”。

5. 明责授权原则　授权要以责任为前提，授权的同时要向其明确职责和目标。与被授权者充分沟通，说明这项工作的背景和意义，明确工作目标，再基于目标讨论可能需要的关键步骤，以及过程中可能遇到的困难及障碍。

6. 跟进确认原则　跟进确认是高效执行的关键法则。作为领导，要定期跟进执行过程，及时发现问题、解决问题，无论是现场查看、线下开会还是线上沟通，跟进都要深入具体，不能浮于表面、敷衍了事。定期跟进也是激励下属的好机会，看到优点和成绩及时肯定，能极大鼓舞士气。

## 二、授权的类型

授权基本上可以划分为两种类型：指令型授权和责任型授权。

1. 指令型授权　授权者关注的重点是工作方法。管理者针对工作方法的每一步进行详细指导，让下属按步骤负责完成既定任务，管理者自己对最后的结果负责。一般用于基层管理者对新手的培养和锻炼。

2. 责任型授权　授权者关注的重点是最终的结果。管理者给予下属自由，允许他们自行选择做事的具体方法，并对最终的结果负责。管理者对骨干或对下级管理者的授权多采用责任型授权的方法。这种授权方式的基础是充分认可他人的良知、责任心、工作能力，只要他们的行为在规定范围之内，就该最大限度地授权于他们相应的权力与职责。责任型授权要求双方就以下方面达成清晰、坦诚的共识，并做出承诺。

（1）向下属解释清楚工作任务及其重要性，明确期望结果。双方要花费足够的时间，耐心、详细地就期望结果进行沟通，以帮助下属明确自己的工作方向。

（2）明确下属在执行任务过程中可以动用的人力、财务、技术或者组织资源。

（3）制订业绩标准，并用这些标准来评价下属的成果。制订具体时间表，说明何时提交业绩报告，何时进行评价。

（4）明确奖惩。具体内容包括财务奖励、精神奖励、职务调整以及对组织的影响。

（5）对下属执行任务的过程有相应的监督、跟进，听完汇报后，要给予反馈和指导，避免下属走错方向。让下属养成定期汇报工作的习惯。

## 三、营造有效授权的氛围

要取得理想的授权结果，营造良好的授权氛围很关键。良好的授权氛围，可以帮助下属在正确理解医院发展方向和要求的背景下，重视被授权的工作，正确领会工作内容、要求，同时获得被赏识和认可的感觉，提升其工作热情和自信。营造良好的授权氛围，可以从以下几个方面着手：

1. 与下属分享医院的信息　例如医院的发展战略、发展现况、学术地位、医院运营指标的意义及运营现况数值等。

2. 授予下属一定的工作自主权　在一定范围内鼓励下属及其团队自己做主。

3. 明确团队的责任 让团队富有责任感,不允许对工作"踢皮球"。

4. 帮助下属成长 作为一位管理者,要成为下属的教练和团队的带头人,创造一个良好的环境,发挥每一个人的能力。护理部主任的职责,不是替下属解决问题,而是帮助他们成长,提升他们自己解决问题的能力。

## 四、可以授权的工作

每天面对大量不同的工作内容,护理部主任要区分轻重缓急,决定哪些工作需要自己投入更多的精力,哪些工作不需要自己做,可以授权。以下几个原则可以帮助管理者确定可以授权的工作:

1. 风险低、影响小的工作 这样的工作对整个大局影响不大,即使出了问题,也不会产生严重后果。

2. 简单、重复性的工作 这类工作可以让下属去做,管理者面对这样的事情,必须授权于下属。

3. 下属可以做得更好的工作 每个人都有自己的优势,下属在某一方面或某些方面会比管理者更擅长、更有经验,这时候,管理者就该授权让他们做,可以取得预期结果。

4. 通过培训与锻炼、下属完全有能力做好的工作 管理者要授权于他们。

管理者要充分掌握工作全局、各部分工作的内容及相互之间的联系,了解直接下属的优势与不足,合理授权,不可因小失大。

## 五、不能授权的工作

1. 人事或机密的事务 有关人事方面的评估、晋升或降级、开除等,都很敏感,需要谨慎、反复地思考、决策,而且多数需要保密,这样的工作应该由管理者自己完成。

2. 制定政策 不要授权他人关于实质性的政策制定工作;在规定的、有限的范围内,你可以授权他人承担一些与制定政策相关的任务,如现况数据收集等。

3. 危机应对 在应对危机的时候,护理部主任要保证自己在现场,而且起到一种核心、稳定军心的作用。

4. 培养下属 作为一名管理者,一项重要的职责是培养直接向你负责的下属。更准确地说,你的职责是创造条件、搭建平台,让下属在和你一起工作时得以成长和发展,在此过程中,他们依赖于你的经验、你的判断、你对方向的把握等。

5. 上级希望你亲自做的事情　上级之所以要求你亲自做，可能会有他特殊的理由。如果你认为可以授权，也需要与上级充分沟通。

## 六、防止授权的失控与失衡

合理授权可以充分利用下属的优势，激发其主动性与工作热情。但是，护理部主任需要记住，授权并不意味着撒手不管，授权管理的本质依然是"控制"，"控制"是授权管理的"维生素"。护理部主任在授权时，要让下属明确工作范围、任务、目标以及考核标准，理解他所承担的责任；在下属推进工作过程中，给予其监督、指导和帮助，关注他们是不是在正确的跑道上奔跑，及时发现他们的偏差，及时指导纠正。

1. 监督环节不容忽视　防止权力失控的关键在于监督。授权与监督成正比，监督能力到什么程度，就授权到什么程度。如果没有相应的监督手段，宁可不授权。监督可防止被下属牵着鼻子走。密切关注工作动向、状况及信息，及时发现问题，解决问题。另外，对于财务、人事等权力，可以让下属建议，但不能决策。

2. 授权分布要合理　在自己领导的组织系统内，对多个下属授权时，权力要分布得合理，不能轻重不分。

3. 己所不欲，勿施于人　授权是让下属独立处理一些工作，而不是将管理者厌烦的工作交给下属去做。这种授权不会让下属感到真正的尊重，也不会让下属提高工作效率，只会引起下属的抱怨和不快。

4. 防止下属有责无权　赋予下属权力，并不意味着管理者就失去了权力，因为管理者有随时终止授权的权力，所以，在让下属承担责任的同时，也要授予其一定权力。

5. 为下属承担责任　在完成任务的过程中，下属很有可能出现一些闪失和差错，就算他们再负责、再称职，也在所难免。在下属工作出现偏差时，如果主任对其斥责和批评，下属就会过于拘谨，可能与主任产生距离和隔阂。如果下属工作很尽力但还是出了问题，这时主任把责任揽了过去，下属会被感动，往后工作会更加主动积极。敢于承担责任是一种领导艺术。

6. 及时鼓励和赞赏　对于护士长、护士们的积极见解、工作表现、工作业绩、工作热情等，主任都要看在眼里，不吝鼓励和赞赏。来自护理部主任的鼓励和表扬，让他们感到主任不仅在关注他们的工作，而且很欣赏和认可他们。他们会更加主动积极、有创意地工作。

7. 不随意授权　授权太滥，会造成不负责任和不必要的人际冲突，过度授权必然会造成人际关系紧张、责任心缺乏、企业运作效率低、费用成本增加等问题。

如果下属是天上的风筝，护理部主任就是下面放风筝的人，不管风筝飞向何方，那根线始终拽在主任手中。时刻关注工作进展，动态评估下属的工作能力，拽在手中的线可松可紧，但决不能脱落，否则，风筝将失去控制。

## 第五节　时间管理法则

护理部主任很忙，这是大家对护理部主任的第一印象。每天早早上班，本来踌躇满志计划的工作，都会被来自不同方面、大大小小的事务和问题所冲击，不得不花费大量时间在处理计划外的、非生产性和事后看起来浪费时间的事务上。表面看起来，自己经手的每件事似乎都必须亲力亲为，但事后却发现实际上未必尽然，许多时间的付出没有意义；而且，自己的工作时间被这些事务撕成了无数林林总总、没有意义的碎片。很多护理部主任都在感叹：多么希望能有一块相对大块的时间，让自己安静地、不被干扰地思考和规划啊！

公立医院改革和医院良性运转，以及推动护理专业发展，均要求护理部主任对全院护理工作进行顶层设计，围绕患者需求进行临床护理服务创新和变革；也要求护理部主任有大块时间进行思考和规划，进行资料收集和分析，进行反复讨论。

我们都有体会，如果时间短促，一个人就只能考虑他已经熟悉的事，只能做他曾经做过的事。因此，为了医院日常运转以及发展，护理部主任需要进行时间管理。而要管理好时间，首先要知道自己的时间都用在了什么地方，自己那些少量可自行支配的时间在哪里，如何妥善运用这些时间。所以，管理好自己的时间，从诊断自己的时间使用开始。

### 一、诊断自己的时间使用

谈及时间使用，很多人认为，自己了解自己的时间使用。其实，很多人难以说出自己的时间都用在了什么地方。而诊断自己的时间使用是否合理，需要直观、明确地知道自己的时间用在了什么地方，用了多长时间；哪些时间花费是可以削减，甚或避免的；哪些地方，如果当初多用点时间，或许工作进展会顺利许多。诊断自己的时间使用，是做好时间管理、提高管理效能的开始。诊断自己的时间使用，可通过以下步骤实施：

1. 记录自己时间使用的实际状况　记录自己的工作内容及其所花费的

时间,可以自己记录,也可以请秘书帮忙。关键是:必须“当时”记录,不能事后凭记忆补记。有了时间耗用的记录,才可以分析时间使用是否合理。

2. 做系统时间管理 分析时间时,将非生产性的、没有意义的或不必亲自出面的工作筛选出来,尽可能将这些工作从自己的时间表上排除。要做到这一点,可以试问:①哪件事根本不必做?将时间记录拿出来,逐项地问自己,这件事如果不做,会有什么后果?如果认为不会有任何影响,做了也无助于成果,那么这件事便该取消。②哪些工作可以由别人代办而又不影响效果?把可由别人做的事情交给别人,这样才能做真正应由自己做的事,这是有效性的一大改进。

3. 找出自己最有效的时间段 一个人如果长时间处于忙碌紧张的状态,大脑得不到休息,反而会使自己的处事能力下降。每个人都有自己的工作节奏,作为管理者,要能够掌握好自己的工作节律,清楚自己在哪个时间段的工作效率最高,在这个时候进行重要的工作,往往会取得事半功倍的效果。

经过时间使用诊断,我们会找出哪些工作会浪费时间,什么时候自己工作效率最高,然后进行适当时间使用调整。然而,部分管理者有时却有顾虑,他们怕因小失大,造成错误;人总有一种倾向,高估自己地位的重要性,认为许多事非躬亲不可。事实上,一位管理者大胆减少不必要的工作,绝对无损于有效性。

## 二、避免浪费时间的活动

管理不到位也会浪费时间,护理部主任应予以同等重视。管理不善不仅会浪费大家的时间,更重要的是会浪费管理者自己的时间。

1. 缺乏规则,造成时间浪费 找出由于缺乏规章、流程,导致问题反复出现或需要频繁协调而浪费时间的因素。如果机构中反复出现同样的问题,作为管理者,同样的问题如果出现了第二次,就绝不应该再让它出现第三次。一项重复出现的危机应该是可以预见的,也是可以预防的,可以针对问题的发生设计一套例行处理流程,使每个人都能处理。

2. 人员过多,造成时间浪费 一般大家认为,“人多力量大”“人多好办事”,而实际情况是,人员太多,反而降低有效性,因为大家的时间,可能没有花在工作上,而是用来协调人员之间的关系了。判断一个工作团队如护理部办公室、某一护理单元或一个项目小组人数是否过多,有一个简单易行的标准:当管理人员不得不将他工作时间的 1/10 花在处理所谓“人际关系问题”上,花在处理纠纷和摩擦上,花在处理争执和合作等问题上,那么这个团队的人数就过剩了。人数过多,难免彼此侵犯,也难免成为提高绩效的阻碍。在精干的组织里,人的活动空间较大,不至于互相冲突。

3. 组织不健全,造成时间浪费　其表现就是会议太多。原则上,一位管理者的时间,决不能让开会占用太多。会议太多,表明职位结构不当或部门设置不当,本应由一个职位或一个部门做的工作,分散到几个职位或几个部门去了;同时也表明组织内部职责混乱,工作流程不健全。

4. 信息系统不健全,造成时间浪费　常见的现象是信息或数据提供不及时、不准确,或信息整合能力差,直接影响管理者对全院或某些区域整体状况的把握。如人力资源状况与需求分析、某一质量问题现状分析、护理质量指标的提取与分析、绩效指标的提取与分析等,这些信息或数据对于护理部主任准确全面了解工作现状、制定决策、制订预算和进行医院护理发展战略规划,都有重大支撑作用。有时,管理者面对庞大的、相互之间不一致的数据,不得不花费大量的时间去核实、甄别,甚至重新收集。

上述种种浪费时间的现象,有的是轻而易举就可以改善的,但有的也需要花费许多时间和耐心,甚至进行系统工程才能改善。但是,只要能够明确浪费时间的原因,并下决心付出努力改善,最终可以帮助管理者提高管理效能。

## 三、合理安排时间

通过自己的时间记录和分析,可以直观而且较为准确地了解自己有哪些时间可以节约,哪些时间使用可以改善,自己究竟有多少时间可用于重要事务,如何将零碎时间集中起来干重要的事情。

护理部主任作为医院中层,时间安排的自由度不是很大,应该有效利用零碎时间。可以结合医院整体的活动安排,相对固定,灵活调整。最重要的原则是不要让琐碎事务占掉自己所有的时间,而没有时间、没有精力做最该由自己亲自完成的工作,不仅影响自己的工作效能,更严重的是会影响全院护理团队的工作。

护理部主任每天要完成上级安排的任务,要做好护理部和其他职能处室之间的配合和协调工作,要帮助临床科室解决问题,有时还需要协助护士长或护士解决生活中的问题,还要完成那些必须亲自完成的工作。前几种情况都是相对被动的,只有最后一项是主动的,也是护理部主任体现业绩的最重要部分。所以,主任要进行有效时间管理,安排自己效率最高的时间段进行最重要的工作。

## 四、人力资源决策应投入更多时间

护理部主任的重要职责之一是护理人力资源管理，医院规模越大，护理人力资源的决策越多。即使再忙，时间再紧，也要切记人力资源决策往往需要大量的时间，因为其中涉及的一些环节和问题，只有在反复考虑多次之后才能看清楚，对人力资源问题定得太快，很容易铸成错误。医院日常运营过程中，协调人际关系和工作关系也需要花费护理部主任大量时间。处理此类工作，若花费时间太少，沟通太匆忙，反而容易引起新的摩擦。

要想与他人做有效沟通，需要花费足够的时间。如果你想和别人建立良好的人际关系，就需要更多的时间。

## 五、避免不良情绪浪费时间

情绪状态不同，工作效率会大大不同。当我们心情不错甚至很好的时候，工作效率会大大提高，碰到一些困难也觉得不是那么难以处理；但是，一旦我们的情绪不好，置身于"阴霾"之中，我们就会注意力涣散，精神萎靡，反应迟钝，工作拖沓，甚至犯一些低级错误，时间在懒散中耗费，许多时候，还得花更多时间重新来做，弥补过失。作为领导者，在不良情绪支配下处理问题，会产生不良后果，不仅耗费时间，沟通没有效果，问题没有解决，而且，也会影响主任自身的威信和形象。

如何管理情绪呢?

1. 要有积极主动的心态　一个人的成功，是 90% 的心态加上 10% 的方法和技巧。高效能人士在任何环境中都应具备的、首要的素质，就是"积极主动的心态"。积极主动不仅指行事的态度，也意味着人一定要对自己的人生负责，其中包括对自己的工作负责，因为工作可以帮助我们营造美好生活。在工作中，合适的绩效有助于建立劳动者积极主动的工作心态，这样就不会把工作当成一种被动的应付，一种赖以谋生的手段，而是一种实现自身价值和个人目标的重要途径。在这种心态支配下，每天的工作就会更有意义和价值。

2. 改变对于挫折的回应　不良情绪的产生取决于自身的抉择，而不是外在的环境。其实在挫折或逆境当中，伤害我们最深的，并非不顺利或惨痛经历，不是别人的所作所为，也不是自己所犯的错误，而是我们对于挫折或错误的回应。我们对任何挫折或错误的回应都会影响到下一刻发生的事件，所以一定要立刻承认并加以改正，避免殃及后来。

所以，护理部主任在处理问题的时候，切记以工作为中心，而不是以自己的情绪为中心。只有这样，才能把时间真正地放在工作当中。一个成功的管理者，一定是一个情绪管理高手。管理者一定要把握有效管理情绪和调节情绪的方法，不断提高工作效率，让自己有限的时间更有价值，工作更愉快。

## 六、提高会议效率

会议是每个管理者都要投入时间的活动。管理者要想方设法提高会议的效率。

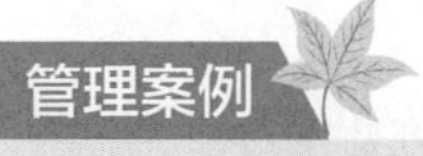


**计算会议成本，提高会议效率**

某公司为提高会议效率，每次开会时，总要把一个醒目的会议成本分配表贴在黑板上。成本的计算方法是：会议成本 = 每小时平均工资的 3 倍 ×2× 开会人数 × 会议时间(h)。公式中，平均工资乘以 3，是因为劳动产值高于平均工资；乘以 2 是因为参加会议要中断经常性工作，损失要以 2 倍计算。因此，参加会议的人越多，会议时间越长，会议成本越高。有了成本分析，大家开会的态度就会更慎重，也会更加注重提高会议效率。

1. 明确会议目的　护理部主任自己要明白开会的目的、要解决的问题、预期的效果。在会前把会议目的和议程发给参会者，让他们明确会议的目的、主题、程序，参会时需要准备的材料等。

2. 会议过程围绕主题　如果会议的目的是激发大家的思维和创见，应鼓励每一位与会人员发言，不能允许某一个人滔滔不绝。管理者可以主持会议，听取重要的发言，也可以与大家共同讨论，但不能既主持会议，又高谈阔论。

3. 会议结束前回到主题　会议结束前，应确认会议获得的结论与主题相符，并确认会议达成的共识，强调下一步的工作重点。

对时间的诊断与管理不能一劳永逸。要经常做时间记录，定期对这些记录进行分析，还必须根据自己可以支配的时间多少，给一些重要的活动定下必须完成的期限。当组织内部工作发生时间调整时，时间管理也必须相应调整。总之，时间管理必须持之以恒，才能避免再回到浪费的状态上去。如果有一天，在别人的眼中你过得清闲自在，又很好地完成了该完成的任务，你就是一个成功的时间管理者。

（张海燕）

# 护理部主任效能管理能力自测

## 一、时间管理能力自测题

请根据自己在日常学习与生活中对待时间的方式与态度，选择最适合于你的一种答案。

1. 星期天，你早晨醒来时发现外面正在下雨，而且天气阴沉，你会怎么办
   A. 接着再睡
   B. 仍在床上逗留
   C. 按照一贯的生活规律，穿衣起床
2. 吃完早饭后，在上课之前，你还有一段自由时间，你怎样利用
   A. 无所事事，根本没有考虑学习点什么，不知不觉地过去了
   B. 准备学点什么，但又不知道学什么好
   C. 按照预先订好的学习计划进行，充分利用这一段自由时间
3. 每天除上课外，对所学的各门课程，在课余时间里怎样安排
   A. 没有任何学习计划，高兴学什么就学什么
   B. 按照自己最大的能量来安排复习、作业、预习，并紧张地学习
   C. 按照当天所学的课程和明天要学的内容制订计划，严格有序地学习
4. 每天晚上怎样安排第二天的学习时间
   A. 不考虑
   B. 心中和口头作些安排
   C. 书面写出第二天的学习安排计划
5. 我为自己拟定了“每日学习计划表”，并严格执行
   A. 很少如此　　B. 有时如此　　C. 经常如此
6. 每天的休息时间表有一定的灵活性，以使自己拥有一定时间去应付预想不到的事情
   A. 很少如此　　B. 有时如此　　C. 经常如此
7. 当你发现自己近来浪费时间比较严重时，你有何感受
   A. 无所谓
   B. 感到很痛心
   C. 感到应该从现在起尽量抓紧时间
8. 当你学习忙得不可开交的时候，而又感到有点力不从心时，你怎样处理
   A. 开始有些泄气，认为自己脑袋笨，自暴自弃

B. 有干劲，有用不完的精力，但又感到时间太少，仍然拼命学习
C. 开始分析检查自己的学习时间分配是否合理，找出合理安排学习时间的方法，在有限的时间里提高学习效率

9. 在学习时，常常被人干扰打断，你怎么办
A. 听之任之
B. 抱怨，但又毫无办法
C. 采取措施防止外界干扰

10. 效率不高时，你怎么办
A. 强打精神，坚持学习
B. 休息一下，活动活动，轻松轻松，以利再战
C. 把学习暂时停下来，转换一下兴奋中心，待效率最佳的时刻到来，再高效率地学习

11. 课外书籍，怎样进行阅读
A. 无明确目的，见什么看什么，并常读出声来
B. 能一面阅读一面选择
C. 有明确目的进行阅读，运用快速阅读法，加强自己的阅读能力

12. 你喜欢什么样的生活
A. 按部就班，平静如水的生活
B. 急急忙忙，精神紧张的生活
C. 轻松愉快，节奏明显的生活

13. 你的手表或书房的闹钟经常处于什么状态
A. 常常慢
B. 比较准确
C. 经常比标准时间快一些

14. 你的书桌井然有序吗
A. 很少如此　B. 偶尔如此　C. 常常如此

15. 你经常反省自己处理时间的方法吗
A. 很少如此　B. 偶尔如此　C. 常常如此

## 二、护理部主任自我效能感自测

1. 如果我尽力去做的话，我总是能够解决问题的
A. 完全不正确　B. 少数正确
C. 多数正确　D. 完全正确

2. 即使别人反对我，我仍有办法取得我所要的
   A. 完全不正确　　B. 少数正确
   C. 多数正确　　D. 完全正确
3. 对我来说，坚持理想和达成目标是轻而易举的
   A. 完全不正确　　B. 少数正确
   C. 多数正确　　D. 完全正确
4. 我自信能有效地应付任何突如其来的事情
   A. 完全不正确　　B. 少数正确
   C. 多数正确　　D. 完全正确
5. 以我的才智，我定能应付意料之外的情况
   A. 完全不正确　　B. 少数正确
   C. 多数正确　　D. 完全正确
6. 如果我付出必要的努力，我一定能解决大多数的难题
   A. 完全不正确　　B. 少数正确
   C. 多数正确　　D. 完全正确
7. 我能冷静地面对困难，因为我信赖自己处理问题的能力
   A. 完全不正确　　B. 少数正确
   C. 多数正确　　D. 完全正确
8. 面对一个难题时，我通常能找到几种解决方法
   A. 完全不正确　　B. 少数正确
   C. 多数正确　　D. 完全正确
9. 有麻烦的时候，我通常能想到一些应付的方法
   A. 完全不正确　　B. 少数正确
   C. 多数正确　　D. 完全正确
10. 无论什么事在我身上发生，我都能够应付自如
   A. 完全不正确　　B. 少数正确
   C. 多数正确　　D. 完全正确

**自测结果说明见附录二。**

# 第三章

# 创新管理法则——创新是管理永恒的主题

如本书第一章所述，护理部主任面对着纷繁的任务，肩负着重要的使命。如何使本单位的护理管理工作更有成效，为患者提供更完善的安全保障，使患者对护理服务有更高的满意度；如何在社会上产生良好的影响，形成医院的护理品牌，在行业内发挥引领作用；如何在多维向上都做出突出成绩，在各种评审论证中能有更多的特色与亮点形成支撑？运用常规或者说传统思维已经不能应对前所未有复杂多变的医疗卫生环境，护理部主任需要运用创新思维去思考并将其付诸实践。古希腊哲学家有一个共识，思想造就一切。墨守成规，只能原地踏步；思维有创新，行动才有突破。那么，创新思维的本质是什么，创新思维的方法有哪些，如何突破创新思维的障碍，如何带领护理团队创新，本章将与各位护理部主任分享相关内容。

## 第一节　创新思维培养法则

### 一、创新思维：催生管理模式变革

人们常提到的想办法、动脑筋、出点子、考虑、想想等用语，都是思维的意思。“运筹帷幄之中，决胜于千里之外”说明了思维的重要性。

创新这一概念在现代汉语词典中被解释为：抛开旧的，创造新的。英语是innovation，起源于拉丁语“innovare”，含义是更新，变革，制造新事物。创造、发明、革新、创意、发现等概念都是创新的同义词。美籍奥地利经济学家约瑟夫·熊彼特（J.A.Schumpeter，1883—1950）在1912年发表的《经济发展理论》中首先提出“创新”这一概念并进行了阐述。创新就是建立一种新的生产函数，实现生产要素和生产条件的一种从未有过的新组合并引入生产体系。创新既包括一切从无到有的创造,也包括一切比以前既有的东西具有新形式、新内容的新东西;从内容上来讲,既可以是以技术为内涵的创新如产品创新、工艺创新、原材料创新,也可以是一个非技术内涵的创新如制度创新、政策创新、组织创新、文化创新和观念创新等。在护理领域,创新非常广泛,体现为护理理念、护理模式、护理方法、护理技术等的创新。

创新思维就是指不受现成的、常规的思路约束,寻求对问题全新的、独创的解答或方法的思维过程。创新思维是人类思维的精华,是创新活动的核心。创新的本质就是超越,而只有有了思维的超越才会有行动的超越:创新思维产生创新设想,创新思维付诸实施,才能形成创新成果。

思维有各种不同的形式。发散思维被认为是创新思维的主要方式。发散思维是对同一问题从不同层次、不同角度、不同方面进行思索,从而求得多种不同答案的思维方式。这种思维既无一定的方向,也无一定的范围,可以"海阔天空""异想天开",甚至"荒诞离奇"。

护理部主任可以回顾一下自己习惯或熟练运用的思维方式,尝试去应用其他不同的创造性思维形式。关于这一点我们会在第二节及第三节中详细阐述。

## 二、管理创新:更有效实现组织目标

1. 管理创新的定义及重要性　彼得·德鲁克在20世纪50年代,把创新引进管理领域,便有了"管理创新"这一说法。管理创新就是对传统的管理进行改进、改革、改造和发展。它包括管理思想、管理理念、管理理论、管理制度、管理机制、管理体系、管理组织结构、管理模式方法及管理人才的培养组织等方面及其组合的创新。无数管理学专家一致认同创新在管理中的重要性。**管理本身就意味着创新**。管理学家认为,"管理学及其实践中的一个重要进步,是它们现在都包含着企业家精神和创新。""创新是领导和随从的分水岭。""保守则意味着停止、僵化、失败。不创新,就灭亡。"只有不断创新才能不断提高管理水平和效益。**创新是管理的永恒主题,是组织的生命线,是时代的最强音**。创新是最有生命力的管理。身为护理的高层管理者,必须认识到创新是自己的本职内涵,而不是停留于表面的时髦要求。

护理事业的发展是思维创新和实践的结果。弗洛伦斯·南丁格尔是当代护理的创始人,她之所以对当今全世界的护理仍然有着十分重要和深刻的影响,就是因为其精神不仅包含仁爱、奉献,更包含了创新。南丁格尔是护理创新的典范。克里米亚战争中,她带领护理员改善伤员休养的环境,使士兵因感染而发生的死亡率大大下降。她撰写的多部专著就是创新成效的具体体现。

研究进展

**奉献与创新:南丁格尔奖获得者的教育教学价值取向**

一项以南丁格尔和我国南丁格尔奖章获得者为研究对象的研究探讨了奉献与创新的关系。研究发现,我国将护理定位于奉献为主的服务性行业的痕迹仍很明显,我国南丁格尔奖章获得者的奉献特征十分突出。研究认为,护理学对社会贡献的价值衡量标准不宜再局限于奉献;护理学要从职业走向专业,只能走奉献与创新并重之路。南丁格尔精神作为护理教育教学的价值目标不能改变,但其实质应当由主要侧重奉献向奉献与创新并举引导;护理教育教学的价值评判,应当由单一奉献向奉献与创新两方面改进。研究结果显示,奉献与创新既是南丁格尔精神的实质,也是南丁格尔奖章获得者的教育教学价值取向,还可能是一种新的护理专业理念。

2. 管理创新的内容　管理创新是指在特定的时空条件下,通过计划、组织、指挥、协调、控制、反馈等手段,对系统所拥有的生物、非生物、资本、信息、能量等资源要素进行再优化配置,并实现人们新诉求的生物流、非生物流、资本流、信息流、能量流目标的活动。管理创新最重要的是在组织高管层面有完善的计划与实施步骤以及对可能出现的障碍与阻力有清醒认识。帮助护理部主任塑造此方面的领导能力,使创新与变革成为可能,以更有效地实现组织目标。

3. 管理创新的过程　管理创新包括四个阶段。第一阶段为对现状的不满。在几乎所有的案例中,管理创新的动机都源于对组织现状的不满:或是遇到危机,或是环境变化以及新竞争者出现而形成战略性威胁,或是某些人对操作性问题产生抱怨。第二阶段是从其他来源寻找灵感。管理创新者的灵感可能来自其他社会体系的成功经验,也可能来自那些未经证实却非常有吸引力的新观念。管理者若盲目对标或观察竞争者的行为,会导致整个行业的竞争高度趋同;只有通过其他来源获得灵感,才能够开创真正全新的东西。第三阶段为创新,即管理创新人员将各种不满的要素、灵感以及解决方案组合在一起,组合方式通常并非一蹴而就,而是重复、渐进的,但多数管理创新者都能找到一个清楚的推动事件。第四阶段为争取内部和外部的认可。管理创新有风险巨大、回报不确定的问题。很多人无法理解创新的潜在收益,或者担心创新失败会对组织产生负面影响,因而会竭力抵制创新。而且,在实施之前,人们很难准确判断创新的收益是否高于成本。因此对于管理创新人员来说,一个关键阶段就是争取他人对新创意的认可。

医院护理管理的成功及护理部主任个人的成功取决于创新思维和实践。护理部主任的工作不仅是和医院过去的护理工作进行比较,即纵向比较;更在于与其他医院的护理工作进行比较或竞争,即横向比较。当今,护理学科面临着发展的黄金时机,护理部主任要把握时代机遇,站在时代的前列,推动护理学科的发展。护理部主任要敢想敢干,积极创新。谁掌握了创新思维,意识到创新思维的重要性,谁就掌握了护理发展和制胜的法宝。谁拒绝创新思维,谁就会落入平庸,就会落后,甚至被淘汰。在管理工作中积极创新是每位护理部主任通向成功管理的基本保障。

## 第二节　管理思维创新操作法则

创新思维的意识深嵌入头脑中后,护理部主任紧接着就要针对管理工作更大胆积极开展创新思维活动了。工欲善其事,必先利其器。创新思维有法可循。专家们总结了一些创新思维的方法,可供诸位学习借鉴。

### 一、头脑风暴法——群策群力,体现团队合作的智慧

如何解决护理工作中棘手的问题,管理者切忌一拍脑袋冲动之下做出某些决定,而需要广泛听取意见或建议。护理部主任得到的关于解决问题的设想或提议越多越好,因为其中包含最佳方法的可能性就越大。那么,如何获取尽可能多的有价值的设想或提议呢?我们应该意识到,人们的思考是受外界的影响或刺激的。在一种被刺激的环境下,人们的思考容易被激发,远较一个人独处时思考产生的想法要多。美国创始学家 A.F. 奥斯本创立了头脑风暴法,也称智力激励法,或脑力激荡法。它是通过集体思考、集体设想的方式实现智力的互激,开发每个人的创造力。

#### (一) 头脑风暴法的原则

头脑风暴法有 4 项基本原则,**即自由思考、延迟评判、以量求质、结合改善的原则**。

1. 自由思考原则　要求与会者尽可能地解放思想,无拘无束地思考问题,不必介意自己的想法是否荒唐可笑,不允许用集体提出的意见来阻碍个人的创新思维。

2. 延迟评判原则 会议期间绝对不允许批评别人提出的设想，任何人不能做判断性结论。等大家畅谈结束后，再组织有关人士来分析。

3. 以量求质原则 参加会议的人员不分等级，平等相待；提出的设想越多越好，各种设想不分好坏，一律记录下来，以大量的设想来保证质量较高设想的存在。

4. 结合改善原则 参会者要仔细倾听别人的发言，注意在他人启发下及时修正自己不完善的设想或将自己的想法与他人的想法加以结合，再提出更完善的创意或方案。

### （二）头脑风暴法运用步骤

1. 确定议题 头脑风暴法一般从对问题的准确阐明开始。因此，必须在会前确定一个目标，使与会者明确通过这次会议需要解决什么问题。最好确定单一的一个问题。

2. 会前准备 会前须做一些准备工作，如收集一些资料预先给大家参考。参与者在开会之前，对于要解决的问题一定要有所了解。会场座位排成圆环形。

3. 确定人选 一般以 10 人左右为宜。

4. 明确分工 要选好 1 名主持人，1~2 名记录员（秘书）。主持人的作用是在头脑风暴畅谈会开始时重申讨论的议题和纪律，在会议进程中启发引导，掌握进程。记录员应将与会者的所有设想都及时编号，简要记录，最好写在黑板等醒目处，让与会者能够看清。主持人和记录员也应随时提出自己的设想，切忌持旁观态度。

5. 规定纪律 在遵守四项原则的前提下，所有人都要始终针对议题，精心思考，大胆设想，自由发言，形成一种高度激励的气氛，使参会者突破思维障碍和心理约束，达到知识互补、信息刺激、情绪鼓励。时间一般控制在 20 分钟 ~ 1 小时。

下面分享头脑风暴法在护理管理中运用的一个实例。

**管理案例**

**头脑风暴法的实践——收集提高患者对护理服务满意度的方法**

某医院护理部主任针对卫生健康委对医院出院患者满意度调查的结果，考核条件相同医院的结果并审视管理后，认为本院的护理服务有进一步提高的空间，遂组织召开了一场提高患者满意度的头脑风暴讨论会。

护理部确定议题:如何提高患者对护理服务的满意度。设定目标:使出院患者对护理服务的满意度在现有基础上提高3分。在会前,护理部准备了调查结果的相关资料、平时护理部对护理服务满意度的管理方法及结果并发给参会人员。参会人员包括护理部主任、副主任、部分总护士长、护士长、责任护士共12人。记录员一名,由质控督导员担任。大家呈圆形围坐在会议室开会。

护理部主任首先强调大家进行开放性思维,任何人的任何想法或观点都是值得尊重的,讨论中不允许去批评他人的观点。针对满意度每一个条目,如何提高患者的评价分值,大家踊跃发言,提出自己的想法或见解。例如,对于从管理者的角度如何努力,提出了护士长每天上午应在病房,贴近患者,征询每位患者的意见,解决患者的问题,指导护士的工作。对于医院层面,有人提出,医院应组织专人进行患者对医院全方位服务满意度的调查,对医院方面存在的问题,及时向相关领导及部门反馈,及时改进。同时,在患者对护理满意度的评价中,也涉及到每个责任护士的满意度。对于提高护理人员穿刺技术,采取现状调查、个别辅导等方法。还有人提出,电话回访满意度调查中有时候是患者家属回答问题,那么与患者家属的沟通也非常重要,家属满意了,满意度就更高,因此提出责任护士与患者家属每日进行良好沟通的方法。对于护士如何尊重患者,提出了对护士态度进行测评、分级的建议,对态度欠佳的护士采取强化培训的策略等。对平时进行的出院患者电话回访,要确保质量。记录员对所有观点进行了记录整理,共收集观点80余条。会议结束后,对大家的观点进行汇总,梳理。选取其中可行性高的举措在全院推广。通过一段时间的实施,由该院进行的电话回访出院患者对护理服务满意度,平均分较前一个季度提高了3.5分。

## 二、移植法——学习借鉴,促进学科交叉融合

护理管理者对“移植”这一概念都不陌生。其实,管理中有一种创新方法也叫作移植。所谓移植法是将某个领域的原理、技术、方法,引用或渗透到其他领域,用以改造和创造新的事物。客观世界的多样性与统一性,决定了各领域各学科之间必然互异而又互补,使得一个学科领域中的原理、技术和方法,有可能也有必要应用到另一个学科中。英国剑桥大学动物病理学教授说:“移

植是科学发展的一种主要方法。大多数的发现都可应用于所在领域以外的领域，而应用于新领域时，往往有助于促成进一步的发现。重大的科学成果有时来自移植。”据统计发现，任何一项创新成果中，90% 的内容均可从前人或他人已知的科技成果中获取，而独创发明的只占 10%。

移植的类型包括原理移植、技术移植、方法移植、结构移植和功能移植等。

## 案例与思考

**移植法的实践——从屠宰场的生产线到汽车生产的流水线**

1984 年，某汽车公司所生产的丁型汽车市场需求量急剧增长，供不应求，主要原因是工人手工组装汽车，生产方式落后。总经理格外着急。有一次，他去一家肉食品公司参观，发现该公司的屠宰场是由一条条先进的生产线组成的，牲畜被送进去，经过流水线，被制成一块块、一包包肉食产品。整个过程只需要十几分钟。他深深地被这一场景所吸引，在心里问自己：能不能把屠宰场的这种生产方式运用于汽车生产呢？能否将汽车的零部件送进去经过流水线后就组装成一部汽车呢？于是，就按照这种设想，总经理从各国请来了设计高手，与本公司的专家共同研究，经过一次次试验，终于研制出了被称为“坎路生产方式”的汽车生产线，结果大大提高生产效率，很快在全球范围内掀起了一场新的生产方式的革命，各种工业生产都先后从“坎路生产方式”中得到了启发或借鉴。

思考：护理部主任有很多机会参观学习或自学。请回顾一下，有哪些好的做法能够被移植借鉴到本院的护理管理工作中呢？

当然，某些领域的原理、技术或方法等不会自然地从一门学科植入到另一门学科。它需要人们去联想，去做有心人，有创造性思维，有能力去发现移植的可能性并进行移植。护理学科与多门学科有相同之处，护理管理者可有机地将有关原理、技术等进行移植。这方面有很多例子。

某院设立规培护士制度就是将规培医生的模式移植到护理管理中的成功实例。新入职医生要经过住院医师规范化培训，这是医学生毕业后教育的重要组成部分，对于培养临床高层次医师，提高医疗质量极为重要。占据了医学终身教育的承前（医学院校基本教育）启后（继续医学教育）的重要地位，是医学临床专家形成过程的关键所在。参照规培医生的管理方法，医院对新入职护士开展了规范化培训。新入职护士本科或硕士研究生、博士研究生毕业后再规培 2 年的培养方案，以临床实践、专业必修课、公共必修课为培训的主要内容,要求规培护士通过考试取得相应课程学分。培训的方法:临床实践以在岗培训为主,由科室集体指导;外语及专业必修课主要通过自学完成,部分公共必修课和选修课则通过业余办班面授完成,也可通过自学后参加相关课程考试获得学分。规范化培训中,根据“知识宽、基本厚”的要求,注重医德培养,强调三基训练,先宽后专,循序渐进,加强临床实践,以理论联系实际为原则。对工作满 2 年,学分符合要求者,经临床能力考核合格,发给培训合格证书,作为继续签订就业协议的必备条件。新入职护士规范化培训是毕业后教育的重要组成部分,对于提高护理质量,帮助解决大医院劳动力不足的问题极为重要。

在护理管理工作中,影响非常广泛的一个项目是安全管理理念的移植。安全是护理管理的核心,注重系统改进的安全文化越来越得到医务人员的重视。但是,安全文化并非起源于医疗,是切尔诺贝利核电厂核泄漏事件带来了安全的根本变化,即诞生了安全文化。它强调系统的改进和完善,在核工业界引起了广泛重视和认同。随后,安全文化被移植到航空安全管理中;20 世纪 90 年代,被移植到医疗安全管理中,且得到广泛推崇。

将安全文化移植到护理安全管理中,不乏成功的例子。某医院护理部将安全文化应用到压力性损伤事件的管理中。传统管理观点中,住院患者发生非预期压力性损伤是护士的错误,是不能容忍的事情。针对一起非预期压力性损伤引起投诉的事件,护理部借鉴先进的安全文化,不是惩罚个人,而是针对问题发生的各个环节进行了调查和原因分析,发现了压力性损伤管理系统存在的方方面面问题。在此基础上,全面修订了压力性损伤管理制度,根据制度进行培训并实施。在随后的管理中,建立了压力性损伤网络报告系统,对压力性损伤事件进行分析。制订了压力性损伤管理质量评价标准,对压力性损伤管理进行质量督导。还借鉴国外的做法,动态监测住院患者压力性损伤的现患率。通过一段时间的努力,住院患者压力性损伤现患率明显降低,且无关于压力性损伤的投诉、纠纷或诉讼等。护理部对所开展的工作进行总结,在国内及国际期刊发表相关文章 20 余篇,并在国际学术会议上进行交流,得到了同行的认可。

当然,运用移植法的前提是,护理管理者应对两个或多个领域科学研究成果比较熟悉且有较深的领悟。移植法如运用得合理,其解决问题的成功率一般较高。但也要注意,“橘生淮南则为橘,生于淮北则为枳。”古人认为,这是水土、气候、日照等综合环境问题;同样,某个国家或企业的文化和管理模式移植到另一个国家或企业就不一定成功,因为政治、经济、文化和风俗习惯的不同。所以,移植的时候要注意因地制宜做些改进,切忌照搬照抄。下面就是一个移植中须注意结合本土文化的例子。

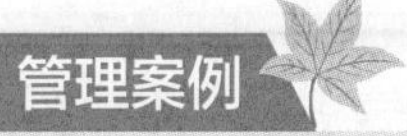


**磁性医院的"跨国之旅"**

磁性医院是一种起源于美国的医院管理理念,引入国内较晚,是对医院能否吸引医疗人员工作和留任的衡量标准。近年来,我国有部分医院试图通过提高磁性医院水平来建立磁性的工作环境以稳定护理队伍,吸引人才,提升护理品质,保障患者安全。苏州某医院就是其中的先驱代表之一。但是,该医院在前期未进行足够调研,同时对国内外医疗体制的差异并未完全摸透,导致在人员的需求分析上存在较大偏差,最终结果并未取得预期效果,医疗护理队伍的职业满意度及离职率都未达到明显改善。

经历漫长的挫折期后,在总结和改进的过程中,该医院护理管理者们发现,应先对国内各家医院的护理队伍现状进行分析,再来借鉴国外的经验,最终取得了非常好的效果。从2009年改革创新实施到2019年,这一系列的措施使护理人员的职业满意度明显上升,离职率和护理差错例数明显下降。在最近的几年中,磁性医院的理念逐步推广,国内有关磁性医院的研究及实施成果纷纷踊跃而出,取得了良好的成效。

## 三、列举法——剖析根源,提出解决问题的方法

任何人或事物,都拥有多种属性或特点,既有优点,也有不足。而人们常常希望事物越来越理想,越来越完美。但没有最好,只有更好。客观现实与人们追求更善更美的主观愿望之间的矛盾运动,是推动人类创新发展的强大动力。护理工作并非尽善尽美,在很多方面没有达到理想境界。那么如何改进呢?列举法可以发挥一定的作用。

列举法是对一具体事物的特定对象,如特点、优缺点等,从逻辑上进行分析并将其本质内容全面地一一罗列出来,再针对列出的项目一一提出改进的方法。列举法常规有四种:**属性列举法、目标列举法(希望点列举法)、优点列举法和缺点列举法**。属性列举法是指在创造过程中观察和分析事物的属性,然后针对每一项属性提出可能改进的方法,或改变某些特质(如大小、形状、颜色等),使产品产生新的用途。目标列举法是通过不断地提出"希望可以""怎样才能更好"等理想和愿望,使原本的问题能聚合成焦点,再针对这些理想和

愿望提出达成的方法。优点列举法是一种逐一列出事物优点的方法，进而探求解决问题和改善的对策。缺点列举法是通过不断检讨事物的各种缺点及缺漏，再针对这些缺点一一提出解决问题和改善对策的方法。

护理工作中的人或事，是千姿百态、复杂多样的。作为一名护理部主任，发现护理工作中人和事的特点，包括优点和缺点，提出对人和事物的希望，并不是一件难的事情。这或许常常萦绕在主任们的脑海中。但如果能有意识地将列举当作一种创新思维的工具来应用，对护理管理创新来说则是事半功倍的事。下面是一个目标列举法的应用案例。

**管理案例**

### 目标列举法在小儿血液科的应用

儿科血液病患者及其家庭常面临巨大的压力：疾病的痛苦、高额的费用、治疗效果的不确定性、患儿不能享受正常的学校生活、家庭对未来的无助和绝望等。某医院小儿血液科科主任和护士长都在思考如何满足患者及家属的需要，把思考的结果罗列出来，发现大家都真心希望：①患儿住院期间能够像正常儿童一样享受学习；②患儿也能做游戏，得到快乐；③患儿家庭能够得到更多支持……在这些想法的驱动下，他们与志愿者组织取得联系，得到了积极响应，随后成立了全国第一所爱心病房学校。把学校设在医院病房，使患儿在接受治疗的同时能够继续学习、游戏，甚至参加全国性的比赛，如在医院举办“楚才杯”作文竞赛的专场。目前，爱心病房学校登记在册的志愿者已有数千人。这些爱心人士定期来到学校，给小朋友上课，讲故事，陪他们做游戏，还进行爱心捐助。不仅如此，医护人员也会组织各种活动，给患者以温暖。每年的六一儿童节，学校都进行主题活动，志愿者们带小朋友去公园、科技园、博物馆等参观，使患儿能享受正常儿童的乐趣；志愿者们还会给每位过生日的小朋友进行生日祝福。护理人员会对患儿进行学习需求和游戏需求的评估，这样志愿者来进行相关辅导活动时就会更个性化且更有针对性。每年在爱心病房学校周年纪念日的时候，还举行大型的活动，请家长讲述家庭齐心协力战胜疾病的故事，给更多的家庭以鼓励和希望。中央电视台、全国各大媒体及当地媒体多次报道了这一爱心病房学校。

这就是创新思维的生命力——想到就可以做到！

## 四、检核表提示法——明确问题，制订设想方案

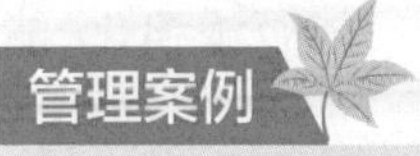

管理案例

**检核表提示法的实践——手术三方核查表的由来**

随着知识呈指数级别的增长，现代医学已然成为一个极度复杂的问题。每个医生每天要面对大量患者，每个患者病情千差万别，每个住院患者需要接受很多项治疗措施，而每个治疗措施又由很多步骤组成。所以医生在这种高压条件下，做的一系列治疗，很难做到不出现一点错误。

面对“如何降低不可原谅的‘无能之错’，提高医疗质量?”这个问题，阿图·葛文德发现在航空和建筑业都是通过清单来协调完成多步骤工作，避免出现“无能之错”。于是他将清单这个再普通不过的工具引入医疗工作中，设计了手术三方核查表，世界范围内选了 8 家医院实验，发现这个手术核查清单，让 4 000 名患者术后并发症发病率下降 36%，术后死亡率下降 47%。2009 年结果发表在新英格兰医学杂志。

创新活动离不开提问题，对每一种事物提出问题，是许多新事物新观点产生的开始，也是创新思维最基本的技法之一。爱因斯坦说：“提出一个问题比解决一个问题更重要。”发现不了问题是最大的问题。不会发现问题、不能发现问题，就谈不上解决问题。德鲁克也说过，最重要、最艰难的工作从来不是找到对的答案，而是问出正确的问题。检核表，就是围绕需要解决的问题或者创新的对象，把所有的问题罗列出来，然后一个个来讨论，以促进旧的思维框架的突破，引向创新设想。

### （一）奥斯本检核表

世界上第一张检核表是由美国的奥斯本设计的。奥斯本检核表引导主体在创造过程中对照九个方面的问题进行思考，以便启迪思路、开拓思维想象的空间、促进人们产生新设想、新方案。其基本做法是，首先选定一个需要改进的产品或方案，然后从以下九个方面提出问题：

1. 有无其他用途　方案保持不变能否扩大用途；稍加改变有无其他用途。

2. 能否借用现有事物　能否借用别的经验；能否模仿别的东西；过去有无类似的发明、创造、创新；现有成果能否引入其他创新性设想。

3. 能否改变　如：意义、颜色、声音、味道、式样、花色、品种，改变后效果如何。

4. 能否扩大现有事物　可否扩大应用范围；能否增加使用功能；能否添加零部件；能否扩大或增加高度、强度、寿命、价值。

5. 能否缩小现有事物　能否减少、缩小或省略某些部分；能否浓缩化；能否微型化；能否短点、轻点、压缩、分割、简略。

6. 能否代用现有事物　能否用其他材料、元件；能否用其他原理、方法、工艺；能否用其他结构、动力、设备。

7. 能否重新调整　能否调整已知布局；能否调整既定程序；能否调整日程计划；能否调整规格；能否调整因果关系。

8. 能否颠倒　能否从相反方向考虑；作用能否颠倒；位置（上下、正反）能否颠倒。

9. 能否组合现有事物　能否进行原理组合、方案组合、功能组合、形状组合、材料组合、部件组合。

根据以上思路，进行筛选和进一步思考、完善。

（二）"5W2H"提问法

"5W2H"提问法是美国陆军学校最早提出的一种创造技法，该法从7个方面进行设问以得到创造方案的方法。

1. What　是什么？——目的是什么？做什么工作？

2. How　怎么做？——如何提高效率？如何实施？方法怎样？

3. Why　为什么？——为什么要这么做？为什么造成这样的结果？

4. When　何时？——什么时间完成？什么时机最适宜？

5. Where　何处？——在哪里做？从哪里入手？

6. Who　谁？——由谁来承担？谁来完成？谁负责？

7. How Much　多少？——做到什么程度？数量如何？质量水平如何？费用如何？产出如何？

"5W2H"法中的7要素已包括任何一个事物所需要的要素，经过7个方面的提问，如果答案令人满意，则认为事物比较完善；若有一问的答复不令人满意，则意味着这方面还存在不足之处，就可以据此开展创造活动。该方法在品管圈活动中普遍应用。

管理者可以从检核表中选择几项进行提问，找到解决问题的方法。重要的是管理者要自己编制检核表。制订检核表的程序如下：①明确所要解决的问题。②收集与问题相关的各种资料和信息。③找到解决问题的一般思路和方法。④运用扩散思维、求异思维等提示可能的设想方案。⑤列出相关的检核表。

# 第三节　思维定式突破法则

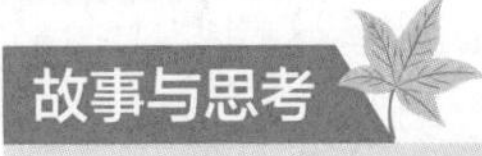

故事与思考

**霍布森选择**

300多年前英国伦敦的郊区，有一个人叫霍布森。他养了很多马，高马、矮马、花马、斑马、肥马、瘦马都有。他就对来的人说："你们挑我的马吧，可以选大的、小的、肥的，可以租马、可以买马，你们都可以选呢。"人家非常高兴去选马了，但是整个马圈旁边只有一个很小的门洞，你选再大的马也出不来的，它的门很小。后人就把这种现象叫作霍布森选择。

思考：你的思维模式里有霍布森这扇门吗？如果有，就要去突破。

在工作或生活中，我们每时每刻都会遇到各种信息。头脑对这些信息进行处理的时候，并不需要对每一条信息都停下来想一想"我该怎么办"，而是能够自动应答。就是自觉或不自觉地沿着以前所熟悉的方向和路径进行思考，这种熟悉的方向和路径就被称为思维定式(thinking set)。在环境不变的条件下，定式使我们能够应用已掌握的方法迅速解决问题。但在情境发生变化时，它则会束缚人们的思维，妨碍人们采用新的方法，不利于问题的解决。护理管理者要敢于突破这些思维定式。

## 一、传统定式及其突破

传统是历史上经过一代代选择、传承下来的，包括思想、道德、风俗、习惯、文艺、制度、作风等方面的共识。传统一旦形成定式则是非常危险的，因为人们往往会以"传统就是这样的""人们一直就是这样做的"，来妨碍自己甚至压制他人的创新。

护理工作中沉积下来大量的传统。发扬传统，光大护理事业，是护理管理者的职责所在。但并非所有的传统都要人们来继承发扬。随着时事的变迁，传统或许会显得不合时宜，会限制护理的发展，这时候传统就是需要人们来打破，不破不立。

护理管理者要有意识、自觉地**提高对传统观念、传统习惯等本质的认识**。护理管理者要用良好而开放的心态来看待传统，特别是与自己工作相关的传统，审视其对于护理发展的利弊。对于每一个创新课题或每一次创新活动，都自觉地想一想与其有关的传统观点、传统习惯有哪些，并分析这些传统观点和习惯是否具有科学性，与创新思想有无冲突。如果发现有冲突，就应该大胆抛弃或变革。另外，随时关注那些破除传统定式实现创新的事例，这样便于今后在创新中进行借鉴。

破除传统，创新思维和工作的例子在管理者工作中比比皆是。例如传统的门诊，都是患者为挂号、就诊、检查、取检查结果、找医生看检查结果、开处方、划价、取药等不停穿梭于各个窗口。但是为了患者的利益，传统是可以颠覆的，如下面的案例介绍。

**“互联网 +”——医疗健康的改革**

互联网医疗作为一种新型医疗健康服务业态，以互联网为载体，以医疗资源汇聚为手段，以医疗服务在线化、便捷化为特色，代表了医疗行业发展新方向。在刚性需求增多的情况下，互联网医疗实现规模化增长，并与大数据、人工智能等新一代信息技术深度融合，呈现出“智能 +”的新特征。据国家卫生健康委不完全统计，目前全国 7 700 余家二级以上医院建立起了预约诊疗制度，提供线上服务，建成互联网医院已经超过了 1 100 家。“互联网 + 医疗健康”在很多医疗机构逐步从“可选项”变成了“必选项”，成为医疗服务的重要组成部分。

服务融合与模式升级离不开相应的技术支持。某公司的互联网医院解决方案可依托各级医疗机构，打通院内业务系统和临床数据，实现院内院外为一体、线上线下相结合，集在线复诊、慢病续方、医保支付、药品配送和检查预约等服务于一体的互联网诊疗平台，将互联网医院建设成为实体医院信息化、互联网化的延伸和补充，并实现有机融合和高度的互联互通。

2020 年 3 月，北京某医院获批北京市互联网诊疗服务资质（此后为试点互联网医院）。此后在一家公司的技术支持下，该医院陆续开通了护理门诊线上咨询、诊前诊中诊后的互联网诊疗服务，以及互联网诊疗的医保支付。目前，该公司已为北京市、佛山市等多家医院提供了相关技术服务。

近年来，我国互联网护理市场规模总体呈逐年增长态势，行业处于初步规范发展阶段。这种时代科技的发展直接促进了护理模式的改革,护理模式的创新对我们护理行业发展也是一个大的机遇。

护理查房给人传统、经典的印象就是一群不同级别的护理人员围在患者床边,由管床护士汇报患者的情况,包括护理问题、护理措施等;然后高年资护士查看患者情况,向低年资护士进行提问、讲解护理要点及其原理等。某医院护理部主任在督导护理查房的过程中,发现护理人员在床边介绍患者的病情,患者神情疲惫,体力难以支持,且患者对医学专业术语一知半解,甚至产生焦虑、恐惧而增加压力。因此,护理部主任提出来,床边查房的时候,在床边进行的活动只限于同患者进行沟通,了解患者的生理、心理、社会等方面的情况,查看患者的身体状况;而有关患者护理问题及措施的介绍、患者诊断及治疗方案等均在远离患者的场所进行。

护理工作中的大量传统,是护理部主任需要去关注的。打破某些传统,积极创新,应该成为护理部主任工作的一个传统。

## 二、经验定式及其突破

经验是人在实践过程中通过与客观事物的相互作用所获得的主观体验、感受,是通过感官对个别事物的表面现象、外部联系的认识。这既包括成功的经验,也包括失败的教训。经验,无论是自己的还是他人的,都是宝贵的财富,对于护理部主任来讲是非常重要的资源。一位护理部主任如能顺利开展工作,不断取得成绩,人们常常会认为是因为这位主任经验丰富;反之,若一位主任工作中遇到很多障碍,不能很好地解决问题,可能主任自己也会归咎于经验缺乏。可见经验对护理管理者的重要性。经验可以通过自己的工作实践或主动虚心学习去获得。这样会使主任少走弯路,提高解决问题的速度和办事的效率。而且,创新思维需要大量的多方面的经验。一个人的技术知识、实践经验越丰富,越容易创新。经验定式则是指理解、处理问题时往往会不由自主地按照以往的经验去办的一种思维习惯,这是把经验绝对化、夸大化的表现,忽视了经验的相对性与绝对性。它限制人们去想象或联想,因而妨碍新思想、新技术的产生,这是有害的。因为个人的经验通常仅仅抓住了常见的现象,而忽略了少见的、偶然的情况。但是,在每一个具体的现实环境中,总会有大量平常很少见到的、偶然性的事物出现,如果我们仍然用以往的经验来处理,则不可避免地要产生偏差和失误。

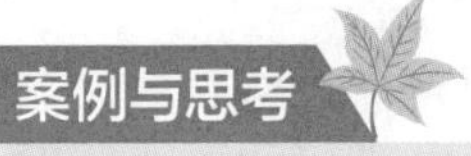


### 手腕带的产生

患者身份确认是指医务人员在医疗活动中对患者的身份进行查对、核实，以确保正确的治疗用于正确的患者的过程。患者身份的准确辨认是保证医疗护理安全的前提，正确的患者身份识别是医疗安全的保障。虽然传统的查对制度在防止医疗差错事故的发生中起着关键作用，但传统的确认方法尚不够完善，医疗护理服务过程中因对患者查对不准确，发生给错药、输错血甚至做错手术的事件仍屡见不鲜。

在临床工作中发生过一例安全事件，护士发药时，未认真执行规章制度，未认真执行“三查八对”。到患者床边进行操作时，只凭经验、凭印象呼叫患者姓名，患者应答后，就把药发给了患者，最终造成用错药而导致纠纷。经过这起安全事件，为了规范护理行为，提高护士识别隐患及预防缺陷的能力，降低护理缺陷频次，减少医疗意外，优化护理流程，我院护理部特制作了患者安全标识手腕带，率先开展患者佩戴腕带，落实身份核对制度，在临床应用中收到良好的效果。

思考：作为一名护理部主任，您在过去的工作中有类似凭着经验判断而失误的经历吗？

适当利用经验，保障工作的顺利开展，是必要的。克服经验定式，因地因时采用新的思路和方法，则能使工作取得更大成效。以临床实习教学管理中打破经验定式的事情为例。数十年前，某医院的护理实习教学对象主要是中专学生。该医院多年来重视教学工作，对实习学生采取一对一的教学形式，制订详细的轮转计划，教师非常负责，学生和学校都对教学给予好评。后来，学校有了高等卫生职业教育护理专业，高职学生要到医院实习。如何对高职学生进行带教呢？有人说，我们的中专学生实习做得这么好，直接把经验和方法运用到高职学生实习就行了。但是，有管理者提出，高职学生层次不一样，要求不一样，不能简单按过去的经验办事，而是要在吸纳中专学生护理教学好的经验的基础上，创新高职学生实习教学的新模式。于是，制订了以培养高职学生核心能力为框架的实习教学模式，既有一对一的带教，也有以学生分管患者的模式学习整体护理的模式；既培养学生的职业素质，也培养学生的管理能力、教学能力、关怀能力等，并采取相应的方法进行考核。学生受到了全方位的培训，各种能力大幅提升，所培养人才受到用人单位的高度好评，为高层次护理实习生的培养探索了一条有意义的道路。其模式受到多家医院的效仿。

## 三、权威定式及其突破

权威是有组织地群体社会活动的产物，是群体在相互协作、统一行动过程中通过总结经验教训所形成的为众人所信任、服从的势力。人们对权威怀有崇敬之情，这是可以理解的。护理部主任在工作中，面对着各种权威人士，如护理先驱、上级领导或专家等，他们对护理工作都是有较大影响的。护理部主任要通过树立自己的权威，使同行能够信任、接受自己的观点，使工作能够顺利开展。

权威定式是指处理一切问题都必须以权威作为判定是非唯一标准的思维习惯、程式。权威定式是对权威的夸大与崇拜、迷信与盲从，属于权威的泛化。权威定式是有害处的，是妨碍创新的大敌。管理者如果一味迷信权威们划定的禁区而不敢越雷池半步，或将权威们的理论视为不可逾越的顶峰而止步不前，是不可能进行创新的。

突破权威定式的方法有：**①要意识到，任何权威都只是相对的，都只是一定领域、某一阶段的权威，没有适用于一切时间、空间的绝对权威**。面对每一个具体情况，要充分考虑权威所说的话是否还适用。例如早期我国护理专家提出的分级护理制度中，由医生根据患者的病情开具确定护理等级的医嘱。现在很多专家认为这种做法不合适，应该由护士或医护共同根据患者的病情及日常生活自理能力开具医护嘱，甚至有的学者提出应取消分级护理。**②护理部主任处于较高的位置，应首先带头不要将权威泛化，也要反对他人将权威泛化**。主任要有宽阔的胸怀，允许同事或下属对事物有各自的看法，对自己的做法或观点提出不同的意见。同时，不要试图以某权威的说法来压制其他人的观点。**③尊重客观实际**。遇到问题时，不是以哪个权威说了算，而是要尊重客观实际。通过实践来检验哪些做法是可行的，哪些是不可行的。

**思考与借鉴**

### 你愿意让自己显得很傻吗？

你为什么不提问题？主要有两大障碍：①不想让自己显得很傻；②不想让别人觉得自己不合作或者唱反调。如何克服这两个障碍呢？一个创新者给出如下建议：“我提问题之前，总是会先说，我接下来要问一些傻乎乎的问题，搞清楚事情为什么是现在的样子。”他说，这样可以帮助他投石问路，看看是否可以问一些基本（看似很傻）的问题，或者是否可以质疑现状（同时又不会显得很不合作）。这里的问题看似“你愿意让自己显得很傻吗?”，而实际上，这背后有一个更有力的问题，那就是“你是否有足够的自尊自信，让你能够谦虚地提问?”有专家给出睿智的建议：“一旦你学会了提问题，能够提出切题的、合适的、有价值的问题，你就已经学会了学习，此后再也没有人能够阻止你学习任何你需要知道的知识。”

## 四、书本定式及其突破

书本是一种系统化、理论化的知识，是千百年来人的经验和体悟的结晶。书本是人类宝贵的精神财富。护理教材或专著及相关专业的书籍，是护理人才培养、护理学科发展的重要载体。了解书本知识，了解前人已有的科学技术，对于个人智慧的启迪、对于创新是有积极作用的。一个人掌握的知识越多，受到的刺激越多，视野越开阔，越容易产生新的想法，其创新思维的基础越扎实。广泛向各类书本学习，是每一位创新型主任必须做的事情。

书本定式则是指在思考问题时，不视实际情况，不加思考地盲目运用书本知识，一切从书本出发，以书本为纲的思维模式。可见，书本定式也是有害的，它妨碍或制约人们创新。人类历史中，受书本定式的束缚，严重影响创新思维，以致错过科学技术上重大发明的事例也有发生。1744 年，英国化学家普利斯特列本来在实验中已经得到氧气，能够使即将熄灭的蜡烛重新猛烈地燃烧，但是由于受当时占统治地位的燃素说的束缚，不仅没有发现氧气，反倒是削足适履地继续用燃素说去牵强附会地解释燃烧现象。

尽信书，则不如无书。这句话就是提醒人们不要迷信书本上的知识，否则会被之所误。因为书本上的知识也会过时，或者有其不完善的地方，也有随着时代的发展被淘汰的可能。原来某一段时间发挥作用的定理、原则等，可能过一段时间就不适用了，或者本身就有其不完善的地方。书本知识对人们是有益的，应该分析性地学习，批判性地继承。

书本是护理人员重要的学习和培训资料，如我国护理教材及专著为护理工作的开展、程序的规范、质量和安全的保障起到了非常重要的作用。但是实际工作中遇到的问题千变万化，又随时间推移不断演变，不能照搬书本做法。例如，为进一步加强医疗机构血管导管相关感染防控工作，国家卫生健康委修订并形成了《血管导管相关感染预防与控制指南（2021 版）》。时隔 11 年，相较于2010年版，修订了16处。可以看到，随着医疗水平的不断提高，随着研究领域的不断拓展，书本知识也在不断更新，要保持与时俱进的思想，大胆假设，小心求证，审慎操作，结合实际情况，灵活解决问题。

## 五、从众定式及其突破

人是群居动物，为了维持群体的稳定性，就必须要求群体内的个体保持某种程度的一致性，这种一致性首先表现在实践行为方面，其次表现在感情和态度方面，最终表现在价值观方面。从众思维即跟从大众大流，别人怎么做，我也怎么做；别人怎么想，我也怎么想。从众有一定的好处，因为采取多数人的看法、做法与态度，可以少冒甚至不冒风险、少犯甚至不犯错误，即使有了风险，犯了错误，在众人面前也不丢面子。同时，与多数人的观点保持一致，可以保持和谐，避免纷争，一旦出了问题，也可以法不责众。反之，一个人不随大流，往往会受到人们的排斥。

从众定式是指人没有或不敢坚持自己的主见，总是顺从多数人的意志。从众定式会扼杀创新。从众是一个平庸甚至落后的护理部主任才会有的习惯，作为一名有作为的护理部主任，必须敢于标新立异，敢于反潮流，敢于不合群。因为在科学技术真理的问题上，不能用表决方法实行少数服从多数的原则，真理有时候掌握在少数人手里。

**案例与思考**

**从众定式——来自群体的压力**

社会心理学家做过这样一个实验。他找来7位大学生在一起，请他们判断7张卡片上的线段长度。第一张卡片上画着一个“标准线段”。其余的每张卡片上面画着三个线段，其中只有一个线段A与标准线段长度相等，阿希要求大家找出其余卡片上的线段A，并且按照座位顺序说出自己的答案。其实，7位大学生中，只有倒数第二位学生是蒙在鼓里的受试者，其余六位事先已串通好，他们的答案保持一致。但三分之二都是错误的，以此来测试那位受试者在多大程度上不受周围人的影响，坚持自己的正确答案，实验结果有33%的受试者屈服于群体的压力而说出了错误的答案。

思考：作为医院护理管理的领头人，护理部主任是否也经常迫于环境压力，不敢表达自己内心独特的想法呢？

打破这种定式，需要有足够的证据，需要观察到以往未曾发觉的现象，需要做更深层次的思考。作为护理部主任，在决策时，适当采纳或表现出与其他人一致的想法是可以理解的。但**有时候真理也会在少数人手里**。作为管理者，要打破“江湖愈老，胆子愈小”的定式，要敢于说出自己的想法，说不定其他人也有这种想法，只是需要一个人先说出来而已。小说家费奥多·陀思妥耶夫斯基说：“迈出新的一步，讲出一句别人未说过的话，是人们感到最害怕的事。”护理部主任，要敢为天下先，要成为敢于说出那句别人没说出的话的人。

## 第四节　创新思维营养元素提供法则

创新思维是靠个人天赋，还是靠后天培育？有心理学家认为，创造性有两种，一种是“特殊才能的创造性（special talent creativity）”，这是跟天赋有关的具有显著个体差异的特性，如科学家、发明家、作家、艺术家等杰出人物的创造活动体现了这一点；另一种是“自我实现的创造性（self-actualizing creativity）”，这是每个人与生俱来的，是所有人的共同潜能，是指在开发人的可能性的意义上的创造性。创新思维的可培养性正基于此。例如，注射器从无到有的发明是特殊才能的创造性的体现，而胰岛素注射笔的出现则是在注射器的启发下以及现实需要的推动下的自我实现的创造性的体现。

创新思维并不是凭空产生的，也不是完全独立发展的，它与人的其他素养有着密切联系。创新思维的基础就是人的全面发展，它是从人的全面发展之中脱胎而出的智慧之果。每个人身上都有创新思维的种子，但要这颗种子生根发芽、开花结果，离不开肥沃土壤的滋养。人的全面发展就是创新思维赖以生存的土壤。

要带领护理团队创新，自己首先要做创新表率，那么护理部主任应该从哪些方面着手去培养自己的创新思维呢？我们来看看，作为护理部主任，要让创新思维的种子在自己的工作中茁壮成长，需要为它提供哪些营养元素。

### 一、创新思维的营养元素之——人格特征

人格特征属于人素质要素中的潜能部分，比较稳定，难以察觉和感知，对其他某些显性素质如思维特征、知识等的发展具有动力、定向、支持、强化等一系列相互联系的作用。创新者有什么样的人格特征呢？有学者对以创新实践为主要业务活动的人群进行了研究，认为以下八个方面应为各类创新型人才的共同人格特征：**①高自我实现的需要（高成就动机）；②广泛而稳定持久的兴**

**趣（志趣）；③勤奋，有责任心；④积极的情感，高度的情绪自控力；⑤强烈的好奇心和求知欲；⑥有竞争意识与危机感；⑦自信心强，坚韧有毅力；⑧有勇气，果断，敢于冒险**。

人格特征是和遗传密切相关的因素，但也受到后天调整和修正的影响。护理部主任要客观、科学地认识自己，找到自己性格中积极的一面和不足的一面，不断修炼，不断调整，不断健全自己的人格。坚强的意志和坚持不懈的精神是处于护理部主任这个位置所必须具备的。因为创新是一个艰辛的过程，会遇到各种困难、挫折甚至失败。创新犹如分娩，必须经过阵痛才能产生。某公司创始人说过，“创新就是要勇闯死胡同。不闯死胡同，就无法创新。但有的时候，走到一条胡同的末端，眼前就会豁然开朗，出现了一片广阔的天地。这一瞬间，之前走过的冤枉路都值得了。”正所谓“山重水复疑无路，柳暗花明又一村。”

人格特征作为创新的动力系统，具体就表现在个人的高自我实现需要和广泛持久的兴趣。这需要护理部主任视工作为事业而不仅仅是职业。唯有视工作为事业，护理部主任才会有强烈的责任感和使命感，才能不断自我驱动，才会有危机意识，继而产生不断改进也就是创新的欲望。

另外，还表现在护理管理者有效的洞察力，富有洞察力的护理管理者最显著的特点在于他们的信息来源。护理信息来源途径多种多样，而且信息结构简单，传递迅捷，让高层决策者们及时掌握国际护理医疗一线信息，有益于创意的产生和决策。当然，这种信息的传递是在制度保障下的长时间持续。主动、富有预见性的、涉猎广泛的医院将获得更多的创新机会。

最后，持续地进行管理创新。真正的成功者绝非仅进行一两次的管理创新。相反，他们是持续的管理创新者。护理管理者应该尽可能地在组织内部广泛而迅捷地传递、分发信息。建立起信息共享、共同成长的获益理念，用加深意识、建立认同感和不断质疑原先假设的方式来辅助、加强与护理人员及外部合作伙伴的直接沟通，充分地洞察患者的需求，并在此基础上进行创新。

在呼吸系统疾病大流行期间，某医院护理管理者到发热门诊检查、指导及参与护理时，发现一名安静坐着、貌似家属的男士脸色有些发白。给其测血氧饱和度，发现只有71%，就立即喊来护士长等同事给患者吸氧、建立静脉通道、进行心电监护。请医生查看患者情况，迅速将患者转到留观室继续治疗；患者确诊后住院得到及时救治，顺利出院。该管理者敏锐地意识到患者的异常，并让同事对患者血氧饱和度进行监测。早期发现、及早干预对治疗低血氧饱和度极其重要，因为有些患者虽然血氧饱和度已经很低了，但并没有呼吸困难等不舒适(即沉默性低氧血症)。如果未被及时发现,就会耽误宝贵的救治机会,大大增加救治难度。管理者同发热门诊护士长一道,制订了发热门诊患者血氧饱和度筛查、监测及低血氧饱和度患者的干预等方案并实施,将第一道救人关口设在发热门诊。根据此方案,为患者规范监测血氧饱和度,血氧饱和度低者立即给予氧气吸入,患者边吸氧,边候诊;更低血氧饱和度的患者安排立即就诊或就地抢救。此举,得到了焦虑恐惧中的患者及家属的高度好评。某方舱医院首次收治患者,护理部主任也为开舱调配了氧气瓶等重要设备,并同护理组长、总护士长等一起在舱内指挥并参与收治,曾连续 14 小时在舱内污染区工作,特别注重患者血氧饱和度的监测与管理,以及危重情况的处置。保证了一夜对 684 名患者的安全收治。相关经验通过网络课程、论文等与国内外同行进行分享。

## 二、创新思维的营养元素之——学习能力

问渠哪得清如许?为有源头活水来。知识是创新的源泉。创新是根据一定目的,运用一切已知信息,产生出某种新颖、独特、有社会或个人价值的产品的智力品质。任何创新都是在现有事物的基础上改变、发展而成的。扎实的专业基础知识和渊博的知识面是创新人才的最关键能力,创新的多少与创新人员的知识面成正比。掌控的知识面越广,思考问题的路径越多,触类旁通,举一反三,创新想法产生的概率越大。

精、广、博知识的掌握需要原有知识的不断更新,这在客观上要求创新人才持续不断地学习。孔子所言“学而不思则罔,思而不学则殆”也很好地说明了思维和学习的联系。在知识经济时代,知识和技术的更新速度非常快,这种日新月异的更替要求创新人才能够紧随所在专业领域的变化俱进,甚至成为该领域变革的领导者。所以,各种知识的储备是创新人才能够在某个领域生存的基础,持续不断的学习能力是创新人才成长的基石。

护理部主任既要管业务,又要理人事,所以既要精通专业知识,也要熟谙管理、心理及人文知识。以竞争战略及合作模式创新是核心的管理创新趋势,由人才竞争转向知识管理、创新人才两极竞争。人才竞争更多的是理念性的诉求,但现在开始转向务实的知识管理和创新人才竞争。知识管理是对现有和潜在知识的获取、存储、学习、共享使用和创新的管理过程。通过知识管理,可以降低成本、提高效率,提高组织成员的素质和能力,从而提高组织的持续发展能力和护理核心竞争力,让组织拥有更高层次上的竞争力。护理部主任的经验和知识越丰富,看待问题就会越广泛、越深刻;如果不具备丰富的经验

和知识，则分析问题就会比较浅薄，也不容易找到问题的不利因素，对其他人所提出的建议就不能做出正确的判断，甚至会发生良好的建议被埋没在管理者的无知之中的现象，从而无法充分地发挥每一位护士的创新能力。所以，护理部主任要做护士团队学习的榜样，同时，为每一位同仁提供、创造学习的机会。护理部主任要营造相互学习、共同进步的组织文化，这种文化有利于团体创造力的培养，创新人才的优势互补，形成团队精神，激发创新灵感与积极性。

为了加速决策的进程，护理部主任在对创新项目进行论证时，并不需要像传统项目一样，每个细节都要详细证明是可行的。在创新项目的决策中，主要是要了解什么是竞争所最需要的，在行业及组织发展的每一个阶段都要确立一套明确的标准行动指南，明确在不同阶段的关键竞争因素，从而加快创新的决策程序。

护理部主任可以通过理解成因、预期潜在的问题以及培养快速反应的能力来降低风险。通过护理专家群在一套严格的审查流程中对战略和执行进行研讨。充分地讨论创新项目可能存在的潜在风险，并通过开发和运用解决问题的技术来降低风险。一旦作出决策，则必须以最有效的方法进行执行。通过监控运营系统，组织对信息和行动进行管理，尽可能缩短在每一个步骤上花的时间。

## 三、创新思维的营养元素之——信息素养

信息素养是随着信息化社会的发展而产生的一个全新概念。具有信息素养的人是指：能在信息需求的基础上系统阐述问题；具有识别潜在信息的能力；能制订成功的检索策略；能利用计算机为基础的信息技术或其他技术检索信息源；具有评价信息的能力；能对信息进行组织并运用到实际中；具有将新信息结合到已有知识体系的能力；能采用创造性的思维，利用信息解决实际问题。当代科学发展的一个明显趋势是知识爆炸现象加剧和知识老化速度加快。如果一个人缺乏基本的信息素养，那他将被淹没在信息的海洋之中。护理部主任要发挥创新引领作用，要想在信息社会适应信息冲击，必须具备良好的信息选择与吸收能力，否则就跟不上时代的发展要求。

创新的目的不仅是要改变现存的错误和不利因素，而且还要满足社会发展所出现的新需求。要做到这一点，就必须时刻掌握目标领域的新动态。信息对于人的创新意识来说是一个必需的外在条件，如果创新的结果没有适应的生存环境，那么这个创新就是没有意义的。所以，多方面地了解信息既能够激发人们的创新意识和灵感，又能够判断创新所产生的结果的价值。这一点

对于护理科研来说尤为重要，因为科研活动本身就是创新实践的最集中体现。创新思维需要科研作为支撑，例如通过调研获得相关数据资料，用数据说话，说明创新的必要性，设立创新可达到的目标；通过数据检测创新管理的效果及需要改进的地方；通过论文发表，传播创新思维实践的经验和成果。在这些过程中，随时要保证信息的时效性，也就是使用的数据是最新的，而要获得最新的信息，信息素养的培养必不可少。

国内真正具有应用集成示范效果的组织为数不多，但大多数护理部主任认为，应用集成是信息管理的主流方向，且侧重于以下几方面：理念方面，面向护理管理需求，解决集成与随需应变、领域专业应用与全面集成的矛盾，在分步应用与全面集成之间找到平衡；应用实施方面，主要是实现数据层面的集成，实现信息共享、消灭信息孤岛，部分信息管理先进的组织可能实现系统应用集成，使不同应用系统之间能够相互调用信息，但最理想层次的业务流程集成，即通过流程把所有应用、数据管理起来，使之贯穿于众多应用系统、数据、用户和合作伙伴。但由于大多数组织缺乏相当的管理基础，这一层次的集成很难实现。

除此之外，通过对信息的掌握，能够启发管理者的创新思维；通过对信息的利用，管理者能够整合最好的创新模式。因此，作为护理部主任，必须具备良好的信息素养。

## 四、创新思维的营养元素之——社会能力

创新思维要最终转化为现实成果才能体现其价值和作用。实现创新思维的可能性可称为社会能力，包括个人的实践能力、合作与沟通能力以及应变能力。

创新离不开实践。实践在创新思维中之所以重要，与下列原因有关。第一，人类的思维能力产生于实践。第二，人类的思维能力随着实践的发展而提高。第三，创造性思维的成果要在实践中接受检验。实践中才能发现问题，才能得到解决问题的灵感。一位以创新为己任的护理部主任必须勤于实践，勇于实践，善于实践。一些医院护理部主任采用以职责分工，或者以片区包干的形式分工，保持与临床的密切接触，深入临床实践，发现问题，解决问题。这样创新灵感源源不断，也会在临床中产生很多很好的想法来解决问题。

不同专业、不同特长、不同层次群体间的有效组织及相互协调，是产生创新力的源泉。有关学者对诺贝尔奖开设最初 25 年获奖者的工作方式进行了全面地分析，发现近 41% 的获奖者是通过同他人合作而得奖；到 1972 年，79%

的获奖者通过合作而获奖。由此看来,团队精神和合作能力是创新型人才不可缺少的条件。护理部主任要善于在领域内、行业内同其他单位、部门合作;也要大力倡导护士之间的沟通和合作,这样才能在接触和交流中产生更多创新的火花。

创新能力本身也是一种应变能力,没有应变能力就不会产生创新思维。因此,护理部主任应具备良好的应变能力,并针对环境的变化不断进行创新,伺机改进不适应要求的部分,避免护理管理理念、模式、方法或技术的落后。

以下是某医院护理部关于医院护理人文关怀的案例:

护理人文关怀需要规范化管理来推动,构建护理人文关怀规范化管理系统是当前医院护理人文关怀发展的方向。该院护理部认为规范化管理应关注如何在护理专业技术中体现人文关怀,用关怀弥补其物化性,弘扬护理技术的道德性和人文性,更好地造福患者。

该院护理部在各级领导全力支持和带领下,逐步在全院采取护理人文关怀规范化管理系列措施。①建立护理人文关怀管理组织体系。②实施全体护理人员人文关怀培训,设置不同层级护理人员人文关怀培训课程,采用叙事护理、角色扮演等方法进行培训。③进行病区护理人文关怀规范化实践:营造浓厚的病区关怀氛围;各专科调查分析患者人文关怀需求,制订具有专科特色的人文关怀措施并实施;制订落实护理人文关怀标准和制度,在专家指导及借鉴国内外经验的基础上,组织制订各级护理人员人文关怀职责、关怀礼仪、关怀流程,修订关怀满意度评价表、各专科心理护理常规、护理人文关怀标准、护理人文关怀管理制度、护理人文关怀质量评价标准。④督导护理人文关怀规范化质量改进,将人文关怀护理纳入常规质量管理活动。护理部开展护理人文关怀工作多方面的督导和评价;每季度进行人文关怀质量督导,每年度进行患者满意度、患者关怀满意度评价等,每年度进行人文关怀培训与考核落实情况的督导;护士长每月实施人文关怀护理查房、关怀护理质量评价等。⑤对督导评价结果进行反馈,针对出现的问题,进行原因分析并改进。鼓励开展护理人文关怀科研与交流,鼓励各科室申报课题,进行不同科室护理人文关怀科研,将成果应用于护理人文关怀培训、实践及管理过程中,促进其规范化管理进程。倡导开展人文关怀品管圈及 PDCA 项目等,应用其他管理方法完善护理人文关怀管理。通过组织国家级继续教育班、参加国内外学术会议、撰写论文与著作、设计徽章等方式,与国内外医院及学者进行护理人文关怀规范化管理的交流及推广。患者对护理服务满意度及对护理人文关怀满意度评价逐年提高。

## 第五节　护理团队创新法则

作为护理部主任，当你的护士长向你讲述，她所在科室新进了一名本科生或是硕士，期望他们能将本科室的护理研究带动起来。但两年过去了，这名身负重望的新进人员似乎没有什么护理研究的动向，护士长对之深感失望。对此问题，你应该如何解答？我们是否应该将创新的职责和任务明确指定给某些人？只要护理部主任或是其他管理者具有创新意识和创新思维就够了吗？

护理部主任在管理工作中不断创新非常重要，但仅仅护理部主任或护理部层面开展创新，显然是不够的。护理队伍人员多，护理工作内容繁杂，其涉及的方方面面都需要广大护理人员不断去发现问题，去改变现状，实现管理创新、理论创新、技术创新等。“一花独放不是春，万紫千红春满园。”护理队伍在团队水平上不断创新，组织才会激发出最大的活力，才会取得更大的成效。护理部主任有责任带领团队创新。

### 一、形成创新文化——营造团队创新氛围

目前，医学科学技术飞速发展，与之相比，护理事业的发展无论从速度、深度还是广度上明显滞后。创新是改变护理事业落后的必然要求和基本要求，21 世纪将是以知识经济占主导地位的世纪，从护理业务到管理，从护理知识的传播、应用到护理技术的革新、发展，处处都存在着创新机遇。创新是护理技术开发，管理水平提高的迫切需要，随着护理事业的发展，技术上、管理上的新问题应运而生。因此，在护理组织目标上，一定要进一步开拓思维，超前发展，形成竞争与合作的理念，有意识地进行管理创新。很多医院建立了研发实验室，或是为某些个人指定了明确的创新职责。要成为一个管理创新者，第一步须向整个组织宣扬其观念，创造一种怀疑问题、解决问题的护理文化环境。当面临挑战时，管理者应当鼓励员工寻求途径解决问题而非选择逃避。

护理部主任要在各种场合、利用多种形式宣传创新思维及创新活动对护理事业发展的重要性。让护理人员意识到创新思维及实践与医院护理发展、与岗位工作、与个人发展密切相关。护理部主任带头创新，做创新的典范；及时向护理同仁介绍、分享创新的方法，发布创新的结果，形成创新重要、创新光荣、创新有奖的氛围。最为重要的是，树立“创新是所有人的职责”的宗旨，并保证这一职责的落实。

**如何让员工以创新为己任**

有人调查了世界上创新能力最强的公司,发现在以下情况下,“创新是所有人的职责”这一宗旨会在组织中产生更大的动力,也会更为明确。

1. 最高层领导人会积极地创新,并且每个员工都见证或亲耳听说了其创新的事迹。

2. 所有的员工都会真真切切地获得时间和资源,形成创新的想法。

3. 在评估个人业绩时,创新是一个明确的、持续不变的衡量标准。

4. 公司会将至少 25% 的人力和资金资源用于维护创新平台或突破性创新项目。

5. 公司将创新、创造力和好奇心列为核心价值,且言出必行。

护理部主任要鼓励质疑、欢迎批判、允许失败并勇于承担责任。护理事业在很多方面之所以裹足不前,很大程度是因为我们的思维过于因循守旧。质疑和批判是创新的起点,创新思维要转化为成果就必须要尝试,尝试就有失败的风险。某公司遵循的一贯原则就是把失败视为最重要的产品。当某个团队的研发项目在实践中遭遇惨败后,该公司管理者不但没有批评,还组织了一个庆祝仪式,将此错误定性为一个良好的尝试。

领导者一方面要积极营造创新的氛围,另一方面要避免犯一些错误,以防扼杀创新。这些错误包括一味批评、忽视集体讨论、工作过度、因不在计划之列而草率拒绝、推卸责任、错误的奖励、把创新职责交由某个职能部门承担、缺乏培训等。

## 二、建立创新机制——为团队创新提供保障

一个好的机制便于创新活动的顺利开展和取得成效,达到预期的目标。某公司构建了一种遵循无边界原则的创新体系。该公司通过一个“3I 计划”来收集所有部门员工的创新建议,并为提出建议的员工颁发奖金。3 个 I 分别代表点子(ideas)、激情(impulses)和积极性(initiatives)。该计划的目标是让每个员工不断挖掘自身的潜能,其成效非常显著。每年度,员工提出的金点子超过 10 万个,当中有 85% 得到采纳并得到嘉奖。有些医院护理部开展金点子活动,并对提出金点子的人进行奖励,这就是一种好的机制。

护理部主任要将对创新的重视转化为制度并固定下来。设立创新基金和

创新项目，支持创新团队，制订表彰创新成果和人才的方案。护理管理层还应该为创新项目成员减轻工作负担，提供时间上的方便，否则，创新实践将成为一纸空谈。

护理部应将创新活动纳入年度工作计划及日常管理工作中。创新活动各级人员要制订创新计划并实施。护理管理者要将创新的实施及目标达成的情况作为考核管理者的一个重要内容，还要定期了解创新活动的进展，给予必要的支持、指导和帮助。将创新形成常态工作。当然，这种工作的方式方法最好具有新意。

## 三、培养创新型人才——形成团队创新的核心

创新思维的主体是创新型人才。护理队伍中有创新潜力者大有人在，但需要培养和挖掘，继而对不同类别或层级的人才进行相应的培训。医院护理部要积极选派管理者和骨干到国外进修学习，开阔视野，启迪思维；组织人员参加各种学术会议，学习他人的经验，并从中受到启发；组织不同背景、不同科室的人员一起活动，增加思想交流碰撞的机会；对护理人员进行创新思维等内容的培训，培养创新意识；开展创新活动，培养护理人员的创新实践能力；设立创新基金，支持创新团队，表彰创新成果，激励创新型人才成长。

同时，要进一步推动护理管理创新，就必须加强护理专家队伍的建设，培养一批主导管理创新的护理专家人才。我们可以借鉴其他国家的先进经验，结合我国的具体国情，在责、权、利三者一致的前提下，通过完善组织经营者激励与约束机制，建立起一套科学公正的考核体系，使组织经营者的自身利益与经济效益直接挂钩。要进行护理人事制度改革，更多地引进竞争机制，建立起护理人才市场，使这一生产要素通过市场形成合理地配置。同时，国家有关部门也要采取相应措施，建立起护理专家人才交流市场和继续教育培训机制，以促进我国护理人才的职业化。

## 四、开展创新项目——为团队创新提供平台

有计划、有目的地开展创新项目或活动是实现团队创新、多出成果的重要途径。创新项目可以是自下而上的护士关于自己工作创意的表述申报，也可以是管理层根据不同时期的工作重点自上而下地将实际问题抛出而招标解决方案。

例如，某医院护理部为了激发护理人员的创新意识和行为，设立了创新项目，包括模式创新、技术创新、知识创新、形象创新、方法创新和媒体创新等。

组织专家对项目从创新性、科学性和可行性等方面进行评价，对于设计合理的项目给予经费支持，让护理人员广泛参与创新。

又如，为了加强护理安全管理，开展护理安全月活动，发动全体护理人员查找安全隐患，呈报安全事件，征集安全管理中的新方法和举措，并对有价值、实用性强的措施给予采纳。事实证明，护理人员的创新潜力是巨大的。很多有价值的观点被采纳，改进了护理安全管理。

护理部主任可以构建纵横交错的网络化管理，将更多的创意纳入组织中，为自己所用；组织追求更高目标的强有力的团队文化，更富有激情和创意；在组织内实现充分的信息和资源共享，例如医院肿瘤中心 ICU 科室技术指导方向在本部 ICU 进行纵向管理，人力资源、安全管理、日常行政管理在肿瘤中心进行横向管理，部分科室执行一体化管理。一个管理完善的矩阵组织，可以是一个兼顾知识更新与项目进展速度的完美组织，为团队创新提供平台。

思考是每位护理部主任的重要工作任务，创新思维是创新管理的基础。人类的进步和护理事业的推动都是创新思维和管理的结果。面临护理发展的黄金时期，面临重要的历史使命，每位护理部主任都要将创新思维融入自己的管理灵魂，将创新纳入自己的工作。尝试并逐步熟练采用创新思维的一些方法，如头脑风暴法、移植法等，在管理理念、护理模式、质量与安全管理、人力资源管理、专科发展管理等方面不断创新，护理部主任就能不断迈向前进。当然，创新中需要克服思维定式如经验定式、权威定式、书本定式等的影响。最后，护理部主任要让团队都来创新，强化“创新是所有人的职责”的意识，营造创新的氛围，这样会使工作取得更大成效。

（刘义兰）

## 护理管理者创新能力自测

美国心理学家发明和设计的创新能力自测题。

1. 我不做盲目的事，也就是我总是有的放矢，用正确的步骤来解决每一个具体问题

A. 同意　　B. 不清楚　　C. 不同意

2. 我认为，只提出问题而不思考答案，无疑是浪费时间

A. 同意　　B. 不清楚　　C. 不同意

3. 无论什么事情，要我产生兴趣，总比别人困难

A. 同意　　B. 不清楚　　C. 不同意

4. 我认为，合乎逻辑的、循序渐进的方法，是解决问题的最好方法

A. 同意　　B. 不清楚　　C. 不同意

5. 有时，我在小组里发表的意见，似乎使一些人感到厌烦

A. 同意　　B. 不清楚　　C. 不同意

6. 我花费大量时间来考虑别人是怎样看待我的

A. 同意　　B. 不清楚　　C. 不同意

7. 做自认为是正确的事情，比力求博得别人的赞同要重要得多

A. 同意　　B. 不清楚　　C. 不同意

8. 我不尊重那些做事似乎没有把握的人

A. 同意　　B. 不清楚　　C. 不同意

9. 我需要的刺激和兴趣比别人多

A. 同意　　B. 不清楚　　C. 不同意

10. 我知道如何在考验面前，保持自己的内心镇静

A. 同意　　B. 不清楚　　C. 不同意

11. 我能坚持很长一段时间解决难题

A. 同意　　B. 不清楚　　C. 不同意

12. 有时我对事情过于热心

A. 同意　　B. 不清楚　　C. 不同意

13. 在无事可做时，我倒常常想出好主意

A. 同意　　B. 不清楚　　C. 不同意

14. 在解决问题时，我常常单凭直觉来判断“正确”或“错误”

A. 同意　　B. 不清楚　　C. 不同意

15. 在解决问题时，我分析问题较快，而综合所收集的资料较慢

A. 同意　　B. 不清楚　　C. 不同意

16. 有时我打破常规去做我原来并未想到要做的事

A. 同意　　B. 不清楚　　C. 不同意

17. 我有收藏癖

A. 同意　　B. 不清楚　　C. 不同意

18. 幻想促进了我许多重要计划的提出

A. 同意　　B. 不清楚　　C. 不同意

19. 我喜欢客观而又理性的人

A. 同意　　B. 不清楚　　C. 不同意

20. 如果要我在本职工作之外的两种职业中选择一种,我宁愿当一个实际工作者,而不当探索者

A. 同意　　B. 不清楚　　C. 不同意

21. 我能与自己的同事或同行们很好地相处

A. 同意　　B. 不清楚　　C. 不同意

22. 我有较高的审美水平

A. 同意　　B. 不清楚　　C. 不同意

23. 在我的一生中,我一直在追求名利和地位

A. 同意　　B. 不清楚　　C. 不同意

24. 我喜欢坚信自己的结论的人

A. 同意　　B. 不清楚　　C. 不同意

25. 灵感与获得成功无关

A. 同意　　B. 不清楚　　C. 不同意

26. 争论时,使我感到最高兴的是,原来与我观点不一的人变成了我的朋友

A. 同意　　B. 不清楚　　C. 不同意

27. 我更大的兴趣在于提出新的建议,而不在于设法说服别人接受这些建议

A. 同意　　B. 不清楚　　C. 不同意

28. 我乐意独自一人整天"深思熟虑"

A. 同意　　B. 不清楚　　C. 不同意

29. 我往往避免做那种使我感到效率低下的工作

A. 同意　　B. 不清楚　　C. 不同意

30. 在评价资料时,我觉得资料的来源比其内容更为重要

A. 同意　　B. 不清楚　　C. 不同意

31. 我不满意那些不确定和不可预言的事

A. 同意　　B. 不清楚　　C. 不同意

32. 我喜欢一门心思苦干的人

A. 同意　　B. 不清楚　　C. 不同意

33. 一个人的自尊比得到他人敬慕更为重要

A. 同意　　B. 不清楚　　C. 不同意

34. 我觉得那些力求完美的人是不明智的

A. 同意　　B. 不清楚　　C. 不同意

35. 我宁愿和大家一起努力工作,而不愿意单独工作

A. 同意　　B. 不清楚　　C. 不同意

36. 我喜欢那种对别人产生影响的工作

A. 同意　　B. 不清楚　　C. 不同意

37. 在生活中,我经常碰到不能用“正确”或“错误”来加以判断的问题

A. 同意　　B. 不清楚　　C. 不同意

38. 对我来说,“各得其所”“各在其位”是很重要的

A. 同意　　B. 不清楚　　C. 不同意

39. 那些使用古怪和不常用的词语的作家,纯粹是为了炫耀自己

A. 同意　　B. 不清楚　　C. 不同意

40. 许多人之所以感到苦恼,是因为他们看事情太认真了

A. 同意　　B. 不清楚　　C. 不同意

41. 即使遭到不幸、挫折和反对,我仍然能对工作保持原来的精神状态和热情

A. 同意　　B. 不清楚　　C. 不同意

42. 想入非非的人是不切实际的

A. 同意　　B. 不清楚　　C. 不同意

43. 我对“我不知道的事”比“我知道的事”印象更深刻

A. 同意　　B. 不清楚　　C. 不同意

44. 我对“这可能是什么”比“这是什么”更感兴趣

A. 同意　　B. 不清楚　　C. 不同意

45. 我经常为自己在无意之中说话伤人而闷闷不乐

A. 同意　　B. 不清楚　　C. 不同意

46. 纵使没有回报,我也乐意为新颖的想法而花费大量时间

A. 同意　　B. 不清楚　　C. 不同意

47. 我认为,“出主意没什么了不起”这种说法是中肯的

A. 同意　　B. 不清楚　　C. 不同意

48. 我不喜欢提出那种显得无知的问题

A. 同意　　B. 不清楚　　C. 不同意

49. 一旦任务在肩,即使受到挫折,我也要坚决完成

A. 同意　　B. 不清楚　　C. 不同意

50. 从下面描述人物性格的形容词中,挑选出 10 个你认为最能说明你性格的词

精神饱满的　　有说服力的　　实事求是的　　虚心的

观察力敏锐的　　谨慎的　　束手束脚的　　足智多谋的

自高自大的　　有主见的　　有献身精神的　　有独创性的

性急的　　高效的　　乐意助人的　　坚强的

老练的　　有克制力的　　热情的　　时髦的

自信的　　不屈不挠的　　有远见的　　机灵的

好奇的　　有组织力的　　铁石心肠的　　思路清晰的

脾气温顺的　　可预言的　　拘泥形式的　　不拘礼节的

有理解力的　　有朝气的　　严于律己的　　精干的

讲实惠的　　嗅觉灵敏的　　无畏的　　严格的

一丝不苟的　　谦逊的　　复杂的　　漫不经心的

柔顺的　　创新的　　实干的　　泰然自若的

渴求知识的　　好交际的　　善良的　　孤独的

不满足的　　易动感情的

**自测结果说明见附录三。**

# 第四章

# 压力舒缓法则

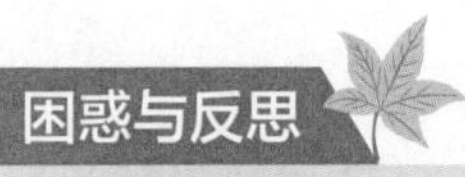

**陷入疲惫的“深渊”找不到“出口”**

丽雅,34岁,是一所三级甲等医院的80后护理部主任。担任了两年护理部主任的她无奈地说:“自从被任命为护理部主任后,我真正体会了‘压力山大’的真正含义。每天,我早上七点之前便出发来医院上班,晚上常常是披星戴月才返回,有时甚至连续几天根本没有机会和8岁的儿子说话,原因是自己出门时儿子尚未醒,而等到晚上返家时儿子已睡着。”家里人常半开玩笑半认真地说:“我们家的丽雅现在和‘国家总理’一样是日理万机呀,自从当上主任后,就没见正点下班回过家,周末也常是电话不断地遥控处理着医院的事,‘家’成了睡觉的客栈或临时办公室。”

可是,即便丽雅如此全身心、拼尽全力地工作,但工作状况并未见明显改善。每天等待丽雅的问题、矛盾、工作等依然络绎不绝。现在,丽雅感到自己身心很疲惫,似乎掉进了“事物的深渊”中,找不到“光明的出口”。

丽雅的困惑是因为自己长期身陷“事物的泥沼”中无法解脱而造成的生理、心理的疲惫,这说明丽雅正遭受着一种慢性压力的折磨,需要采用一系列压力舒缓的方法,及时清除其积存于心理的压力、垃圾,方能维护心身健康。现在,让我们一起来掌握下面这些压力舒缓的法则吧。

## 第一节 压力识别法则

护理管理者是护理工作的领头羊,是护理队伍的核心人物。护理部主任纷繁复杂的工作角色与责任，使得他们常常承受着多方面的压力，并如影随形地伴随其工作、生活，且处于周而复始地不断循环中。加拿大著名内分泌专家汉斯·赛利（Hans Selye）博士说："我不能也不应该消灭我的压力，而仅可以教会自己去享受它。"但真正要做到"享受压力"则需要我们更深地认识、管理压力。人生就是在不断地解决压力的过程中，形成独特的自己！管理或缓解压力的第一步则是认识、识别压力。

## 一、护理部主任压力源类型

护理部主任是医院管理的重要人员，在护理管理及学科发展中扮演多重角色。作为医院护理团队的领头人，常面临事物错综复杂、矛盾问题突出集中、人际关系交错盘结的风口浪尖。因此其压力巨大，压力源类型与普通护士具有明显区别。

有学者对护理部主任的压力源、工作倦怠、性格特征及心理健康进行了专门调查及研究，其结果显示护理部主任的压力源类型主要为：工作压力、家庭冲突和人际关系处理方面。

1. 工作压力源

（1）职业地位：护理工作的社会地位低，缺乏社会及其他卫生人员的理解、尊重，承担的责任大，但自主决定、决策权力小，责权不对等给护理部主任工作增加了压力及难度。

（2）工作内容、职责：护理部主任工作内容繁多，包括护理安全、质量控制及持续改进、人力资源调配、培训，护理教学、护理科研及学科发展、与临床科室及其他职能部门的沟通、护理纠纷及护理人员内部矛盾的处理等，工作琐碎、重复，常需要加班加点完成。特别是突发、应急事件或者是较大的护理不良安全事件发生时护理部主任需要第一时间到场应对、处理，这些构成了其工作压力的主要方面。

（3）上级领导或部门所带来的压力：护理部主任除了本院职责范围内的工作外，还要承担上级领导、上级部门分派的其他任务，分散及占据了自己部分的工作精力及时间。同时，担心工作结果的好坏影响上级对自己的信任及看法也加重了护理部主任的心理压力。

（4）频繁检查、会议带来的压力：近年来，各级卫生行政部门组织的综合质量检查、专项检查不少，且大部分与护理相关，如医疗质量万里行、等级医院评审复审、院内感染控制、平安医院检查以及省、市等各级卫生行政部门的其他检查给护理管理人员带来了较大压力。同时，各级部门的检查标准也未统一,从而造成了为了检查而准备大量资料、被动地进行应付管理而事倍功半的情况。同时,有些会议与护理部主任自身工作关系密切性不大,却因要求出席而不得不被动出席。

(5)职业生涯发展的压力:医院给予护理部主任继续升迁及继续深造的机会较少,个人职业的继续发展受到限制,但是护理专业的持续快速发展却是必然的,因此导致了个人进步能否做到与时俱进成为护理部主任个人成长的压力。

(6)工作成绩结果、各类排名所带来的压力:作为护理队伍的领头人,通常面临着各项工作成绩的评比、排名或者是各种竞赛活动,排名落后将面临着领导的追责、同行的轻视及群众的讽刺、谩骂,因而成为护理部主任自我感知到的威胁较大的压力源之一。

(7)工作其他方面的压力:工作中,护理部主任还常常面临着理想与现实的冲突,现实与工作原则的冲突。在这些冲突中,护理部主任往往因为自己无力改变现实而不得不退让,这种被迫的退让成为了一种负面、消极的压力。

2. 家庭冲突中的压力源　护理部主任因工作性质决定了其经常会出差、参加社交活动,从而大大减少了其照顾家庭的时间。另外,在享受家庭生活的时候,护理部主任也常被工作打扰而影响家庭气氛和谐。同时,如果自己本身工作角色与家庭角色不能恰当、快速地切换也容易引发家庭矛盾。

3. 人际关系处理中的压力源　有研究显示,护理部主任绝大多数都具有优异的沟通、协调能力。尽管如此,护理部主任仍常常处于各种各样人际关系处理压力中,如与上级管理者、下属护士、同事等。特别是与上级管理者的人际关系是否和谐融洽、下属护士是否支持理解,是护理部主任人际关系处理中最常见的压力源。

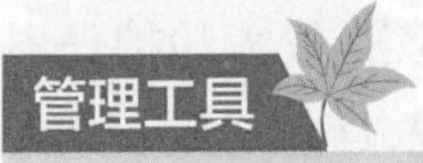


### 引起工作压力的主要因素

工作中的压力主要来自三方面:工作场所的变化、不健康的工作环境、员工的个人反应。具体因素如下:

1. 工作量变化。
2. 薪水变化。
3. 工作、任务或团队的变化。
4. 职业安全感的变化。
5. 工作超负荷。

6. 工作狂式的办公室文化。

7. 难相处的上司。

8. 消极的同事。

9. 害怕失败。

10. 缺乏自信。

11. 缺乏信任感。

12. 缺乏同事间交流。

13. 工作倦怠。

## 二、识别压力类型

1. 急性压力　急性压力 = 变化，是最显著的压力形式。急性压力通常毫无预警、突然发生，是快速扰乱身体平衡的因素，特点是来势汹涌，但消退也快。如超负荷的工作负担、突然发生的大型纠纷、升职、离异、丧亲等。

2. 阶段性压力　很多生活变化、事件在一段时间内同时发生。如等级医院评审准备期、各种竞赛、评比活动的准备等构成了护理部主任的阶段性压力。

3. 慢性压力　慢性压力与变化无关，是长期、持续对身体、情绪和精神造成的压力。其特点是虽不及急性压力那么凶猛，但却持久，对身体和精神的影响持续并显著，是当前造成大量人群亚健康状态的重要因素，是我们真正应该警觉的，如慢性疾病、长期加班引起的工作倦怠、疲惫等。需要警惕的是较低的自尊、缺乏自信也是慢性压力的来源，此项压力可能一直困扰、影响着某些护理部主任的工作及生活，但却并未引起重视甚至被忽视。

## 三、识别个人的压力反应类型

压力反应类型是自主神经系统——交感神经和副交感神经在慢性压力情境下交互作用而得出的，包括：亢奋型、敏感型、内向型、紧张型。每个人并不是固定表现为一种类型，它是可以变化或转化的。

1. 亢奋型（HPA/ 交感神经系统过度活跃型）

反应机制：压力源引起机体持续地激发、调用大脑和交感神经系统，使身体始终处于警觉状态，下丘脑 - 垂体 - 肾上腺轴（hypothalamic-pituitary-adrenal axis，HPA）一直处于兴奋中。

表现：警觉、紧张、焦虑，很难放松下来，把每件事情都当成紧急任务来看待；容易患鼻窦炎、紧张性头疼、失眠，经常半夜醒来，非常情绪化，易冲动，向爱人吼叫，甚至处于疯狂状态。

2. 敏感型（HPA/交感神经系统活动减退型）

反应机制：原本应该同步配合运行的 HPA 与交感神经不恰当地出现了分裂，HPA 不能产生足够的皮质醇或皮质醇生成功能受限。

表现：无法集中注意力、嗜睡，夜晚入眠晚、早上起不来，食欲旺盛，肠胃功能失调、肌肉紧张，体重指数高，臀部和大腿容易发胖，易感染。

3. 内向型（HPA/交感神经系统活动减退型）

反应机制：HPA 与交感神经长期处于低水平活动状态，副交感神经起主导地位。

表现：孤僻、对周围事物无兴趣、无聊、回避社交，浑身无力，头晕，站起过快时易晕倒，漠然、冷淡，易出现腹泻、腹部绞痛。

4. 紧张型（HPA/交感神经系统活动过度活跃型）

反应机制：因长时间超负荷运转和高度警觉，大脑内去甲肾上腺素耗尽，而 HPA 暂时不能同步工作，使副交感神经占据上风。

表现：极度疲劳、不能做任何事情，没有力气、精神萎靡，敏感易怒、过于情绪化，嗜睡、孤僻、注意力不集中。

## 四、识别压力程度

英国职场导师、压力管理顾问布鲁斯·霍维德（Bruce Hoverd）将压力分为四个层级，从低层到高层分别为挑战级、压力级、重压级和痛苦级。

1. 挑战级　对大多数人来说，“挑战级”压力在工作中十分常见，面对这一级的压力可以使个体竭尽全力解决问题，获得活力与动力。但是，如果接二连三地面对挑战级压力，仍然会让人身心疲惫，减弱解决问题的能力。布鲁斯·霍维德指出，“难以入睡”“疲劳感加剧”“在一天中特定的时间段缺少活力”等是挑战级压力开始影响生活的信号。为避免进一步向更高级别的压力转换，护理部主任可采取的措施有：分派任务或者寻求帮助，减少工作量；参加体育锻炼、放松训练、冥想等。

2. 压力级　挑战级压力没有得到有效解决，则进入“压力级”。进入这一压力层级的信号是确定自己是否频繁出现相关症状，或发生症状的恶化。如“头痛”“无精打采”“过度疲劳”“心情阴晴不定”“愤怒”“小事就能激起强烈的情绪波动”等。

3. 重压级　处于这一压力级别，个人已经无法解决或应对，必须寻求他人的帮助。压力反应出现红色警告信号："头疼转变为偏头痛""大部分时候十分疲劳，毫无活力""异常悲伤""产生无助、无望的感觉"等。

4. 痛苦级　此层级的压力已经达到极致，必须依靠专家或职业性救助才能恢复正常生活。如"抑郁""反复出现、无法治愈的失眠""饮食失调"等。

识别压力的严重程度，有利于我们更好地寻找缓解压力、解决问题的策略。压力的表现迹象因人而异，以上分级中的压力信号也许并不能完全一一对应。我们需要重视的是及时识别压力大的征兆，防止压力程度进一步恶化。

## 第二节　运动减压法则

### 一、运动减压的机制

提到压力缓解，想必大家首先能想到的便是运动。一场酣畅淋漓的运动，一次招式挥舞的太极拳，可以使人紧绷的肌肉得到放松，情绪获得释放。运动能促进大脑和各个主要器官之间的血液循环，这一过程加速了消除机体应对压力反应时产生的肾上腺素、皮质醇和其他化学物质，并引起自然状态的放松。同时，运动还会刺激脑内啡肽的分泌，内啡肽是一种能引起快乐和幸福感的化学物质，因此能使人有兴奋愉快的感觉。此外，某些多人运动时互相之间的沟通、交流能使人产生愉悦心情，转化不良情绪。

**困惑与反思**

**休息都没时间时，运动能减压吗？**

某天，收到某医院护理部主任新竹电话，她在电话中抱怨道："我这段时间过得一塌糊涂，差点要崩溃了。新院区建成，人员及流程运转均存在许多问题，每天让自己焦头烂额的事情一大堆。可恰巧 6 岁的女儿得了支气管肺炎，输液一周仍没好，夜间频繁咳嗽，晚上因照顾孩子无法休息，老公也出差在外。公婆见孩子生病，就埋怨我没有照顾好孩子并给我脸色看。"说着说着，她在电话中哽咽起来。我在电话中安慰了她一番后，邀请她下班后一起去打羽毛球，但她马上拒绝了，说："我现在最需要的是休息，打球只能耗费我更多体力、精力和时间。"我没有直接回答她，而是尽力劝她接受了我的邀请。

运动真的只会耗费更多体力、精力和时间吗？其实不然。第二天中午，她打来电话对我表示感谢，说打球后她觉得神清气爽，回去看着婆婆“拉长的脸”也不觉得难受了，是运动成功帮她减了压。

## 二、运动减压的方法

1. 有氧运动　在运动过程中，人体吸入的氧气与需求相等。简单说，是指任何富韵律的运动，其运动时间 15 分钟或以上，运动强度在中等或中上的程度，此时血液可以供给心肌足够的氧气。常见的有氧运动项目有：步行、慢跑、滑冰、游泳、骑自行车、打太极拳、瑜伽、跳健身舞、做韵律操等。

2. 无氧运动　肌肉在“缺氧”状态下高速剧烈运动。无氧运动大部分是负荷强度高、瞬间性强的运动，难以长时间持续，疲劳消除时间慢。其益处是：改善身体质量指数、加快新陈代谢、强壮骨骼和结缔组织、减轻压力。常见的无氧运动包括：短跑、举重、投掷、跳高、跳远、拔河、俯卧撑、潜水、肌力训练。无氧运动的力量训练增加骨密度效果较好，能有效降低骨质疏松的风险。

## 三、运动原则

尽管运动被视为缓解压力的良药，但如果不能合理运动，也会对身体产生危害。因此，科学合理运动是运动减压的重要保证。美国运动医学学会指南表示，运动包含四个原则：频率、强度、持久度及运动方式。

**频率：**建议每周的运动次数至少为 3 次。

**强度：**根据心率决定。最大心率的 60%~80% 是最合适有效的运动心率范围，最大运动心率 =（220 – 年龄）× 0.8；最小运动心率 =（220 – 年龄）× 0.6。

**持久度：**指每次运动的时间长度。建议每次运动最少持续 20~30 分钟。

**运动方式：**不同的运动方式可以锻炼不同的生理系统。如散步、游泳可以锻炼心血管等系统。

**运动减压法则**

全面性法则：身体机能、心理素质全面和谐发展。

经常性法则：长期坚持、持之以恒。

渐进性法则：由易到繁，运动负荷由小到大。

个体化法则：根据个人喜好、身体状况、时间安排个体化进行。

自觉性法则：源自运动者自身的需要及意愿。

不同运动方式适用于不同人群：

1. 小强度运动　散步、轻度伸展运动、慢步走、箭术、台球、弹钢琴、钓鱼等，心率为最大心率的 50%~60%，一般不超过 100 次 /min，运动时呼吸平稳。其中，散步是临床医生推荐的运动，人在散步时，呼吸会不知不觉地稳定下来，身体机能被激活，情绪变得稳定，心情变得舒畅。散步时集中精力观察周围自然环境，大脑会摆脱消极的记忆，有助于进行冷静思考。散步地点无特殊限制，但建议选择植物茂盛的地方，因为人与自然的亲密接触可以起到更好的减压效果。

2. 中等强度运动　运动中只能讲短句子，不能完整表述长句子。心率为最大心率的 60%~85%，一般在 100~140 次 /min，如健步走、慢跑、骑行、太极拳等。适于作为亢奋型压力反应类型的人的起点运动或敏感型及内向型压力反应类型的人的定期运动。

3. 大强度运动　运动时可以点头或使用手势及发出一些模糊不清的声音，心率为最大心率的 85%~100%，一般大于 140 次 /min，如快节奏的健身操和快速爬山。适于作为亢奋型压力反应类型的人状态不好时的短暂发泄，几分钟便从中受益。

**不同运动的心理效果**

1. 游泳能够保持平稳情绪，减少不安感。
2. 柔道、空手道等拳术能改善忧郁情绪。
3. 马拉松、柔道可以提高自信。
4. 团体运动可以减少孤独感，提高社交能力。
5. 徒步旅行可以接触大自然，提高意志力。
6. 舞蹈可以刺激想象力，带来超凡脱俗的感觉。

## 四、适合“无时间”型人的运动方法

毫无疑问，运动是一项要求并不低的工作，护理部主任在连续工作多个小时甚至加班后，运动可能已经成为一种负担。我们经常听到这样的回答，“连工作都忙不过来，哪儿有时间来运动呀！”那么，选择耗时短、减压效果好的运动方式成为最为理想的方案。

如果时间紧，可以选择于每天早晚花 5~10 分钟进行下列运动，学会利用零碎的时间进行锻炼，将可能得到意想不到的回报。其实锻炼可否实施与时间无绝对关系，而是与个人意愿、态度、决心有关。

1. 辅助转身　借助转椅和桌面进行转身练习，适合在办公室进行。

2. 健身球坐姿　看电视时坐在健身球上，因为要保持平衡，腰腹肌肉始终保持收紧。

3. 俯卧撑　次数可逐渐增加，两掌间距可调节使所需之力加大。

4. 仰卧起坐　次数可逐渐增加以增加难度。

5. 半蛙跳　上跳时膝盖不伸直，次数逐渐增加。

6. 器械锻炼　适合女性使用的家中运动器械有小哑铃、收腹器、健身转盘、体操垫等小型用品，还有一些舒筋活血的小型磁疗机和按摩器等。另外，还可选择跑步机以锻炼腿、臀、腰、腹部肌肉及心肺功能，或健步车以锻炼腿、腰、腹部肌肉及心肺功能，或美腰机以按摩腰部、背部。

## 五、如何坚持运动的建议

开始一项运动很容易，但坚持一项运动却很困难，尤其对于工作繁忙的护理部主任而言，更是如此。如何坚持运动，并达到减压的长期持续效果成为运动减压策略的关键。以下是关于坚持运动的建议。

1. 适度地开展运动　将运动看作一个过程，而非结果更有益。如果你在运动后感到疲乏增加、睡眠质量变差、记忆力变差等，那么就提示运动过度了。

2. 选择您真正喜欢的运动　并非人人都喜欢慢跑，如果你尝试过慢跑，并觉得无趣或困难，那么你是很难坚持下去的。这时，你可以尝试其他的运动方式。最重要的是，选择的运动应该是非竞争性的，因为当参与竞争性运动时，会带来压力，而非缓解压力。

3. 选择恰当的运动时间　在每天某个固定的时间段进行运动，保证这一时间段完全由你支配，没有其他安排。锻炼最容易安排的时间段是上班前的早晨，这是最易产生直接生理影响的时间，能为一天的工作带来能量，如步行、骑行上班都是不错的选择。晨练意味着要牺牲一定的睡眠时间，如有困难，可以选择在傍晚运动也是很好的。在经过一天繁忙的工作后，运动是舒展和释放压力的好方法。

4. 建立支持性的运动团队 正如前文所述，坚持运动是十分困难的，因此，建立支持性的运动团队有助于您在不太积极或准备放弃时，获得坚持下去的动力。

## 第三节 主动应对法则

心理治疗师弗吉尼亚·萨提亚曾说："难的永远不是问题，而是如何应对问题。"压力管理的本质是为了使人们有效地应对压力以过上正常幸福的工作与生活。应对压力是一个过程，而不是结果，如果只是试图消灭压力，而不是管理、缓解或控制压力，那么压力不会消失，反而会改头换面卷土重来。"一颗钻石和一块煤的区别就是钻石能承受更强的压力"。有效的压力应对策略能帮助我们缓解压力产生的负面影响，以更加积极的状态应对工作中的各种挑战。

### 一、放松训练

放松训练是一种有效调节情绪的方式，既可以使肌肉得到放松，还能消除紧张，调节中枢神经系统兴奋性水平，增强大脑对全身的控制支配能力，促使机体保持内环境平衡与稳定。放松训练是有效缓解压力及不良情绪的重要方式，包括想象放松、呼吸放松、渐进式肌肉放松等具体方法。其中，想象放松及呼吸放松具有简便、易操作的特点，是较为常用的放松方法。

#### （一）想象放松

想象可以让人获得即刻的放松，方法既简单又有趣。步骤如下：

1. 找一个安静、舒适的地方坐下，闭上双眼。

2. 慢慢深呼吸 3~5 次。

3. 想象自己置身于一个美丽、安静、祥和的地方，自己正坐在那里，眼前的一切颜色是多么光鲜，空气是多么清新，所有的东西是多么美丽及令人赏心悦目，整个环境是多么平和、安静。

4. 再仔细用耳朵听这个地方的声音，声音是多么优美及舒服，简直就像一首柔美的乐曲。

5. 继续用鼻子去闻闻周围的气味，感觉空气中弥漫着香味，是如此迷人，请轻松而愉快地闻这些香味。

6. 接触自己的手和腿，抚摸脸和皮肤，感到它们也是如此柔软和令人舒服、高兴。

7. 如此静坐一分钟，享受这种美丽及平和的感觉后再睁眼。

### （二）呼吸放松

首先选择一处安静、通风良好、光线柔和的环境，要求练习者心情安定，注意力集中。

1. 深呼吸放松　深呼吸可以缓和即将爆发出来的情绪反应，用鼻子吸气，感觉吸入的气体有点凉凉的，慢慢地流经我们的腹部，然后到肋骨，再慢慢地从鼻子呼出这些气体，呼出的气息有点暖，吸气和呼气的同时，感觉腹部的涨落运动；同时提示自己身上哪些部位还紧张，想象气体从那些部位流过，带走了紧张，达到了放松的状态。

2. 深度放松法　意识到自己正承受压力，情绪正变得紧张时，把手放在心脏上，把所有的注意力集中在这个位置，缓慢而柔软地呼吸，保持注意的焦点始终在手所处的胸部前端位置；开始回忆幸福美妙的时刻，让自己想象着那一刻曾经的爱、幸福，然后想象自己正在经历这幸福美妙的时刻，仿佛感觉自己又看到、听到、体验到那一刻的爱、幸福；当身体感受到这一切时，想象心脏正在与自己对语，请问它："此刻该如何才能照顾好自己？"倾听心脏的声音，并付之于行动。

### （三）"迷你型"放松疗法

深深吸一口气，屏住呼吸几秒钟，然后再把气体慢慢地呼出来，呼气的同时不断重复"放松"这个词；把右手放在肚脐正下方，把注意力全部集中在呼吸上，将气体一直吸到肚脐处；第一次吸气时数数字"10"，然后呼气；再吸气时数数字"9"，然后呼气；一直重复这样的动作，直到数至"0"为止。用鼻子吸气，用嘴呼气，连续重复10次，仔细体会吸入的气体有多凉，呼出的气体有多热；把气体想象成一朵云，当呼吸时，吸入的气体是一朵云，充满身体，然后慢慢离去。

## 二、日志写作

日志写作是一种对思想和情绪进行自我探索的方法。心理学上，日志写作被认为是一种有效应对压力的策略，因为它提供了个体内部的深层次洞察，并在压力状态下能够增强自我意识。日志写作开启了心灵的自我反省交流，是解决和消除压力的第一步，它通过一系列步骤指导我们学会如何运用可行的、有效的思维、感觉及行为来应对压力。哈佛大学医学院麻省总医院本森亨利心身医学研究所研制的压力管理、心身增弹训练方案（stress management and resiliency training program，SMART）中，将日志写作视为压力应对的重要策略。

1. 日志写作准备 准备一个仅用于日志写作的笔记本；一支笔；选择一个安静的环境。

2. 日志写作内容 在刚开始日志写作时，人们主要强调的是事件本身，而不是对事件的看法，随着日志写作时间的延长，可以逐渐增加个人对事件的看法，更多地加入个体的人格元素。现代思想流派对日志写作并未制订特殊规则，但作为压力应对策略的日志写作须包括三方面内容：压力事件、当时的压力反应、应对观点。

首先，记录压力事件。比如，您可能会表述："我的领导给我打电话了。"如果您这样表述，则不清楚为什么这件事会给您造成压力，那么这个表述是不符合要求的。如果您表述为"我的领导给我打电话批评我的工作计划"，这样就清楚地表达了您产生压力的原因，这一表述就是符合要求的。

接着，记录压力反应。可以问自己："我的感受是什么？""我的想法是什么？"尽量回想您所能想到的所有感受、情绪、想法及行为。比如"无精打采""吃不下饭""头痛""挫败感""为什么领导不喜欢我""为什么我总是做不好"。写下压力反应的目的是更全面和详细地了解自身对压力的反应，并为寻找适应性反应做准备。

最后，写下应对观点。即以怎样积极的情绪或行为来应对这样的压力。比如"接纳""事情已经发生了，还可以弥补""实际上我做不好事情的时候也并不多"……在记录应对观点时，为了更多地诱发出积极的情绪及感受，可以问自己以下问题：

（1）为什么我会如此苦恼？

（2）我对这件事的认识真的很准确吗？有没有偏差呢？如果有，是怎样的偏差？

（3）我有没有夸大这件事的消极意义呢？

（4）为这件事担忧有什么帮助吗？

（5）我现在的想法或情绪对我有什么帮助吗？

（6）我可以换个角度看这个问题吗？

SMART 指出，想要找到更好的、更有效的压力应对策略，需要反复练习，久而久之，这些良好的应对策略会成为您应对压力自然而然的方式。

3. 日志写作的意见与建议

（1）集中注意：在开始写作前，可以闭上眼睛，做几次深呼吸，放松自己，帮助自己将此时与现实压力事件相连。

（2）给日志分类：通过为日志编码日期来标识每一篇日志，这有助于回顾之前的压力事件及应对，你会发现自己在应对中的不断成长与变化。

(3) 不要审查：写下脑海中出现的任何内容，不用编辑与审查。不拘泥于写作风格，可以是词语、句子，甚至是图画。整洁或潦草都没有关系，只要自己明白则已。

(4) 独处的环境：理论上讲，任何地方都可以书写日记，但独处的地方可以让自我宣泄更有深度。

## 三、怡情移志

清代著名医学家吴师机在《理瀹骈文》中曾说“七情之病者，看书解闷，听曲解愁，有胜于服药者矣”。在面对压力或不良情绪时，改变思想焦点，转移注意力，能有效缓解压力。常用的怡情移志方法有聆听音乐、读书写字等。

1. 聆听音乐　莎士比亚在《暴风雨》中写道“庄严的音乐是对于昏迷的幻觉无尚地安慰，愿它医治好你那在煎炙着且失去作用的脑筋。”可见，音乐对于心理状态起着重要作用。声音是听得见的能量。夹带理论指出，放松性音乐具有平静心情的效果，因为人类机体较高频率的节奏能够被乐曲缓慢、自然、平和的节奏所夹带，也就是说当聆听轻柔欢快的音乐时，人们可以脱离自身机体原有的节奏。聆听、吟唱和演奏音乐可以促进心灵放松与稳态平衡。因此，当你感觉压力过大时，不妨试试聆听轻松欢快的音乐，听音乐的时间可以选在你认为合适的任何工作间隙、睡前或上班前。

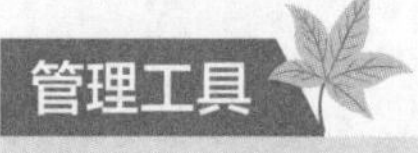


**减轻压力的音乐选择原则**

1. 非侵扰性。
2. 旋律简单。
3. 音程长。

2. 读书写字　书画家大多长寿，从唐代书法家欧阳询、柳公权，到明代书法家文徵明，再到近现代书画家齐白石、启功等，都活到八九十岁。这些书画家长寿的秘诀离不开长期练字书法或绘画的功劳。书法是一种脑力与体力相结合的劳动，书写时心无杂念，凝神入静，心、脑、手完全集中，在对点、画的揣摩和书写过程中，呼吸会随着运笔的缓、急、顿、挫自然而然地将气息调和均匀、通畅。因此，当你感觉到压力时，拿起毛笔任情挥洒，可以有效地释放、缓解压力。

## 四、建立社会支持网络

社会支持理论的主效应模型指出，社会支持具有普遍增益效应。只要个体获得社会支持，无论个体获得多少社会支持，无论个体所面临的压力情境如何，都能帮助个体抵御压力，促进身心健康。社会支持缓冲效应模型指出，当个体面临压力时，社会支持才发挥作用。无论是主效应模型还是缓冲效应模型均认为，社会支持能够帮助个体缓解压力。获得社会支持的主要来源包括朋友、家人、老师、同事或工作团队等。

**当我们需要寻求帮助时，朋友通常是我们的第一选择**。朋友可以成为我们倾诉压力的对象，帮助我们审视事实，并给予真诚的解决意见。在繁忙的工作中，你可能很容易与他们失去联系，没有时间与他们保持联络。有哪些是你信任的但又有一段时间没有联系的人？实时更新的积极人际关系能为你提供可利用的资源。那些不吝于付出的人，通常也会对随之而来的回报心怀感激。"赠人玫瑰，手留余香"，在别人有压力时，帮扶一把，今后在你面临压力时，也会成为你的重要支撑与帮助。

**家庭是每个人心、身、精神栖息的港湾**。**家人永远是您最强大的心理后盾，是你获得支持的重要来源**。许多人不愿意将工作中的压力讲述给家人，认为这样不仅无济于事，还会给家人带来困扰，独自一人将压力"闷"在心里，这是正确的做法吗？当然不是。诚然，可能家人无法对你工作中的压力感同身受，但正所谓"理解源于了解"，向他们倾诉你的压力与困扰，可以让他们更多地了解你，进而理解你的处境，并会成为你最真诚的倾听者与宣泄对象。

你有自己的榜样或人生导师吗？有时候你在工作中可能感觉很孤独，想敞开心扉地交流并不容易，特别是在局势变得艰难或你正在经历重大转变时。当压力越积越多，拥有一位与自己有相似经历的倾听者很重要。**你的榜样、你的老师或许可以成为你倾诉的合适人选**，他们可能是这些压力事件的过来人，他们丰富的人生阅历及工作经历或许可以让你少走一些弯路，改变你思考和做事的方式，以便更好地应对压力。

**以团队的方式应对压力**。心理学研究显示，即便工作团队中存在潜在的支持，但很多人既没有充分利用他人的支持，也没有为他人创造提供支持的机会。有些人可能觉得不应该寻求帮助，他们必须自己应对困难，表现为"咬紧牙关坚持到底"。但"独脚难行，孤掌难鸣"，向工作团队寻求支持是应对压力的重要策略。作为护理部主任，不仅自己要学会从团队获取支持，从根本上解决压力源，更要培养团队团结互助的精神，为团队成员营造坚强的“心灵后盾”，在团队成员面临压力时提供情感支撑。培养团队团结互助精神，需要思考以下问题：

1. 寻求或提供帮助的难度有多大？

2. 究竟在多大程度上可以公开讨论遇到的问题？

3. 我为其他人创造了什么支持机会？

4. 他人愿意找我寻求帮助吗？如果不愿意，可能的原因是什么？我可以做哪些改变？

5. 注意观察过他人的状态吗？我们知道何时站出来提供帮助吗？

值得注意的是，团队内部压力增大的情况通常出现在大家没有公开讨论难题、担忧或麻烦的时候。因此，采用一种不指责他人的方式提出引起紧张状态的问题就显得至关重要。只要团队成员彼此坦诚，所有人就能把精力集中于解决问题上，消除压力源，压力反应自然迎刃而解。

### 五、消除压力源

上述几种压力应对策略主要用于缓解压力、释放压力，治标不治本，是一种“头痛医头，脚痛医脚”的策略，只能避免不适，并未从根源上解决问题。它们见效快，但效用有限。

**另一种压力应对策略是以任务或问题为中心的策略，它可以消除压力源。**例如，压力来源于没有空暇时间，那么可能很多人认为，只要我多一点时间，大多数问题都会完全消除。这时，你需要做的就是科学合理地管理时间，对日程做出调整，更好地计划，或改变工作方式。时间管理的具体策略在本书第二章有更为详细地阐述。若压力来源于人际关系，那么你可以通过提升自己的人际沟通能力，改善人际关系。若压力来源于自身实际能力与岗位期望能力的不一致，出现“力不从心”的情况，那么你需要做的便是想方设法提升自己的能力，所谓“打铁必需自身硬”。

## 第四节　思维转变法则

### 一、压力转换

美国银行家路易斯·B. 蓝柏格提出了一条管理定律：管理者要为员工制造必要的危机感，没有压力便没有动力，压力只有在能承受它的人那里才会化为动力。这就是蓝柏格定理。

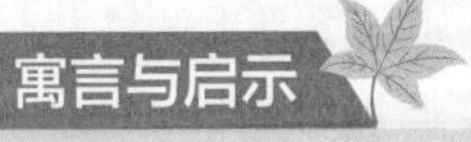

寓言与启示

**掉进枯井中的驴**

一头驴，不小心掉进枯井里，农夫绞尽脑汁想救出驴，但几个小时过去了，驴还在井里痛苦地哀嚎着。最后，这位农夫决定放弃，他想这头驴年纪大了，不值得大费周折把它救出来。于是农夫便请来左邻右舍帮忙一起将井中的驴埋了，以免除它的痛苦。

大家开始将泥土铲进枯井。当驴了解到自己的处境时，刚开始哭得很凄惨。但出人意料的是，一会儿驴便安静下来。农夫好奇地探头往井底看，井底的景象令他大吃一惊：当铲进井里的泥土落在驴背部时，它将泥土抖落一旁，然后站到泥土上面！就这样，驴很快地上升到井口获救了。

启示：谁救了枯井里的驴？其实是驴自己救了自己，它及时、成功地将压力转化为动力而救出了自己。**其运用的便是蓝柏格定理：变压力为动力**。

**压力与动力是一对矛盾体，将压力变成动力，需要一个转化条件，那就是压力的承受者有承受压力的能力**，若是没有这个条件，压力就只能是一种惯性运动了。所以，作为压力的承担者，在与压力的博弈中，关键是能否将压力进行积极地转化。

**如何将压力转化为动力？**

1. 调整心态，换种思维　当过重压力来临，并且自己意识到其负面作用已经在内心逐渐扩大，情绪也开始受到侵害时，我们要立即改变压力所造成的惯性负面作用，及时调整心态，使自己换种思考方式：压力越大，越能考验及提高自己的能力。帮助自己建立“我能处理好目前这些问题”的信心。

2. 重新梳理堆积如山的事情　在事情堆积如山的情况下，按照 80/20 原则，重新梳理堆积在自己面前的各类事情，明确以下问题：哪 20% 的事件引起了你 80% 的成就感；哪 20% 事情是你必须做的？哪 20% 的事情是你必须去争取的？明确了上述三个 20% 的事情全力去处理，剩下的事情勇敢地舍弃。

3. 克服压力带来的不良情绪，专注做事　压力通常引起的均是不良情绪，如何控制自己的不良情绪呢？一种有效的方法是专注地做事，不让自己胡思乱想，这样不但可以慢慢平复消极情绪，还能提高做事效率，是一种有效地将压力转化为动力的方法。当自己无法专注地做与处理压力相关的事情时，可通过专注地进行机械劳动如擦鞋、打扫卫生等方法来转移自己的注意力，从而达到控制不良情绪的目的。

4. 客观分析压力事件、寻找解除瓶颈的方法　静下心来，客观分析压力事件的有利因素、阻碍因素，可利用的各种资源，必要时向他人求教，寻找解决瓶颈问题的方法并努力去实施。

## 二、学会自我沟通

1. 为什么要进行自我沟通　压力的根源来自理想自我与现实自我的差距。每个个体都是独一无二的，人类最大的敌人便是自己。生活中，护理部主任往往也会经历“感觉自己技不如人”“对未来没有信心和勇气”的时刻。自我沟通可以帮助我们正确地认识自我、了解自我、相信自我，并为自己找到自我信念的坐标轴，将有助于我们改善情绪、调整心态、实现自我释放，并且有助于自己坚定信念，勇敢地应对压力。

2. 三个层次的“我”及相互沟通

（1）“本我、自我、超我”：“本我、自我和超我”本是弗洛伊德对人格结构进行分析时所提出的概念。“本我”包含要求得到眼前满足的一切本能的驱动力，就像一口沸腾着本能和欲望的大锅。它按照快乐原则行事，急切地寻找发泄口，一味追求满足，“本我”也可理解为“本性”。“自我”处于“本我”和“超我”之间，代表理性和机智，具有防卫和中介职能，它按照现实原则来行事，充当仲裁者，监督“本我”的动静，给予适当满足，因“自我”熏染、沿袭先天、后天自然条件或者社会环境而形成，因而形成了不同的行为习惯和性格，故也可理解为“习性”。“超我”代表良心、社会准则和自我理想，是人格的高层领导，它按照至善原则行事，指导“自我”，限制“本我”，就像一位严厉正经的大家长。弗洛伊德认为，只有三个层次的“我”和睦相处，保持平衡，人才会健康发展；而三者发生冲突时，就会出现内心矛盾及痛苦。

（2）“本我、自我、超我”如何沟通：“本我”“自我”“超我”三个层次不统一时，内心便会产生痛苦、抵抗。自我沟通即要静下来倾听内心不同“我”的声音，真实地体会不同“我”的想法、感受，并对其痛苦进行安慰、协调，从而最终达成共识，实现和谐统一及共同提高。

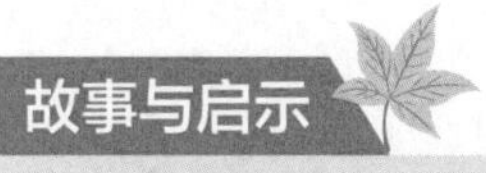

**“本我”“自我”“超我”的沟通对白**

**本我:**我很痛苦,没有人理解让我伤心,得不到认可让我失望、自卑。

**自我:**自卑、失望也是在成熟“我”的心智。痛苦本身源于自己对自己的不信任,走自己的路,让别人去说吧。

**超我:**痛苦是一种必要的人生经历,不经历风雨,哪能见到彩虹,只有经历了痛苦,才能让我们更加坚强、勇敢及懂得珍惜幸福。因此,我们不应该埋怨痛苦,更应该感恩痛苦。

**本我:**我很厌恶伤害过我的人,他们让我觉得恶心,最好离我远远的。

**自我:**我有喜欢与不喜欢的权利,但是讨厌没有必要、每个人都有他自己的生活方式与自由,有些人也是迫于生活压力而不得已为之。做好我自己就行了。

**超我:**美丑是相互依存,互为存在的,我们应以博大的胸怀来容纳、接受世界,既接受美好的也接受不美好的,用正直善良友爱的心灵和行动,去融化世界、接受世界、改变世界,让世界因我而美丽。

“本我”“自我”和“超我”,就是这样不停地在自我沟通、自我协调中寻找“真我”,从而达到“本我”“自我”“超我”和外界世界完美统一,从而让“真我”的世界充满光明、希望、幸福和和谐。

3. 如何进行自我沟通　与自己沟通是挑战并战胜压力的最有效的策略之一,方法如下:

(1) 选择安静、没人干扰、光线柔和或偏暗、大小合适的房间(不宜过大),让自己独处。

(2) 首先放空自己,让思维停止活动,脑袋一片空白。

(3) 开始仔细倾听自我的对话,倾听其想要对自己说什么,是积极的还是消极的。

(4) 当听到的自我对话是消极的、痛苦的内容时,不要急于打断,而是让其倾诉,并且让自己与之“共情”,也去体会那个“我”的痛苦、无奈及抱怨,并试着去安慰他、宽容他。

(5) 选择积极的自我对话,去安慰、说服、鼓励内在那个“消极的我”,直至内心逐渐平和、宁静,三个层次的“我”达到和谐统一。

## 三、学会放下与接纳

1. 我们为什么“放不下”

**故事与启示**

### 不能放下的小和尚

老和尚带小和尚云游四方，途遇一条河，见一女子正想过河，却又不敢过。老和尚便主动背上女子蹚过了河，然后放下女子，继续赶路。小和尚不禁一路嘀咕：“师父怎么了？竟敢背一女子过河？”一路走，一路想，最后终于忍不住了，说：“师父，你犯戒了？和尚怎么可以背女人？”老和尚叹道：“我早已经放下，你却还放不下！”

故事中的老和尚从表面看其背女子过河是犯戒了，但我们更关键的是看他的起心动念，他背女人过河时没有将“女人”看成是“女人”，而仅仅将“女人”看作了一位无法过河需要帮助的对象，因此，他背的仅仅是一个需要他帮助的对象而已，过河后他立即放下女人继续赶路。老和尚不仅放下了对性别的分别，也马上在心里放下了整件事。而小和尚却只是在表面、机械地遵守着教规。在他眼里，不仅执着于性别的分别，而且还执着于过去发生的事，因此，他会痛苦、纠结。我们的人生经常就如故事中的小和尚，放不下比拼、放不下人情世故、放不下对家庭孩子的担忧、放不下对明天的期待或忧虑等。我们让自己身心背负着沉重的包袱，因而使生活也变得越来越累，越来越辛苦。放下是一种境界，唯有放下，我们才能拥有顿悟之后的豁然开朗，如释重负后的轻松自在，云开雾散后的阳光灿烂。正如古人所言：“春有百花秋有月，夏有凉风冬有雪。若无闲事挂心头，便是人间好时节。”

2. 放下的真正含义　有的人以为放下就是不管不顾，或者是随随便便，其实不然。不管不顾是放弃，随随便便是放任，放弃和放任都不是“放下”。

（1）真正的放下，不是应付了事，而是用心做事：真正的放下不是应付了事，而是尽心尽责做完事，剩下的结果不做希冀与期待，不管是好是坏，已经告一阶段了。好的结果不沾沾自喜，平静接受并总结经验；坏的结果不怨天尤人，全然接受并从中吸取教训；然后全部从心上放下，既不留恋，也不挂在心上担忧，努力过了，便放下了。

（2）真正的放下，不是放弃万物，而是放下错误：放弃是抛弃，主观上抛弃我们要承担的责任，逃避让我们惧怕的、不敢面对的事情，这是一种不负责任或是怯懦的心态和行为。这里所说的“放下”，不是说什么都不要，而是说究竟要什么，要多少，这才是最重要的。放下，是指放下对身心世界错误的认知，放弃沉重的欲望，放下过度的需求，舍弃不必要的执着，在面对和接受的同时，内心当中不执着、不贪恋、不担心、不浮躁、不烦恼，只是在尽心、尽力做好该做的。

3. 学会接纳　心理学认为，一个人真正的成熟是懂得接纳，接纳自己，接纳他人，接纳一切客观存在的事物。当压力带来的负面情绪超出我们的能力范围时，我们可能反问“为什么这件事发生在我身上?”然而，我们却忽略了一件事——我们并不能改变什么。“接纳”不是消极地接受生活中出现的任何情况，也不是如“守株待兔”似的不去做任何努力，当然也不是意味着放弃或让步，而是接纳存在的事实，找到应对当前情况的适当方式。

真正的“接纳”是一种简单而又深刻的智慧。“接纳”就是无条件、无保留地接受现实，放弃对“现实”的内心抗拒。事实上，抗拒是被“小我”力量所掩饰的恐惧和懦弱，故“小我”存在于无数的抗拒中，其活在对过去的自责、内疚、担心和对未来的恐惧中。“接纳”是一种纯内心现象，是指平静地接受“现实”，然后采取积极行动，尽最大努力从泥沼中摆脱出来，因势利导，以柔克刚。因此，“接纳”不会出现因抗拒而产生的过激的、显化的情绪紧张反应。

首先要学会“接纳自己”，接受自己的缺点和不足，接受生活中出现的各种“苦乐顺逆”，因为没有谁的人生是完美、一帆风顺的，人类本身也是在曲折中前进的。只有“全然接纳”才可以让自己内心归于宁静，宁静后的自己方可清晰、客观地辨别现实并理智地作出抉择，因此“接纳”也是改变的开始。

当一个压力事件超出您能力范围时，不妨问自己以下问题：

（1）我怎样才能接纳这种情况?

（2）我如果能以一种积极的方式影响现在的情况，那么结果会是怎样?

（3）从现在的情况中我学到了什么?

（4）其他人有没有类似的情况并找到了积极的意义?

## 四、重建自尊

当压力超出个人的承受能力时，其便会开始“破坏”我们的“自尊”，表现为对自己的认同越来越差，不断地“怀疑自己、否定自己、责备自己”，感觉疲倦、压抑，意志力也不断消退，并可能出现长期的慢性压力。此时，对于我们很重要的一点是:“重建自尊”。

### （一）摆脱束缚心灵的枷锁

1. 摆脱“别人会怎样想”的枷锁　“别人会怎样想”是一种自我毁灭的心理

状态,是一种精神枷锁,会伤害人的创造力和人格,让人停滞不前或犹豫不定。

2. 摆脱认为“为时已晚”的枷锁　此种心理状态常使人对未来完全妥协,甚至是自暴自弃,因此不再采取积极的措施面对眼前的问题,故其是一种“自我放弃”。

3. 摆脱背着“过去的错误”的枷锁　背着此种心灵枷锁的人,是因为其曾经失败过,而且很受伤。因此,当其再次面对“过去失败经历”的相同事件时,其本能地恐惧、害怕,正如“一朝被蛇咬,十年怕井绳”。因此,我们不能把“过去的错误”看得太重,而应将失败看作是一种经验的积累。

4. 摆脱“担心失败”的枷锁　“担心”其实是一种诅咒,因为其起到了一种不良暗示的作用,愈害怕愈抵抗某件事情发生,其发生的可能性愈大,因此,最好的方法是专注于做事的过程,而不要去想结果。

### (二) 建立自信

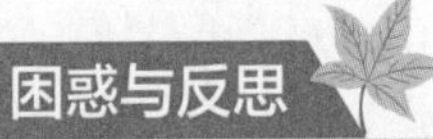


**“不自信”在作祟**

孙某,32岁,世界前500强公司的一位市场总监。来到公司仅三年,由于工作业绩突出,从众多佼佼者中脱颖而出,从一个普通营销员,迅速成长为市场总监。当上市场总监后,面对的部下全是本科、研究生学历。他们年轻、学历高、思维敏捷、创新能力强。而只有大专文凭的她,越比越觉得自己差,越比压力越大,越比越不自信,感觉自己的地位越来越不稳定。要强的她,对自己工作过于苛刻,过分要求完美,不允许自己出半点差错,空闲时间全部用在充电、补充知识上。但是,她发现自己的学习热情越来越低,学习效率也大不如从前,甚至出现了睡眠障碍、多梦等问题。

孙某的问题出在不自信上,面对众多优秀的下属,危机感过强,造成了她越来越大的压力。

拥有充分的自信,相信自己的能力,这不仅是抗压的重要一环,也是护理管理者不可缺少的素质。有些人天生就自信满满,有些人却很难在别人面前展示自信。尽管如此,心理学家普遍认为,自信是可以通过一定的练习而不断提高的,最具代表性的便是班杜拉提出的自我效能感理论,为提高自信提供了理论支撑。研究发现,提高自信或自我效能感的要素包括四个:实际成功体验、观察他人顺利处理问题的行为、获得鼓励、体验兴奋感。因此,建立自信的步骤如下：

1. 告诉自己“我能行”。
2. 朝着自己设定的目标，不断反复进行“实际体验”。
3. 向榜样学习。
4. 做好“万全准备”。
5. 把心放在自己的长处上，不拿自己的缺点与他人优点比。
6. 从错误中吸取教训。
7. 放弃逃避的想法。

## 第五节　冥想减压法则

### 一、什么是冥想

冥想是指通过“心灵的运动”来减少内心深处的痛苦和不必要的杂念，从而达到心灵的充实和均衡。“冥想”的真正意思是沉思，留心，觉察，清楚地看见。若想清楚地看见，没有任何扭曲地进行观察，必须对自己内心的局限和底层的活动有所觉察。只是觉察它，而不是企图去改变、转变或解决掉它。对整个意识内容进行毫不扭曲且分明地观察，便是冥想的开始及结尾。例如清晨起床时看到窗外的晨曦、远山和水面的波光，如果能一语不发地观赏这惊人美景，心里却没有“好美啊！”这类的念头，仅只是在全神贯注地观察，便说明我们的心是彻底寂静的，否则是无法真的观察或倾听的。因此，冥想就是一种全观或空寂的心境。只有在这种心境之下，才能看到一朵花的美以及它的色彩和形状，这时我们跟那朵花之间的距离已经消失了。但这并不意味着我们认同了那朵花，而是和那朵花之间的距离或时间感不见了。只有当心中没有任何念头或自我中心的活动时，才能清楚地、全神贯注地觉察，这便是冥想。冥想是一种活在当下以产生和享受大脑平静状态的过程。

### 二、冥想的种类

东方哲学发展出两条冥想分支：排他性冥想和包容性冥想。尽管这两种冥想在形式上存在差异，但均要求集中注意和觉察，且二者的终极目的一致，即净化心灵，达到内部平和。

1. 排他性冥想　是将意识集中于某个思想，从而把其他的思想从意识中排除的思维方式。大脑聚焦于某一思想如同微风将云层吹散，只留下清澈的蓝天。在大多数情况下，排他性冥想要求冥想者将眼睛闭上，防止视觉干扰。莎士比亚曾说“眼睛是心灵的窗户”，当闭上眼睛的时候，心灵才能更好地净化自己。让人们的思想集中于某个思想的做法包括：心理重复、视觉重复、声音重复、身体重复和触觉重复。

2. 包容性冥想　是大脑自由地接受任何思想，不做任何控制，大脑只是简单地接受这些自发的、来自潜意识的思维方式。接受指客观地对待进入意识水平的所有思想，不对其进行任何判断。包容性冥想的目的是观察自己的思想，正念就是在当前的状态下留意自己的思想。

## 三、冥想实训

### （一）冥想前准备

1. 环境　做冥想练习时，一定是在一个幽静的环境中，不受外界干扰的地方，最好每天在同一时间同一地点练习，这样更容易集中注意力；练习时的姿势一定是舒适的，可以长时间保持稳定不动且不疲倦的姿势；练习前都要做几个缓慢深长的呼吸，让自己平静下来，进入冥想状态。光线：将房间的大灯关上，打开小灯，光线以基本能看清房间物品即可（如果不惧怕黑暗的话，可直接关灯）。

2. 着装　衣服宽松适宜。

3. 姿势　采用最舒服的坐姿，并不一定要静坐姿势，只要坐得舒适就好，但不可以驼背；如果能保证不睡着的情况下，也可以采取躺着的姿势，但对于初学者来说，还是坐姿较好。

### （二）冥想训练

冥想的方法可分为集中冥想与智慧冥想两种方法。集中冥想是指集中精神、维持平稳心态的方法。智慧冥想则是指通过感觉身体和心灵的变化，最终达到一种无常和无我的超然境地。

1. 集中冥想法　冥想时，最好将自己的意识置于鼻尖或者胸部的中间，也可以置于肚脐下 3cm 处。第一次进行冥想时，就要把意识置于鼻尖，即使突然想起某件事，也不要接着往下想，要把自己的意识始终置于鼻尖，一边平缓地呼吸一边集中精神。如果很难集中精神，则可以尝试“数呼吸法”，即在均匀呼吸下，利用计数来集中精神的方法，从一数到十，然后再回来重复数。一边做集中冥想，一边问自己：眼前的生活、自己所追求的东西是真正想要的东西吗？如果实现了我会真正变得幸福吗？什么事情才是能让我真正感到幸福的呢？为了眼前所追求的东西我放弃了什么？放弃这些东西自己心甘情愿、幸福吗？

做此冥想的时间可以选择在早晨刚起床时，先在床上做5~10分钟的冥想，可以为新的一天带来安静、平稳、平和的心态；也可以将冥想时间选择在睡前，睡前冥想可以净化身体和心灵。

如果工作中遇到堆积如山的工作任务而心情烦躁时，也可以在工作间隙用5~10分钟的冥想来消除工作负担并平稳心态。短暂的集中冥想可以使人变得安静、平和，这样便更能使自己抓住工作的头绪，提高工作效率。

2. 智慧冥想法　在智慧冥想中，最重要的是觉察自己在做什么，但是不要对所做的事情加以判断和区分，只需要客观地理解即可。采取冥想姿势后，开始呼吸，呼吸时感觉腹部的变化，此种冥想方法主要是在生活中培养自己"下意识的作用"。因此，我们可以在吃饭、走路、接电话或者开会时都可下意识地感觉一下身体、想法和情感的变化，每当有忧虑的时候，也要下意识地去感受一下。研究证明，人们习惯于当忧虑来临时，下意识地抑制这种忧虑，但因"反弹效果"而很难达到目的。这时，我们可以将抑制转为智慧冥想，不要责备自己，而是下意识地去感觉这种忧虑、理解懂得这种忧虑。

## 四、正念冥想

正念冥想被认为是冥想的一种形式，在冥想练习中得到广泛应用。

1. 什么是正念？　正念减压治疗创始人将正念定义为"正念是以一种特定的方式来觉察，即有意识地察觉、活在当下及不做判断"。正念是一种全意识的状态，意识不是天马行空的念头，也不是无法满足的欲望，而是对当下的体验。为什么需要不带任何评判地观察或体验能力呢？在日常工作中充满了这件事我做得对还是做得错，我们喜欢一个人还是不喜欢一个人等诸如此类的评判。如果我们没有这些评判，保持中立态度，就不会产生任何情绪。因此，关注当下可以为我们培养一种不一样的生活方式，为解决压力问题提供一种好的方法。强调一点，不要等到不愉快的事情发生了才去培养正念，这样无异于船已经翻了才练习游泳。为做到有备无患，需要在日常生活中进行正念练习，这样才能在真正面临压力时从容应对。

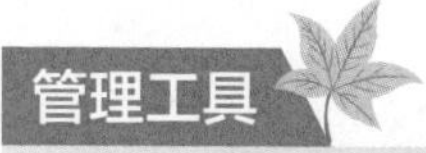


**正念应对压力的原则**

1. 活在当下。
2. 不做判断。

3. 相信自己。

4. 初学者的心态。

5. 对过程的兴趣。

6. 接纳现实。

7. 关注自己。

2. 正念冥想实施　正念冥想不需要限制在房间内。关注当下，强调意识到当下所做的一切。压力的出现往往是因为我们将注意力过度集中在事件的威胁或忧虑上。要减压，首先要学会让大脑暂时停下来，并暂时将问题放到一边，把意识带到当下，而不是集中在过去，也不是集中在未来。

为了引导注意力保持在当下，可以通过以下策略关注正在发生的事情：身体感觉、声音、气味、情绪、情感，不做分析，不做思考，只是呈现出它本来的样子。例如，走路时练习正念冥想，您可以尝试将每只脚迈到前面时，感受身体重量的转移，并感受身体的每一个动作；在洗盘子时进行正念冥想，留意手上的水和洗洁剂带来的感受；当吃东西时，尝试将注意力集中在食物的味道、气味、口感上，不带任何情绪、回忆或想法。

（倪云霞　罗健）

## 护理部主任压力反应倾向自测

当遇到以下情况时，你最可能采取哪种行动，请圈出相应的答案。

1. 如果生活十分繁忙，又有很多社会责任和社会工作，每天都在为日程表中的事情到处奔走，遇到这种情况，你会怎么做

A. 我会觉得手足无措，焦躁不安，失去控制能力

B. 我会增加体重

C. 我会精心设计详细的运作系统，保持生活的各个方面井然有序，我会坚持几个星期，直到最终放弃

D. 我会削减现在的任务，同时拒绝新的任务

2. 如果醒来时发现自己感冒了（喉咙痛、流鼻涕、四肢发冷、周身酸痛），你会怎么办

A. 我会请病假，休息一天，享用蜂蜜茶

B. 我会吃些感冒药，正常上班，装出没有生病的样子

C. 我会去体操馆，参加跆拳道班，在踏车上跑几千米，好好出身汗

D. 我有这么多事情要做，怎么可以感冒呢！我会担心生活中很多事情都会因为我的生病而变得混乱不堪

3. 你将怎样处理人际关系问题

A. 我会装作没有任何问题

B. 我会要求讨论这个问题，而且立即讨论

C. 我会感到沮丧，认为是自己的错，弄不明白自己为什么总会破坏人际关系

D. 我会花些时间思考自己应该说些什么，怎样说才不会有责备的语气。然后和对方讨论具体的问题。如果没有效果，我至少能对自己说：我试过了

4. 如果上司告诉你某个客户对你不满，然后叫你不要为此事担心，但要多加注意在客户面前的言行，遇到这种情况，你会有何感受

A. 我会觉得自己被严重冒犯，连续数天被猜测客户和实施报复的思绪所困扰，还会因为他让我在老板面前难堪而耿耿于怀

B. 我觉得无关紧要，有些人就是过于敏感

C. 如果冒犯了某人，我会觉得惊讶，更会对整件事情如何发生的迷惑不解。然后我会异常礼貌地对待别人，甚至迎合他们，但我的自信心必定深受打击

D. 我会觉得受到伤害，或者有点生气，但会听从上司的劝诫，不再担心此事。之后，我会更加注意与客户的言谈

5. 如果第二天早上有一次大型考试或演讲，结果非常重要，睡觉之前你会有何感受

A. 我会有点紧张，又非常兴奋，因为我已经准备充分。我将美美地睡上一觉，使自己处于最佳状态

B. 我会很紧张，甚至会呕吐。我需要烟酒和饼干让自己镇静下来，尽管这些通常都没什么效果。我会睡得很不安稳

C. 即使已经牢牢记住，我还会熬夜检查笔记。总觉得多看几遍不会有坏处

D. 想着考试或演讲会让我紧张，我就故意装出若无其事的样子，尽量不去想它

**自测结果说明见附录四。**

# 第五章

# 护理人才培养法则

护理管理工作能否高效、有序地进行，关键因素在于人。仅凭我们个人努力是难以做好临床护理管理工作、实现医院护理目标的，拥有一支高效率人才队伍，共同来成事才是达成目标的关键。然而受我国传统观念和现行医疗体制的影响，我国护理人才队伍整体呈现出护士综合素质不高、学历层次偏低、人才流失严重，护士普遍缺乏主观能动性、创造力，科研能力薄弱，临床护理管理工作基本依赖于经验管理的现状。高质量、高素质护理人才的缺乏已经成为制约护理管理水平提升的瓶颈，作为护理队伍"领头羊"的我们应该如何来改变目前的困境呢？最佳的策略就是让护士成才。企业生存的最大课题就是培养人才。作为管理者的主要职能之一就是去选择合适的人才，提供良好的环境氛围及发展平台，培养下属，用下属来成事，最终达成管理目标。本章节旨在提供一些可参考的建议和方法，冀望能够为各位管理者在进行临床护理人才培养过程中提供有益帮助。

## 第一节　护理职业理念内化法则

### 一、营造良好氛围——提供人才成长的优良环境

护理工作劳动强度较大，部分医院对护理工作的支持力度欠佳。这样的环境导致一些优秀人才不愿意选择护理作为自己的终身职业，临床中具有创新精神、科研能力强的人才较为缺乏，导致护理事业发展整体呈迟缓状态。基于此，我们有必要营造一个能吸引、培养、留住人才的好环境。

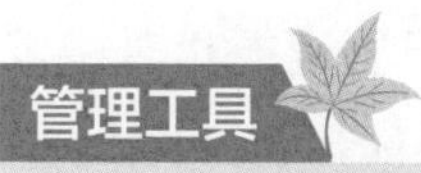

### 容易吸引优秀人才的职业

1. 薪水高，福利好。
2. 工作环境（物质方面）舒适。
3. 人际关系良好。
4. 工作稳定有保障。
5. 能够提供较好的成长机会。
6. 有较高的社会地位。
7. 工作压力小。
8. 能充分发挥自己的能力特长。
9. 社会需要与社会贡献大。

俗话说“筑好巢才能引来凤凰”，“筑巢”对我们而言，包含着两层含义：一方面我们需要在护理团队中营造良好的文化氛围，促进护士的成长、成才，只有做出成绩，才能赢得社会和他人的尊重，只有自己强大了，才是真正的强大；另一方面，需要医院领导及相关部门的重视，营造医院层面支持氛围，提供护士更多的话语权、决策权。

某位知名企业家曾说，他到一个公司10秒就能断定这个公司的现状及发展情况。他凭借什么来断定呢？凭的是感受到的企业氛围。护理文化氛围对护士的个体行为具有导向、约束、凝集、激励的功能，良好的护理文化氛围以其潜在的运动形态感染护士，能促进护士间建立良好的人际关系，增强护理队伍的内部凝聚力和外部竞争力。良好的护理文化氛围所带来的影响是长期的和潜移默化的，**我们有责任引导、促进和构建良好的护理文化氛围**，营造一种护士间相互信任，尊重知识，尊重人才，追求自主创新的文化氛围。营造良好的护理文化氛围应秉承以下原则：

1. 以人为本原则　管理的主要对象就是人，优秀的主任一定是具有人性化的管理理念，关心护士的工作和生活，懂得感情投资的人。坎特法则认为尊重下属是人性化管理的必然要求，是回报率最高的感情投资，也是成功领导者应该具备的职业素养。

2. 目标导向原则　管理者需要明确要构建什么样的文化氛围以及为什么选择构建这样的氛围。确定目标后，必须对我们现有的护理文化氛围进行评定，然后采取行之有效的策略，从上级到下级共同努力达成最终目标。

3. 稳定发展原则　在构建和营造护理文化氛围的时候要遵循相对稳定的原则。因为如果频繁改变，会难以达成营造良好氛围的目标，同时也会让护士们无所适从。当然，随着社会环境和医疗环境的发展变化，结合自身发展规律做出适当的调整和完善也是有必要的。

4. 协调一致原则　护理文化氛围的各个方面应该是相互协调的，并与护理管理制度、护理组织文化、领导风格保持一致。

5. 持之以恒原则　护理文化氛围建设工作的长期性，在于它伴随着医院建设和发展的全过程，必须有长期“作战”准备。良好氛围的形成不是一朝一夕能够实现的，我们需要持续地、不断地努力付出。

6. 领导者身体力行原则　作为“羊群中的领头羊”，管理者的决策和行动影响着整个护理队伍，所以必须以身作则，发挥表率作用，把自己的言行融入护理组织氛围当中，培养和形成良好的护理组织氛围。

护理文化氛围的营造及护理人才成长的支持性环境的构建并非护理队伍之力就能达到，作为护理部主任，我们除了帮助护士自身变得更为强大外，还需要争取医院高层领导、其他各部门提供政策、经济方面的支持，创造吸引护理人才、促进护理人才成长的良好平台。

## 二、内化职业价值理念——指明人才培养正确方向

职业价值理念是一种内在的精神动力，它包含诚信、敬业、专业、责任等，是对职业的正确价值观与态度。护士职业价值理念指护士从事护理专业过程中所形成的对待职业、职业行为和工作结果比较稳定的价值取向或态度。国际医学教育专门委员会认为正确的职业价值理念观包括：追求卓越、利他主义、责任感、同情心、移情作用、负责、诚实、正直和严谨的科学态度等。

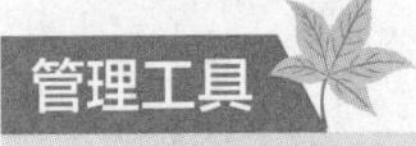


**正确的护理职业理念**

正确的护理职业理念主要体现在：

1. 尊重他人的价值和独特性。
2. 维护他人利益与遵守道德。
3. 遵循法律和人道主义原则。

有什么样的职业价值理念就会有相应的职业行为。职业价值理念决定着护士在从事护理工作时的工作态度和劳动绩效水平，还影响着护士对职业方

向的选择、职业生涯的规划以及将来所取得的成就的大小。只有朝着正确的方向，才能达成组织目标。**横山法则指出**最有效并持续不断地控制不是强制，而是触发个人内在的自发控制。作为管理者我们对于护士职业价值理念的内**化承担着引导的作用**。

1. 宣传、培训发挥基础引导作用　全球某知名医院编撰了护理手册并发放给每一位员工，以此来宣传和表达医院的核心价值理念。在宣传、培训过程中，要记住护士才是主角，要以护士能接受的方式来传递，如某知名医院所设立的“患者体验”办公室等方式让更多的护士学会换位思考，体会护理职业价值理念的精髓。

2. 通过先进典型发挥示范作用　职业价值理念是无形的，先进典型将职业价值理念内化为自身品质，外显为护理职业所倡导的行为。把群众认为的品德高尚、成绩显著的护士立为榜样，通过他们特有的号召力、影响力、感染力，影响其他人的思想、行为，并逐渐渗入其观念中，进而潜移默化地促进护理职业价值理念的形成。

3. 护理相关制度发挥协调保障作用　将职业价值理念融于护理管理中，渗透于制度中，让护理职业价值理念“上墙”，通过制度来保障护理职业价值理念贯彻执行，用制度约束，让其“入心”，走进护士的意识层面，指导其行为。

4. 职业价值理念内化贯穿育才全过程　护理职业价值理念内化贯穿于选才、育才、用才全过程。选才之初，通过面谈、相关问卷测试、周围人群360°评价来了解被选者的护理职业理念；育才过程，将正确的职业价值理念融入教育培训中；安排岗位时，将护理职业价值理念的相关内容作为测评项目，采取强势文化促进其形成正确职业价值理念。

5. 结合临床护理服务践行护理职业价值理念　临床护理服务质量是检验护士护理职业价值理念的最佳方法。我们可以将护理职业价值理念的精髓融入日常的护理工作检查中，通过合理运用负强化和正强化的行为理论促进护士职业价值理念的内化。

## 第二节　鉴人有术法则

### 一、观念先行——树立正确人才观

识别人才是培育人才、使用人才的前提和关键，是我们必须练就的本领和技能。由于社会观念以及护理专业自身的原因，医院护理人才的培养主要以“技能型人才”为主。不少护理管理者将人才的选拔和培养的重点倾向于护理专业技术人才，导致医院临床护理人员的综合业务能力不能满足现阶段护理服务模式的要求。在对危重症患者的护理方面尤为突出，临床护理教师缺乏教育学和护理人文的相关知识，护理科研整体仍然处于弱势状态，缺乏深度，复合型、创新型的护理人才更是奇缺。某知名企业家曾指出：“许多企业就是在仅具有单一方面能力的专才手中走上毁灭之路的；对于企业来说过于强调某一种理想状态只能适得其反，而应树立一专多能的复合型人才观。”因此，必须树立正确人才培养观，有**容才之量**，敢于选拔、培养能力超过自己的护理人才；另外，做好人才需求预测，定下吸纳人才大计。

## 二、识才不易——主客观相结合寻找识别人才有效策略

美国管理学家杰克·韦尔奇认为作为领导者最重要的职责就是挑选最好的人才。他说：“领导者的工作，就是每天把世界各地最优秀的人才招揽过来。”护理部主任最重要的职责就是挑选优秀的护理人才，并培养他们。现实条件下，并不是所有的护士都有机会以能够被领导者识别的方式显示自己的才能，在护士队伍里不乏“潜人才”“伪人才”的存在，所以识人、知人不易。宋代的陆九渊就对此深有感触，他说：“事之至难，莫如知人；事之至大，亦莫如知人；人主诚能知人，则天下无余事矣。”出色的护理管理者一定是识才、知才方面的能手。人才识别矩阵划分维度见图 5-1。

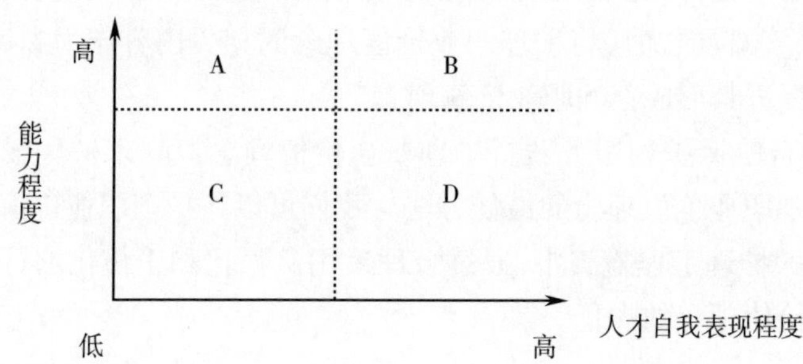


A区：高能力+低表现力=隐身型人才　　B区：高能力+高表现力=天才型人才

C区：低能力+低表现力=庸碌型人才　　D区：低能力+高表现力=吹嘘型人才

图 5-1　**人才识别矩阵划分维度**

1. 由外可知内,外表折射人的才德端倪　自古有文王以气度判断人的优劣,尧帝以面貌选拔继承人,舜帝以气色选免官员,禹帝以言谈选拔人才,清代曾国藩总结了识人口诀:“邪正看眼鼻,真假看嘴唇;功名看气概,主意看指爪,风波看脚筋,若要看条理,全在言语中。”虽然容貌、衣着、言谈、举止是人的外在部分,但这些外在表现却透射着人的个性、意志、学识、修养、气质、体能、才干、地位和社会阅历等内在精神状态,这些内在不会依附于外在部分而存在,但会通过外在形象表现出来。我们每天工作繁忙,能够深入了解的护士人数毕竟有限,这就需要练就一双“火眼金睛”,通过平常与护士交往,透过其穿衣打扮、言行举止看出其才德端倪。

2. 疾风知劲草,从实践中甄别人才　《吕氏春秋·谨听》描述了尧考察舜的过程,共包括了五个方面:一是把两个女儿嫁给他,以此考察舜的品格;二是让舜制订常法,考察他能否服众;三是让舜总理百官,考察他的管理能力;四是让舜接待宾客,考察他的交往能力;五是派舜巡查山林,考察他的实际工作表现。实践是鉴别人才的根本途径。辨才犹如相马,要做出准确的评价,必须将其放到校场跑跑,和其他“马”赛赛,根据其业绩、贡献判断是不是真正的“千里马”。我们可以对下属授权,委以重任,进而知晓下属才能。这把“委以重任”的“撒手锏”往往可以避免“伪人才”的蒙蔽。

3. 广开才路,海纳百川　管理者须拓宽识才、用才渠道,克服单部门的狭隘观念,鼓励护士“毛遂自荐”和护士之间相互推荐。护理队伍的发展离不开各类护理人才的支持,我们还须具备“兼收并蓄”的思想,注意人才选择的多样化,如临床型、管理型、科研型等,让护理队伍中护理人才呈现出“百花齐放”的景象。

4. 借助客观评价手段识别人才　某心理学认为:大多数人选拔的是他们喜欢的人,而不是最能干的人。我们可能很难克服这种局限性,所以需要借助考试、操作竞赛、情境模拟、心理测量等客观评定的方法来识别人才。但是在借鉴一些非医疗领域的测量工具时,需要搞清楚四个问题:① What——评什么?② How——怎样评?成本和难度如何?③ Who——谁来评?④ Why——结果怎样解释?

5. 探测“冰山以下部分”素质内涵　心理学家提出了“素质冰山模型”,他认为能力素质决定了一个人在工作上能否取得好的成就。其中,“冰山以上部分”包括基本知识、基本技能,是外在表现,容易了解与测量,相对而言也比较容易通过培训来改变和发展;而“冰山以下部分”包括社会角色、自我形象、特质和动机,是人内在的、难以测量的部分,它们不太容易通过外界的影响得到改变，但却对人的行为与表现起着关键性的作用。这就提示我们除了观察护士外在可识别的知识和技能外，也需要通过交往、测评等手段了解护士“冰山以下部分”。我们可以通过基于护理岗位胜任力素质模型来建立护理人员素质测评系统，这将会成为未来护理人才识别和选拔的重要依据。素质冰山模型图见图 5-2。

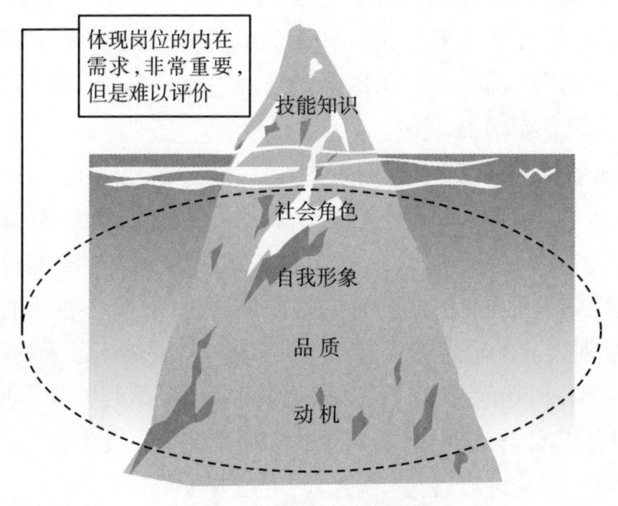


图 5-2　**素质冰山模型图**

6. 大处着眼识人才，识才须不拘一格　俗话说“人无完人，金无足赤”。人无完人，若只识其短，则不能知人；若能看到人的优点，则能发掘更多的人才。我们在把握人才本质的基础上，要能打破陈规陋习的束缚，排除个人主观爱憎，于大处着眼，不拘一格地发现人才，要着眼于发现人才的长处和优势，切忌只及一端，不见全貌。

7. 选才勿忘德，德才兼备方为上上才　司马光曾经说过：“才者，德之资也；德者，才之帅也。”无论何人，无论从事何种职业，高尚的人品比卓越的能力更为可贵，“小胜靠智，大胜靠德”，一个人就算能力再强，如果德行不佳、行为举止不端正，也难免会给护理队伍带来危害和损失。

**如何发现潜能人才**

1. 看工作思路。
2. 看进取精神。

3. 看负重能力。
4. 看实际运作能力。
5. 看他人评价。

## 第三节　人才成长规律法则

### 一、培育良才——从关心下属的职业生涯规划开始

管理者的成功往往是靠下属的职业成功来成就的，职业生涯规划是职业成功的第一步。职业生涯在人的一生中占有绝对重要的地位，相关调查显示：有 50% 左右的友爱满足感，56% 左右的归属感，70% 左右的实力、胜任、自信、能力的发挥满足感都是通过职业生涯得到的。关心护士的职业生涯规划可以：①更深入地了解护士的兴趣、愿望、理想，让他们感受到自己是受到重视的人，激发其工作热情；②帮助护士实现他们的理想，同时也成就自己的事业，并且获得护士的尊敬和拥戴，就如教练名言所述："你愈帮助运动员实现理想，运动员就愈会把你当作理想的领导者来拥戴"；③根据医院目标，创造条件激发护士的潜能，保证医院未来人才需要；④使护士看到在这个医院的希望、目标，留住优秀人才。

任何一个人的职业生涯规划或职业发展都是由不同的阶段构成的，形成特定的职业周期。有学者根据护士职业的特点，把护士职业生涯归纳为**四个阶段**。**①探索阶段：**在入职后约 2 年内为职业探索阶段，护士选择适宜的工作领域并学习专业技能；**②确立阶段：**此阶段大约为入职后 2~5 年，护士致力于成为某一专科的能手并获得相应的竞争优势，同时根据自己的职业生涯目标考虑是否接受进一步的专业教育；**③维持阶段：**大约为入职后 5~15 年，护士努力保持其职业上的成就和地位，指导年轻护士或寻求更广阔的职业渠道；**④衰退阶段：**从业 15 年后，护士希望能传授其经验、得到同行认可、顺利交接并完美结束职业生涯。因为国情和现实情况的不同，每一位护士职业发展的四个阶段持续的时间不一定与上述完全吻合。

有护理理论家认为护士专业技术的获得和发展要经历从新手到专家**五个不同的水平**。**①新手：**对拟从事的护理领域完全没有经验，主要依照操作规程及规章制度来指导临床实践，灵活性差；**②初学者：**已有一些临床护理经历，对

所从事的工作有一定的了解，具有一定的能力；**③胜任者：**具备在同一护理岗位 2~3 年的实践经验，能根据情况的主次来计划安排自己的工作，能主动思考和分析面临的临床护理问题，能处理突发事件；**④熟练者：**能将护理工作情境理解为一个整体，并具有预见性，能在多项工作中找出最重要的工作，能根据发生的情况调整护理工作计划；**⑤专家：**具有丰富的临床护理经验，能直观地把握面临的护理工作情况，具有准确的判断力和决策力，从技术熟练水平演变到专家水平，是一个从量变到质变的飞跃。

从护士职业发展阶段来看，每个阶段护士的职业发展的任务和需求是不同的，我们所承担的主要责任就是：如何将医院的发展目标同护士个人职业生涯有机地结合，根据护士职业生涯不同阶段的特点为其提供针对性的支持。以下几个问题值得我们每位主任进行反思：

1. 我了解我的下属吗？知道她对未来的想法吗？

2. 我应该多久与我的下属进行一次职业发展层面的交流？通常而言，最困扰他们的问题是什么？

3. 我是否把组织的愿景和规划等信息及时提供给下属？我是否在帮下属寻找更多的发展机会？

4. 我该如何做，才能支持下属的职业发展？

## 二、提供支持系统——点燃培养人才的动力引擎

1. 职业探索阶段　此阶段护士刚进入医院，对医院护理发展目标尚不了解，与上司和同事间尚不熟悉，对未来的职业发展方向不明确，处于相对适应期。处于此期的大部分护士缺乏对职业生涯相关知识的了解，据相关调查显示，72.54% 的护士对“职业规划”较模糊。因此我们应对刚进入医院的护士进行上岗引导，例如在医院新职工岗前培训中开设职业生涯规划的课程，向每一位护士清晰地传达医院的愿景、护理组织的任务目标、护士职业生涯规划的相关培训以及对护士职业生涯规划方面可以提供的支持和帮助。此阶段我们的重点在于帮助护士更好地融进医院护理团队这个大家庭，鼓励并帮助他们在工作中不断地尝试寻找适合自己发展的方向。我们对于这阶段的护士可采用蘑菇定律，即无论多么优秀的人才，在刚开始的时候，都只能从最简单的事情做起。但值得注意的是蘑菇定律管理是一种特殊状态下的临时管理方式，需要把握时机和程度。

2. 职业确立阶段　此阶段护士关注医院的发展动态，适应、融入医院工作环境，对未来职业发展方向有了一定的定位，开始规划自己的职业生涯。对

此阶段的护士，我们在结合医院发展目标和社会环境基础上，协助他们进行分析和定位，帮助他们确定职业发展方向和目标，制订职业生涯策略。我们需要注意护士职业生涯规划与医院目标的匹配度。帮助护士设立的职业发展目标最好是多层次、分阶段的，这样既可以使护士保持开放灵活的心态，又可以保持护士的相对稳定性，提高工作效率。确立发展目标后，此阶段的护士需要更多的机会获得专业方面的成长，我们可以选择护理队伍里优秀的护理骨干作为他们的导师，鼓励其接受继续教育，为其提供外出培训和学习的机会。

在工作中管理者可能经常会碰到以下一些问题：护士 A 有很强的进取心，但在工作上不愿意从小事做起，看高自己的实力和能力而低估他人，急功近利，在制订职业生涯规划上不切实际；护士 B 在确定职业目标后在工作中有不断失败的体验，对实现未来职业目标感到渺茫。这时管理者就得承担对护士的职业生涯规划的评估与修正工作，通过反馈和修正，纠正其最终职业目标与分阶段职业目标的偏差。需要注意的是，我们不可将个人的意志或想法强行加给护士，完整的职业生涯规划应由护士自身、护理管理者、医院三方来共同努力完成。在整个过程中，护士对自己的职业生涯规划承担主要责任，职业生涯必须由护士亲自完成，作为管理者主要提供支持、建议和反馈，承担顾问、评价者、教练和指导者的作用，而医院则应该承担改善环境和创造条件的责任，提供相应的资源。

**正确的职业生涯规划应该遵循以下原则**

利益结合原则

机会平等原则

共同实施原则

时间坐标原则

发展创新原则

全面评价原则

切实可行原则

实事求是原则

目标一致原则

动态变化原则

3. 职业维持阶段　此阶段大部分护士职业能力趋于成熟，技能娴熟，积累了丰富的职业工作经验，创造力最强，工作业绩比较突出，积极寻找职业发展机会，同时也面临着协调职业工作、家庭生活和自我实现三者间的均衡；但相当一部分护士也面临工作不顺心、无成就感，陷入现实与理想的矛盾中。毛细管论指出人们的愿望就像水柱，升迁的机会愈多，人们的愿望就越高。这提示我们有责任同人力资源部共同建立公平、透明的晋升体系，及时提供医院近期和远期的护理岗位、职位变动和需求，以及各岗位的能力要求，并且努力为下属争取和提供更多的职业发展机会。

目前国内护士基本有两条职业发展通道：一条是专业技术发展通道，从注册护士、护师、主管护师、副主任护师发展到主任护师，从新护士到临床护理专家；另一条是管理通道，从护士长、科护士长到护理部主任甚至护理院长。近年来，一些医院为护士提供了涵盖临床、教育、科研、管理等的护理职业生涯路径：其一是发展成临床护理专家；其二是成为病区护士长；其三是成为临床教育者、研究者。相比较而言，过去国内护士的职业发展通道相对狭窄，这也许是造成许多护士特别是优秀护士离职或转岗的主要原因。我们应当责无旁贷地向所在医院、卫生部门为护士争取更多的职业发展机会，留住优秀的骨干成员。

应注意这个阶段护士面临的家庭、职业等方面的问题和矛盾比较集中，压力较大，若处置不当，护理职业生涯规划会发生较大转折，对医院目标的实现和护士个人都会产生不利影响。应有意识采取一些政策或措施协助护士解决工作、家庭冲突，进一步保证护理职业生涯的顺利发展。

4. 职业衰退阶段　此阶段护士体力、对新事物接受程度明显下降，核心骨干地位和作用逐步被年轻人取代，能传授其经验，希望赢得尊重，得到同行认可，同时面临着退休问题。目前国内普遍存在的情况是 45 岁以上的护士纷纷转岗或是从事一些无技术含量的非临床一线的护理工作，导致临床护士普遍年轻，临床工作经验缺乏。我们应该注意到 45 岁以上护理职业人群的优势所在，他们在长期的专业工作中，练就了娴熟的技能，积累了丰富的实践知识，可以向他们提供担任临床指导、进行教学的机会，可以鼓励他们继续进行护理科研、著书立说等尝试，使其继续在护理职业岗位上发挥他们的才智，同时做好退休护士的工作衔接。

护理管理者对不同职业生涯阶段护士的主要管理任务见表 5-1。

表 5-1　护理管理者对不同职业生涯阶段护士的主要管理任务

| 职业生涯阶段 | 管理任务 |
|---|---|
| 职业探索阶段 | 1. 做好招聘、挑选和配置工作<br>2. 组织上岗培训<br>3. 考察评定新护士<br>4. 达成可行的心理契约<br>5. 接纳和进一步整合新护士 |
| 职业确立阶段 | 1. 试用和提供一些挑战性的工作<br>2. 发现护士的才能<br>3. 帮助护士确定职业发展方向和成长区 |
| 职业维持阶段 | 1. 争取和提供职业发展通道<br>2. 提供平台和机会实现他们的职业理想<br>3. 帮助护士解决工作、家庭生活中的一部分实际问题 |
| 职业衰退阶段 | 1. 鼓励、帮助护士继续发挥才智和智慧<br>2. 适时做好人员更替和人事调整计划 |

## 第四节　因材施教促进人才成长法则

因材施教始创于我国古代教育家孔子，它历经两千多年的文化积淀，是被实践证明了的一种行之有效的培养人才的方法。我国教育家、思想家陶行知先生提出："培养教育人和种花木一样，首先要认识花木的特点，区别不同情况给以施肥、浇水和培养教育。" 在临床工作中，我们会发现某些护士临床工作能力很强而管理能力差，某些护士教学能力很强而科研能力差。作为护理部主任，我们不可能亲力亲为地栽培每一位护士，但我们可以结合护士职业生涯的四个阶段，对护士 "因材" 分类，搭建多样化、多层次、多方面的平台，提供系统的培训体系，提供其成长和展示的空间。

### 一、因材分类——构建护理人才培养结构

纵观因材施教思想的演进过程，可以看出其内涵在不断丰富和完善，从针对不同特点的施教个体扩大到不同类型的施教群体，从对施教个体的性格特长到对生理条件和要求的关注，从认识到个体差异的多样性到总结其发展过程中的共性等。因材施教的内涵提示我们要尊重护士的个体差异，以护士的个体差异作为基础将护士适当分类，针对每种类型的护士及其需要提供合适的培训和展示的平台。根据临床护士实际需要和发展，可将护士分为临床型、

管理型、教学型、科研型和其他型，结合护士职业生涯的四个阶段和护士分层管理，可以构建如下图所示的人才培养结构（图 5-3）。

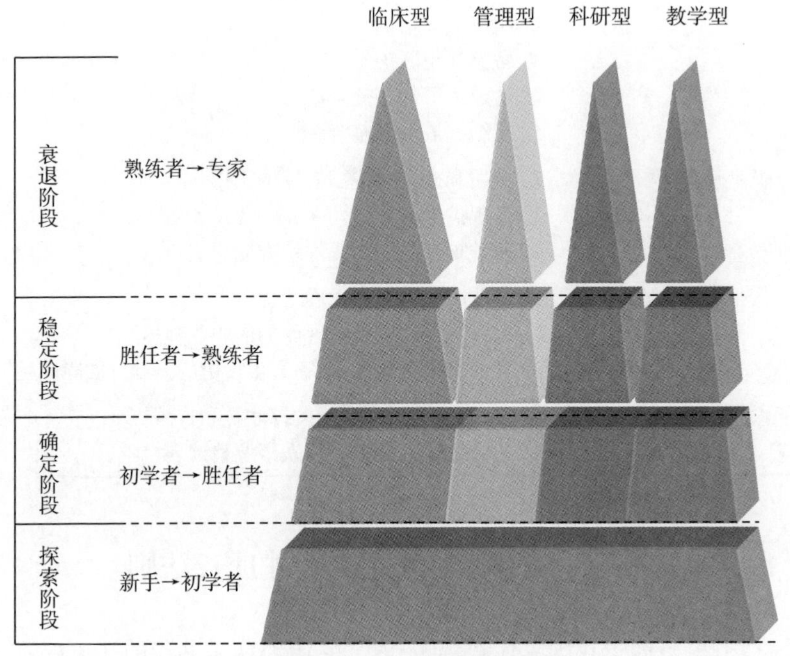


图 5-3 **护理人才培养结构**

## 二、搭建平台——让每个人都有施展才华的舞台

### （一）多样化的竞赛、活动及团队

如何才能在默默无闻、夜以继日工作的护士中挖掘人才呢？无疑开展多样的竞赛和活动是最佳的选择。通过开展竞赛和活动，护士可以从其中发现自己的特征和兴趣爱好，并得到有效的锻炼；同时，开展竞赛和活动也是挖掘、发现人才的好平台，可以根据护士的才能和兴趣协助他们组建不同的学习团队，如科研小组、操作技能小组、教学小组等，以便后期加以培养。

鉴于护理人才的多样性，开展的竞赛和活动也应多样化。例如，举办青年护士技能操作竞赛发现操作技能熟练、动作优美的护士，组建医院操作技能能手队，遇到省级、国家级的相关竞赛时，从中挑选人员应战。建立医院护理科研团队，网罗对科研感兴趣的护士，通过培训、分小组讨论等形式提高护士的科研知识和能力，从而推动医院护理科研水平的发展。表 5-2 例举了针对不同类型和不同阶段护理人才可以开展的竞赛和活动，以及可以组建的团队。

表 5-2 针对不同阶段 / 类型护理人才的竞赛、活动及团队

| 分型 | 阶段 | 竞赛和活动 | 组建团队 |
|---|---|---|---|
| 临床型 | 探索阶段<br>确立阶段 | 护理查房,青年护士操作技能大赛,临床知识竞赛等 | 操作技能小组,糖尿病联络护士,压力性损伤小组,静疗小组等 |
| | 维持阶段<br>衰退阶段 | 糖尿病知识竞赛,伤口、造口护理竞赛等 | 专科护士或临床护理专家 |
| 管理型 | | 拓展训练 | 护理管理者 |
| 科研型 | | 科研论文竞赛 | 科研小组 |
| 教学型 | 探索阶段<br>确立阶段 | 青年护士授课竞赛 | 教学小组 |
| | 维持阶段<br>衰退阶段 | 授课竞赛,精品课堂评选等 | 护理讲师团 |
| 其他型 | | 演讲比赛,文艺汇演,趣味运动会等 | 文艺队,礼仪队等 |

### (二)系统性的继续教育培训

随着科学技术的发展,护理工作性质、范围和内容均发生了很大变化,对护士的素养提出了更高的要求,护士毕业后继续教育培训成为提升护士素养的重要途径。通过培训使护士的知识、技能、态度和行为得到持续改进和提高,保证护士有能力完成所承担或即将要承担的工作和任务;同时将培训内容与护士个人制订的职业生涯发展规划进行有机结合,可促进护士个人潜能得到最大限度的发展。

目前我国大部分医院都在开展继续教育培训,也获得了医院相关的经费支持,但培训在满足医院、护士需求方面的效果不甚理想。一项对 420 名护理管理者进行的护士继续教育培训调查研究显示,99.25% 的管理者所在医院开展了培训,制订了年度培训方案和实施计划,但仅 55.28% 的管理者认为现有的培训能满足临床护理工作需求。这可能与现行的培训内容陈旧、单一、重复,实用性不强,培训方式以灌输为主,流于形式,培训后缺乏对培训效果评价与反馈,激发不了护士学习的主动性等因素有关。

护士继续教育培训的原则

1. 按需施教,学用一致原则。

2. 与医院战略发展相适应原则。

3. 综合素质与专业素质培训相结合原则。

4. 重点培训和全员培训相结合原则。

5. 长期性与急用性相结合原则。

针对现行继续教育培训中存在的问题，提示我们在实施培训前应对培训需求进行分析，对不同类型和不同层级的护士培训重点各不相同，要保持培训的连贯性和系统性，对培训的内容、方法、教材、经费、时间等做一个系统的规划，并建立完整的评价机制。完整的培训应如图5-4所示，包括需求分析、制订和实施培训计划以及培训评价3个主要阶段。

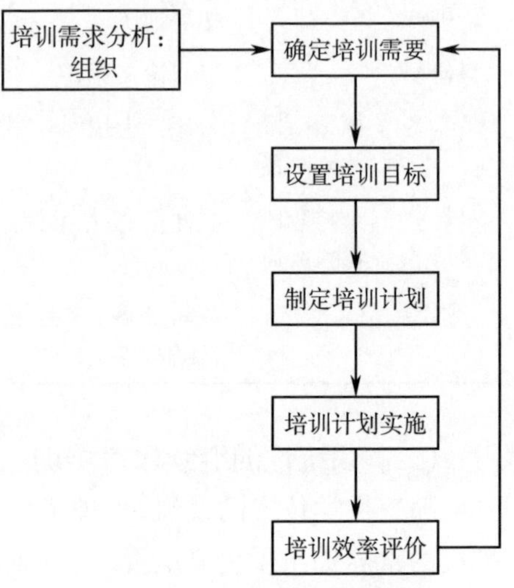


图5-4 人力资源培训模式

1. 需求分析　分析内容主要包括医院、工作和护士个人3个方面：①医院层面，以医院基本现状和发展战略目标为依据，对未来医院护士人力需求预测，对现有护士人力资源储备、供给状况和培训费用进行评估分析。例如医院未来5年内需要几名糖尿病专科护士，需要多少新上任的护士长等。②工作任务能力需求分析，包括描述护理工作、工作任务分类、岗位能力要求，确定各工作任务能力的重要性，根据工作能力重要性决定各项培训工作开展的先后顺序。③护士个人方面，可以采取培训意向调查，将护士实际工作绩效与工作绩效标准进行比较，找出和分析护士在知识和技能方面与岗位要求之间的差距，结合个人意愿制订针对性培训，只有针对护士真实的需求进行培训，才能达到培训目的和取得良好的效果。例如调查分析新入职的护士岗前培训应包括哪些内容，高级职称护士渴望得到哪些方面的培训等。对我们而言，护士个人培训需求分析既是确定培训目标、制订计划的依据，也是进行培训效率评价的基础。

2. 制订和实施培训计划　培训计划应包括培训的组织管理人员、受训对象、培训内容和方式、培训师资、执行培训的具体时间和地点、培训资料选择、培训考核方式、培训费用预算等内容。我们制订计划时应注意以下几点：

（1）根据护理人才培养结构，设计不同类型护士的培训内容时应侧重点各不相同（表5-3）。

表5-3 不同护士的培训内容

| 分型 | 阶段 | 培训内容 |
|---|---|---|
| 临床型 | 探索阶段 | 临床基本护理操作技术、专科常见症状护理、病情观察、应急能力、沟通技巧等 |
| | 确立阶段 | 专科疾病护理、专科护理技术、急危重患者护理等 |
| | 维持阶段及衰退阶段 | 专科新技术、新技能 |
| 管理型 | | 管理的基本技能、管理学新理论新观念、领导技巧、人际关系学、沟通技巧、授权艺术、激励、团队建设、绩效管理、质量管理、人力资源管理、创新及变革、成本管理、压力管理等 |
| 科研型 | | 文献检索、科研设计、论文撰写、统计分析、课题申请等 |
| 教学型 | | 授课技巧、沟通技巧等 |

（2）根据培训内容灵活采用培训形式和方法。护士培训中常见的培训形式和方法见表5-4。

表5-4 常见的护士培训形式和方法

| 名称 | | 特点 |
|---|---|---|
| 培训形式 | 脱产培训 | 在理论知识方面学习的比重较大，培训内容系统，有一定深度，对提高受训人员的素质和专业能力具有积极影响。从长远观点看，对医院有利；但培训成本较高，人数受一定的限制 |
| | 在职培训 | 护士操作技能培训：多以导师制为培训方法，同时会对受训人员价值观、人际关系、合作精神等方面有所影响<br>岗位轮转：轮转使护士能积累更多的临床护理经验，拓宽专业知识和技能，增强解决问题的能力，使其胜任多方面的工作；在医院内形成护理人才的合理流动，为更有效地安排护理人力资源创造条件 |
| | 岗前培训 | 帮助新护士尽快适应岗位要求，学习新的工作准则和有效的工作方法 |

续表

| 名称 | | 特点 |
|---|---|---|
| 培训方法 | 讲授法 | 有利于受训人较系统地接受新知识,有利于教学人员控制学习进度;局限性在于讲授的内容具有强制性,受训人员不能自主地选择学习内容,学习效果容易受教师讲授水平的影响 |
| | 演示法 | 感官性强,能激发受训人员的学习兴趣,有利于加深对学习内容的理解,效果明显;局限性在于适应范围有限,准备工作较费时 |
| | 讨论法 | 参与性强,受训人员能提出问题,表达个人感受和意见,集思广益,能取长补短,有利于受训人员能力的锻炼和培养;局限性在于讨论题目的选择和受训人员自身的水平将直接影响培训效果,不利于系统地掌握知识,讨论场面不易控制 |
| | 远程教育法 | 具有更大的灵活性和自主性,培训覆盖广泛,能有效利用培训资源,提高培训效率 |

培训实施就是落实培训计划,并在执行过程中根据实际情况进行必要的调整。我们最重要的任务是确保受训护士能够把学到的知识和技能应用于护理工作中,解决实际问题,提高临床工作效率。与传统的培训方法比较而言,一些新型的培训方法在提升护士的自主学习能力、思维能力、创新能力方面具有独特的优势,各个医院可结合自身优势采用灵活多变的培训方法,下面介绍两种较新型的培训方法:

1）情境模拟教学法:情境模拟教学法是从案例分析法中派生出来的一种极具实践性和操作性的方法,通过实物演示、角色扮演等方法创设情境,在特设的情境中进行各种技术操作及处理事情培训的一种教学方法。

传统的培训对低年资的护士的技能操作培训,往往只重视操作流程的掌握而忽略了护士在临床实践中执行操作的应对能力。由于临床护理工作具有突发性、多变性、复杂性等特点,既往的培训方式花费了大量的时间、精力却未收到应有的效果,护士在临床执行操作时面对突发事件的应急处理能力差,由此引发的护理投诉、纠纷并不少见。为了提高护士尤其是低年资护士执行护理操作时的应对能力,我们可以引入情境模拟教学法。例如,静脉输液培训中可以设置如下的情境。

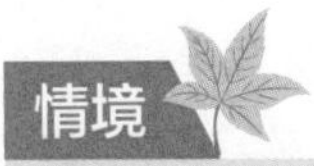

患者在输液过程中发现输液管壁上附有一个小气泡，急呼："护士，赶紧过来看，输液管壁有气泡，跑到我血管里去了。"

护士闻声赶到，赶紧帮助患者排出输液管内气泡。

患者焦虑地问："这样做就可以了吗？这之前我没注意到输液管壁上有气泡，要是已经有气泡跑到我血管里边去了，如何是好？"

护士："输液管临近静脉穿刺处有一个小滤纸片，可阻挡异物进入我们的静脉。即使气泡真的进入我们身体内，如果未达到一定剂量(5ml)，人体血液可结合并通过肺脏排出，不会对我们的身体造成损伤，并且我们会经常过来巡视，如果你有什么不适，随时通知我们，好吗？"

患者："经你这么一说我就放心了。"

2）基于问题的教学法(Problem-Based Learning，PBL)：与传统的以学科为基础的教学法有很大不同，PBL 教学法是一种以问题为导向，以学生为中心，教师为引导，强调学生的主动学习的教学方法。此法强调调动学生的主观能动性，让学生自己去寻找解决问题的办法，是一种以问题激发学生学习动力和引导学生把握学习内容的教学方法。

PBL 教学法适合小班授课形式，对教师自身的素质和教学技巧都有很高的要求，要求教师不但对授课内容非常熟悉，还要具备提出问题和解决问题的能力，教师需要具备灵活的知识运用能力、严密的逻辑思维能力、良好的组织管理能力，并且要具备善于调动学生积极性、寓教于乐、控制课堂节奏等技巧。另外，PBL 教学的成功开展，需要被培训者具备主动学习的自觉性，培训前需要查阅大量的文献资料，培训过程中需要积极与其他成员进行沟通交流。因此，PBL 教学法在临床培训过程中难以广泛开展，但可以对部分核心课程采取此种培训方式。譬如对临床型护士，选择《危重患者的病情观察及抢救配合》《糖尿病患者的饮食控制》等课程采用 PBL 教学方式，每个科室选派自主学习能力、沟通能力较强的护士参与此项课程的 PBL 培训，再通过参与课程的护士对科室的其他护士成员采用 PBL 教学方式进行培训。对科研型护士而言，可以通过科研小组采用 PBL 形式推动科研项目的实施。例如，《危重患者的病情观察及抢救配合》中可以这样来设计问题：

女,27岁,外来务工者,具体职业不详。"呼吸心搏骤停并心肺复苏术后1小时"于2013年12月11日18时由120送入医院。入院前1小时,患者被路人发现倒在路边,口吐白沫,立即拨打急救电话,救护车到达现场时发现病人昏迷,无动脉搏动,立即行心肺复苏,4分钟后患者心跳恢复,52次/min,测血压85/40mmHg,无自主呼吸,使用简易呼吸气囊辅助呼吸,建立静脉通道并转送入医院。

讨论问题:

何为危重患者?

如何准确判断患者病情的轻重缓急,使危重症患者得到优先救治?

…………

3. 培训评价　主要包括培训过程监控、培训环节和培训效果评价、培训投入成本与培训产出的效益评价。培训评价以培训目标为依据,尽量采用一些可衡量的指标或行为改变来进行评价。常用的培训评价方法如下:

(1) 问卷调查法:用书面评估表来评价课堂理论培训效果,通过对受训护士的态度、认知、行为等方面信息的了解,提供有关培训内容、方法及效果的反馈意见。

(2) 学习后测验:知识型培训后可以采取全面测验或抽查的形式进行书面试卷、口头提问等测验方法,技能培训后可以采取操作技能考核的方法。

(3) 行为追踪:对技能培训的效果评价可在培训2~3个月后在实际工作环节中针对受训护士的行为进行追踪评估,了解护士在工作中行为发生了什么样的变化,培训后护士能掌握的专业技术等。

(4) 座谈及经验交流:以讨论的形式让护士自己讲述学习收获和对今后培训的合理化建议。

(5) 观察法:观察受训护士的工作情况以及在实际工作中使用新知识和技能的情况;比较护士培训前后的工作表现。

(6) 指标测量:对培训相关数据进行测量,包括新技术新业务开展率、操作合格率、差错减少率、患者满意率、成本消耗下降率等。培训目标越具体,测量培训效果就越具有操作性。

## 三、关注护士情商和评判性思维的培养

1. 情商——护士职业生涯成功的基石　护士作为医疗服务体系的主力军，在工作中与患者、家属、医生及院内其他支持系统人员接触频多，处于医疗服务体系中信息交流以及人际沟通的关键枢纽部位。护士的人际沟通管理能力、把控自己情绪的能力、感知他人情绪的能力、自我情绪管理的能力及自我激励的能力的高低对临床护理服务工作效率、工作质量以及其自身的发展均具有极其重要的影响。耶鲁大学彼得·耶罗教授将上述五种能力归纳称为“情商”。据相关研究发现，情商在人的成功要素中占据80%。在企业里，人们普遍认为“智商决定录用，情商决定提升”。国外对护士要求的第一素质就是情商中的沟通能力，认为与患者、同事、管理者间的交流能力比专业技术更为重要。

我国既往的护士培训的内容主要集中于护理操作以及疾病护理的相关知识，对情商方面的培训甚少。一项调查研究显示，83%的护士缺乏对有效沟通方式的了解，25%的护士对沟通的内容不能清楚地把握，许多临床护士在面对一些特殊场景（譬如患者不满或者愤怒）时，缺乏有效地感知他人情形能力、自我情形控制和管理能力及沟通能力。基于此，我们必须从管理层面重视护士情商尤其是沟通能力的培养。

护士情商培养可以采取以下策略：①营造良好的氛围，护士的情绪往往会受其他人员的影响，友爱、相互尊重、相互信任、相互感染的氛围可以促进护士保持良好的情绪、提高护士的抗挫折能力。②将护士情商培养的相关内容和知识纳入护士继续教育培训当中。③鼓励全体护士参与编写与情商培养特别是护士沟通能力方面有关的情境题材，最大范围地引起护士重视和自发地学习。④把情商的测量（性格测试、心理健康水平、人际能力测试）作为护理人才挑选以及护士晋升时的考核指标。⑤言传身教，以自身的言语、行动来影响下属、引导下属。

2. 评判性思维——推动护理学科发展的发动机　长期以来，临床护理工作以被动地执行医嘱为主要任务，养成了护士遇到问题过分依赖医生或者以既往的经验来解决问题，缺乏独立思考、解决问题的能力；传统护理教育比较注重知识理论、技术操作的培养，在认识问题、分析问题、解决问题的意识和能力方面的培养意识薄弱。这就导致了我国护士普遍缺乏评判性思维。

评判性思维是指个体在复杂的情境中，能灵活运用已有的知识和经验，对问题及解决方法进行选择，识别假设，在反思的基础上进行分析、推理，做出合

理判断和正确取舍的高级思维方法及形式。它是培养护士创新能力、实践能力的关键因素；能使护士在复杂的临床实践中，灵活地运用已有的知识和经验，找到解决问题的方法，在反思的基础上进行分析、推理，做出合理的判断；也能使护士在面临各种复杂问题及各种选择的时候，正确地进行取舍，做出最佳的决策。若想要从根本上提高护士的自主性、提高护士队伍的素质、促进护理学科的发展和提升护士社会地位，就势必要注重培养护士的评判性思维。

对护理群体而言，评判性思维的培养是一项艰巨而又复杂的任务，任重而道远。我们可以从培养护士评判性思维的意识和技能两方面着手：①搭建评判性思维的网络化培训平台，互相交流培训的效果和经验。②将护士评判性思维能力的提高贯穿于整个继续教育活动中。③努力向卫生部门、医院管理部门为临床护理争取更多自主决策的权利和机会，提供促进护士自主提升评判性思维的有利外界环境。④采用以护理程序为基础的Taba实训教学法、反思日记法、回顾讨论法、访谈法、苏格拉底式问答法、以质疑为基础的学习法(IBL)、概念图法、框架性的临床准备法等新颖的教学方法对护士进行评判性思维的培养。

## 第五节 管理人才储备法则

如何选拔、培养和留住优秀的护理管理人才，是护理队伍和医院管理层面的重要任务。受传统人事管理制度和文化的影响，国内多数医院在此方面缺乏科学、系统的方法和程序。既往采用经验式、凭同事或上级领导主观感觉任命护理管理者，并实行终身制，存在很多弊端，继而改革实行竞聘上岗，但仍存在诸多问题，如应聘群体整体质量不高；缺乏对竞聘者的长期考查、客观评估和早期针对性培养；竞聘者竞聘上任后适应性不强或能力欠缺等。国外于1987年将继任计划这一概念应用于护理人力资源管理中，因其在人才梯队建设方面具有系统、科学、主动、动态、连续等优点，管理效果极其显著。**皮尔斯定律**指出：要追寻有效的企业发展前途，企业的未来有后继接任人选实在是件相当重要的事，公司执行主管应该将此提到与企业财务收支同样重要的层面上。要实现医院长远的战略目标，促进临床护理专业的长远发展，培养优秀的护理管理接班人是主任的重要职责之一。

### 一、继任计划的内涵及其意义

继任计划又称接班计划，是通过确定和持续追踪关键岗位的高潜能人才，并对这些高潜能人才进行开发，以预防重要岗位的人员空缺，其实施过程涉及人力资源培训与开发、职业生涯管理和绩效测评等方面。知名企业均十分重视对关键管理岗位继任计划的实施，使得公司真正实现了持续性发展。

护理管理人员继任计划是**开发、确定和持续追踪护理管理岗位高潜能人才的过程**，从而保证护理管理岗位实现最佳的人岗匹配，具体可从两个层面入手：一是从现有护理管理梯队中由下而上为每个护理管理岗位选配接班人；二是从护士队伍中选拔有突出表现和发展潜力的优秀人才并加以培养后纳入管理队伍。实践护理管理人员继任计划的意义可从组织和个人两层面来讲。

1. 组织层面　继任计划对医院及护理管理人才队伍建设均具有重要意义，具体体现在：①有利于选拔符合护理管理岗位要求、有潜质的后续人才，从战略高度打造护理管理人才快速发展架构体系，为医院发展输送源源不断的护理管理后备军，确保护理管理队伍先进性。②能有计划地实现各级护理管理岗位人员间的平稳交接，有利于维持护理队伍基础结构稳定性和连续性。③能为护理管理者提供发展空间和培训机会，有利于吸引、招募和保留优秀护理管理人才。④通过形成自然竞争机制、完善的培训和督导体系以及改变护理管理人员知识、技能、态度和观念，从而提升管理绩效，有利于组织目标的实现。⑤内部提升的方式有利于组织更全面地了解个人，从而提高用人决策成功率，也有利于组织和继任者的相互适应。⑥创造护理管理者共同学习的氛围，促进信息共享，从而促进护士队伍向学习型组织转变。

2. 个人层面　继任计划对护理管理者和护士个人也具有重要意义，具体体现在：①个人综合评估有助于护理管理者和护士的自我分析和定位，可为个人职业规划指明方向。②明确的职业发展路径和针对性培养计划，使个人感受到医院的认同和重视，有利于提高自信心和努力程度，减少离职意愿，从而提高工作满意度和组织承诺，有利于形成个人发展与医院发展互动和优化的状态。③继任者来自医院内部，且继任计划早期就提供领导力培养平台，其组织适应性较强。

## 二、步步为营——继任计划的实施步骤

护理管理人员继任计划源于医院战略需求和护士职业生涯发展需求，应以医院人力资源规划为蓝本，是一个长期、主动、多方合作的过程，需要医院管理高层、护理部、人力资源部和护士的共同合作，其中获取医院管理高层的支持是成功的前提。

1. 分析护理管理岗位状况和确定胜任资格标准

（1）分析岗位状况：通过分析现任护理管理者年龄、任期、管理队伍人员结构、人员离职意向、将要或有必要进行的岗位人员变动、岗位轮换、晋升和需要新增的护理管理岗位等，确定医院目前和未来3~5年内可能空缺或新增的护理管理岗位，这是护理管理人员继任计划的基础工作。护理管理岗位可能因人员退休、晋升、离职、不能胜任等原因而空缺，或因医院变革如服务流程再造、医院业务扩展而增加。因此，我们应定期、动态分析岗位状况。

（2）制订岗位胜任资格标准：岗位胜任资格标准是选拔和培训继任候选人的依据。根据岗位说明书，为每个护理管理岗位列出胜任该岗位所必需的指标及其素质、能力要求和行为标准。美国护士学会（ANA）制订的《护理管理人员实践标准》统一规定了各层次护理管理者实践范围及不同医疗机构护理管理者的"认定资格""实践标准"和"专业表现标准"，这些标准关注护理管理者的职业管理能力，要求护理部主任和护士长均须为州注册护士，取得护理学士或硕士学位（护理部主任还必须获得国家级护理组织管理证书），须有2~5年本专业领域临床经验或管理经历，具有管理、财务、法律等相关知识或同等胜任能力。我国尚无统一的护理管理人员实践标准，这可能与我国护理管理体制尚不统一有关。目前有少数医院已经实现由护理部统管人、财、物的护理垂直管理，而多数医院尚未实行，我们应根据医院管理体制及具体情况制订适合自身发展的护理管理岗位资格标准。

2. 识别和评估护理管理岗位候选人

（1）识别候选人：能否识别具有发展潜质的护理管理岗位候选人将决定继任计划的成败，这部分内容参考本章第二节内容，需要注意的是，好护士不一定是好管理者。

（2）全面评估候选人：应采用科学的方法和技术确保甄选出合格候选人。主要依据和方法有：①绩效考核结果，包括以往工作业绩、工作能力、工作态度、科研成果、获奖情况等。②面试法，不同面试方法如结构化面试、情境面试、压力面试、小组面试等，各有优缺点，分别适用于不同层次管理人才的评估。其中压力面试特别适用于高层管理者的选拔测试。③评价中心技术，由测评小组根据岗位胜任要求，选择合适测评工具，制订测评方案，并对测评结果进行信度和效度检验。常用的有无领导小组讨论、公文筐测验（如模拟排班、信息处理、制订计划等）、情境模拟、角色扮演、演讲等。④专业技能和理论考核。⑤心理测试，不同量表可测出候选人工作价值观、职业兴趣、人格特征等，为判断是否适合护理管理岗位提供参考。⑥ 360° 民主评议，听取包括上级管理者、下属、协作科室同事和患者的评价。为得到全面、客观的评估结果，实际操作中应将以上方法有机结合。例如有医院与人才素质测评中心合作开发了护士长选拔结构化面试、心理测验、民主测评等系列测评技术，具有较好的信度和效度。

3. 跟进和培养护理管理岗位候选人

（1）评估候选人的职位目标定位：由于护理管理岗位数量有限，同一岗位同时可能有几位合格候选人。这种情况下，我们应评估候选人的职位目标定位，把握候选人的信心、动力和竞争压力水平，既要承认其晋升可能性，又不能让其确信自己肯定能得到该职位，而是必须努力达到岗位要求，在职位空缺时，可能还需经过竞聘得到晋升。要积极引导、支持和培养他们向着职位所需领导能力的要求发展，有些重点培训和考察甚至要在其不知情的情况下进行。

（2）针对性跟进：培养继任计划中培训更关注未来工作需要的技能和潜力开发。我们可先安排候选人参加基础管理技能项目培训，如各种短期培训班、研讨会、长期进修、脱产或在职学历教育等。但受过基础培训不等于已经具备领导能力，还需要针对性地能力开发，包括让候选人带领团队完成工作、制订新服务流程、到护理部或相关部门轮转、参加国内外参观考察等。对护理高层管理候选人培养应制订长期计划，设定阶段目标，逐级增加要求，因为每一阶段的管理技巧、观念和人际关系不同，违背人才成长规律的拔苗助长或越过某一阶段均有可能在以后的工作中暴露缺陷。

（3）实行导师制：通过组织具有丰富管理经验、愿意担任导师角色的护理人员组成导师队伍，为候选人配备导师。有研究显示，配有导师的首席执行官（chief executive officer，CEO）职业进程更顺利，其中部分 CEO 的职业发展受到了深远的影响。导师制的实施要求导师最好同时具有管理经验和教学能力，且必须本人愿意传授经验，才能促进候选人的成长。

4. 继任　继任候选人经过长期考查、培养和甄别后，通常还要经过最后的综合测评或竞聘上岗。继任不是一蹴而就的，它是继任者在前任领导指导下磨合、适应到逐渐独立工作的过程。美国《护理管理人员实践标准》指出，护理部主任与所有护理管理者有责任作为专业角色模范和顾问，激励、培养、招收和保留未来的护理管理人才。因此，当新护理管理者完成继任时就已经承担起培养下一任接班人的任务，这也是继任计划要体现和追求的“传、帮、带”的护理管理文化。

5. 反馈和总结　完成继任并不代表继任计划的结束。我们应继续考查继任者的管理绩效和工作表现，评价效果、总结利弊，为以后工作积累经验。

对竞争同一职位而落选的候选人应给予合适安排、激励或补偿,例如同级间护理管理岗位变换、授权等。如果有优秀管理候选人跳槽应仔细分析其离职的原因。

## 三、实施继任计划的挑战及应对策略

实施护理管理人员继任计划是我们面临的新课题,无论是传统护理管理人才选拔观念的转变,还是具体构建和落实一套科学合理的继任计划,我们都有一段很长的路要走。"路漫漫其修远兮,吾将上下而求索。"在实施继任计划这条路上,我们将会面临怎样的挑战,又该如何来应对呢?

1. 实施继任计划面临的挑战 ①医院高层领导和护理管理人员缺乏继任意识。②多数医院护理管理部门在资源分配及护理人事决策等方面的自主权有限,在一定程度上阻碍了医院护理管理人员继任文化和制度的构建。③多数医院对科学的护理管理人才选拔和测评工具应用并不广泛,还处在开发和探索阶段。选择科学、有效的护理管理素质测评工具是继任计划实施的关键。④多数医院护理管理人才的培训存在诸多问题。

2. 实施继任计划的策略

(1) 加强护理管理队伍自身建设:首先从自身做起,提高对护理管理队伍建设的责任认识,重视对优秀护理管理人才的开发和使用,结合医院护理管理人员的实际情况,形成全局性管理思维,重视医院领导和其他部门对护理管理工作的评价,加强与其他部门之间的联系和沟通,总结和反思护理管理存在的问题,并用创新思路来解决,不断提高管理效率。我们要用事实证明对护理管理人才投入的成效,从而争取医院高层领导对护理管理人才的重视和投入。

(2) 建立继任制度和文化:①争取参与薪酬分配及人事任命方面的决策,建立有竞争力的薪酬体系、科学的绩效考核系统,从而为形成有效的激励机制提供保证;同时重视非物质激励,将培养继任者纳入护理管理人员岗位绩效评价体系中,并与其薪酬、晋升和职业发展挂钩。②建立完善的护理行政职业发展管理体系,为护理管理人员的职业生涯提供切实保障,以促进其主动培养接班人的意识和行为。③从制度上规定护理管理人员对继任人才培养的责任,建立医院的护理管理人员实践标准。④建立谈话、沟通制度,及时了解护理管理人员和潜质人才的思想动态,在实践中授权并充分信任他们,给予更多学习、培训和增长才干的机会和空间,以挽留优秀的护理管理人才。

(3) 建立和完善医院护理管理人才培养和测评体系:①成立由护理部、人力资源部、其他协作部门及护士代表等组成的护理管理岗位评估委员会,负责评估、分析岗位需求状况，及时确定和发布相关信息，并建立符合医院实际的护理管理岗位胜任模型。②选择合理的护理管理人才测评方法，遵循客观、公正、公平、公开的原则，来鉴别护理管理岗位候选人的发展潜力。③将具有护理管理岗位胜任能力的潜质人才的信息收集起来，从而建立后备人才数据库。④制订不同层级护理管理人员能力培养计划或方案，实施并追踪培训效果。⑤组织具有丰富管理经验、愿意承担导师角色的护理管理人员组成导师队伍，为候选人配备相应的导师，我们发挥沟通、协调、促进、监督、引导和支持作用。

## 第六节　人才培养授权法则

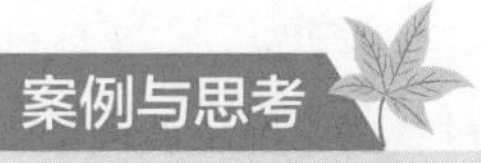


**忙碌的主任**

张主任是一所三级甲等医院新上任不久的护理部主任，她工作严谨，坚持所有事务亲力亲为，希望能在新的岗位上施展拳脚，开拓一番事业。但护理部的工作繁忙琐碎、千头万绪，事无巨细、事必躬亲的张主任很快就感觉力不从心了。每天披星戴月，可工作似乎毫无进展，要么一头扎进文件堆，要么各种会议接连不断，要么工作进行一半又接到新的更紧急的任务……总之是“两眼一睁，忙到熄灯”。时间一长，问题接踵而至，工作没有条理，上面院长批评不断，下面护士不停抱怨，因只顾工作疏忽家庭照顾，家里后院也快“起火”。

思考：为什么有些主任看起来轻松自如，有些主任却如此狼狈，是不是工作方式出现了问题？

上述案例中的情形在现实中并不少见，究其原因就是没有适当授权。在本节中，我们要一起认识下“授权”。授权，就是复制自己，就是让别人为自己工作，是放大自己的时间杠杆，是决定一个领导者能力高低的标志。授权是培养人才的第一步，某知名企业家说过：“使用就是最好的培养。”只有通过授权，才能激发下属工作积极性，充分发挥下属的技能和才干，才能培养人才、成就人才。

### 一、授权的前提——正确理解授权的内涵

出现上述案例中的情形可能是对授权这一方法缺乏了解，不会用或者用

得不好。究其原因，在于我们没有正确“认识”授权，那么，什么是授权呢？从字面上看授权即授予权力。权力在人们日常言谈中虽然经常被使用，却往往都是凭直觉去理解，现代管理学认为权力是为了达到相应的目标而掌握的开展相应活动或指挥他人行动的能力。授权就是建立在达到相应的目标的基础上授予别人掌握的开展相应活动或指挥他人行动的能力，超出相应的目标的范围则没有权力。

国内外学者对授权的定义各有不同，概括来讲可以分为两类：一种是从领导者的行为角度进行诠释，认为“授权是在不影响个人原来工作责任的情形下，将自己的某些任务改派给另一个人，并给予执行过程中所需要的职务上的权力”；一种是从下属的心理感受来定义，认为“只有当个体体验或感受到‘被授权’，领导授权行为才能真正产生效力，授权作为一种管理行为，其在心理学层次上是通过赋予权力来改善下属工作信念，增强其自我效能感的内部过程”。这就提示授权不是单纯的行动，需要有相应的心理活动，要激发起被授权者的内在动机，否则就是授权无应答。

部分管理者可能会对授权一事比较谨慎，担心授权会削弱自己的权力。但护理管理者作为个人，其能力及精力毕竟有限，事必躬亲，做事无重点很可能会导致我们陷入日常的琐碎工作中，成为碌碌无为的“事务主义”者，到最后可能不得不“分给他人一点”。反之，适当的授权可以使我们从日常事务中解脱出来，专心处理重大问题；可以满足被授权者对“尊重”和“自我实现”的需要，从而提高其工作积极性，增强其责任心，增进效率，还可以增长他们的才干，有利于护理人才的培养，并为医院储备后继护理人才；同时还可以充分发挥他人的专长，以弥补我们个人才能的不足。

## 二、实践宝典——灵活采取授权的方法

没有接受过管理方面专业培训的人，可能或多或少面临着一些授权方面的问题。因为授权并非一蹴而就，不能单纯地认为“这件事交给你”就完成了授权，也不能简单地把授权理解为“权力下放”。

从执行层面讲，授权一事需要我们和被授权的护士或护士长双方密切合作，彼此态度诚恳，相互沟通了解。授权时要明确授予完成任务所享受的权力和承担的责任，清楚权、责之后，就应让其按自己的方式处理事情，切忌随意干涉，但可以给予相应的支持和援助。授权并非意味着放任自流、撒手不管，我们还要保留监督、控制的权力，使其朝着组织目标前进，在其出现“不可原谅的错误”时，具有随时取消授权资格。

### （一）管理授权方法

在护理管理工作中应该根据护理工作的内容、性质、重要程度等选择合适的授权方法。在这里介绍几种常见的方法，在实际运作中，我们可以灵活应用。

1. 目标授权法　即根据被授权者需要达到的目标而授权。我们将总体目标进行分解，由各层级人员分别承担，并相应地授予权力和责任。这种授权可以避免授权的盲目性和授权失当，使各层级人员齐心协力，共同努力。例如，医院实施护士人力资源的动态调配，可授权于总护士长、护士长各层级人员分别承担所辖科室和病房的人力调配：某病房存在人力缺乏时，首先在病房内部进行调配，如果超过病房内部调配的范围则由总护士长在片区内进行调配，总护士长仍不能解决则交由护理部进行全员调配。

2. 充分授权法　指将完成任务所必需的资源交给被授权者，并准许其自行决定行动方案。这种方法通常用于重要性较低、完成效果对全局影响不大的任务的授权。例如，医院举办护士节庆祝文艺汇演活动，我们授权具有文艺组织活动特长的护士全权负责，这样授权能极大地发挥护士的积极性、主动性和创造性，并能减轻我们的工作负担。

3. 不充分授权法　与充分授权法相对应，一般用于重要程度较高的工作，需要被授权者做深入细致的调查研究并提出解决问题的全部可行方案，或提出一整套完整的行动计划，经过我们选择审核后方可批准执行。例如，医院要组织形成糖尿病联络护士小组，交给内分泌科护士长，由护士长做调研工作并提出一整套完整的计划，由护理部审核通过后方可在临床实施运用。

4. 弹性授权法　当工作任务复杂，我们对被授权护士的能力、水平没有把握，或环境条件多变时，适宜采取此法，可以根据实际需要，对授权的范围和时间予以变动。不过当变动时，要给予合理的解释，以取得理解。这正如知名国际战略管理顾问说："通俗地说，授权就像放风筝，部署能力弱，线就收一收；部署能力强，线就放一放。"

5. 制约授权法　当管理跨度大，任务繁重，精力不足时，将某项任务的授权分解为两个或若干部分，分别授权不同的护士或科室，并使之相互制约，可以有效地防止工作中的疏漏。

6. 逐渐授权法　授权前应对护士严格考核，充分了解护士的品德和才能，若对此不完全了解时，就可以采用逐步授权，先在小范围内授权，根据工作成效逐步扩大，避免失误造成较大的损失。例如，随着硕士学位护士的增多，越来越多护理硕士毕业生进入医院工作，在培养和使用他们时可以采取此方法。

### （二）管理授权注意事项

在实际运作中，除掌握常见的授权方法灵活运用外，还需要注意以下几个方面：

1. 授权规范化　授权之前将护士需要的职、权、责、利规范化、制度化，既保持相对的稳定，也要根据形势变化和工作需要适当调整，防止护士的越权和滥用职权。

2. 充分调动护士的积极性　授权后要引导护士树立上下级共同对工作负责的观念，鼓励护士大胆用权，充分发挥自己的能动性，积极主动地工作，最大限度地发挥人才优势。

3. 保持沟通渠道通畅　授权后要及时监督、指导反馈护士的工作状况，保证信息传递渠道通畅，使护士明确要求、责任和权力范围，保证能及时了解护士的意见和想法，使工作顺利开展。

4. 积极承担责任　授权不等于推卸责任，在充分信任护士的基础上勇于承担责任，解除护士的后顾之忧，才能让护士放心大胆地工作。

## 三、授权的保障——授权实施阻力分析

在实际授权运行中，可能存在以下一些问题影响授权工作的有效实施，值得护理部主任关注：

1. 未形成良好的授权意识　查雪尔定理认为："一个杰出的领导者必定是一个高明的授权人，管理者要做到权力适当下放。"作为管理者要注重培养自己的授权意识，在开展一项新的工作任务前，先想想："我必须亲自去做吗？有没有适合的人能来帮我完成？"

2. 误把分配任务当作授权　将工作布置给护士却不授予完成任务的权力，让被分配任务的护士举步维艰，事事都需要请示汇报，工作难以开展，如此一来，不仅打击了护士的工作积极性，还束缚了他们的手脚，延误工作进展，甚至导致工作无法进行。例如当我们要求一位年资不高的护士管理一群年资较高的护士时，如果不授予权力，是难以达到管理目标的。所以我们应谨记布利斯原则："当你授权的时候，要把整个的事情托给对方，同时交付足够的权力让他做必要的决定。"

3. 授权时没有明确目标　被授权的护士不能够在清晰的目标指引下开展工作，将无从下手，无所适从。例如，我想在医院培训低年资护士操作技术时引入情境模拟法，主要目标是提高低年资护士在临床实践中执行操作时应对突发情况的能力，若仅对他们说"设计静脉输液的模拟情境"，他们很可能

不知道设计的重点在哪里，因此可能最后完成的效果也就不甚理想。

4. 没有合适或没有选择合适的授权对象　如果授权时未发现合适的对象，这可能在暗示我们选拔人才方面出了问题，或者人才培养工作刚起步，需要在人才培养方面更加努力。如果授权时没有根据工作任务的性质、难度并兼顾下属的工作能力就选择授权的对象，很可能导致授权失败。

5. 授权后控制过度　授权后，又不放心，过多地干涉和控制被授权护士行使权力，这就违背了柯维定理："授权并信任才是有效的授权之道"，无疑会打击被授权之人的积极性，限制其能动性和执行力。但授权后，必须要进行控制。列宁曾说过："信任固然好，监控更重要。"史坦普定理认为"成功的企业领导不仅是授权高手，更是控权高手。"

6. 害怕授权后的失败　最优秀的人才也会犯错，管理者要宽容对待别人的错误，授权开始的过程可能会存在种种的问题，但是你会逐渐发现授权带来的强大益处。成功的管理者，能够宽容地对待下属的错误，非常注重对犯了错误的下属进行开导，而不会将自己的目光死死地锁定在下属的错误上。

**护理部主任应掌握的授权原则**

1. 树立授权的观念。
2. 明确授权的目的。
3. 选择合适的授权对象。
4. 带责授权。
5. 用人不疑，疑人不用。
6. 权力能放、能控、能收。
7. 容忍失败。

## 第七节　人才成长激励法则

激励对于培养护理人才是一味有效的催化剂，通过激励能吸引更优秀的护士，能更有效地开发护士的潜能，发挥其才能和智慧，正如美国哈佛大学教授威廉·詹姆斯说的"按时计酬的员工只要发挥其能力的20%~30%，就能保住饭碗，而如果给予充分激励的话，其能力可发挥到80%~90%"；激励还能造就良性的竞争环境，如美国行为科学家道格拉斯·麦格雷戈所说"个人与个人之间的竞争,才是激励的主要来源之一”。不过这味催化剂使用不当时,反而会产生负性作用。

目前我国大部分医院都存在护士人力资源不足、工作负荷和压力大、工作满意率低、护士队伍欠稳定等问题。我们在工作中也常运用薪酬、晋升、榜样等激励方式,但效果却不甚理想。随着激励理论的研究日新月异,激励的方法也层出不穷,我们在面临诸多问题时,如何有效选择、利用激励方法才能最大地发挥出它在人才培养方面的正性作用呢?

## 一、激励的前提——正确理解激励的内涵

关于激励的定义在不同领域、不同学科中,众说纷纭,仁者见仁,智者见智。在心理学领域内,激励被认为是持续激发人的动机的心理过程,通过激励,在某种内部或外部刺激的影响下,使人始终维持在一种兴奋状态之中,指引个体产生明确的目标指向行为的内在动力;在现代管理学中,激励是指利用外部诱因调动人的积极性和创造性,引发人的内在动力,朝向所期望的目标前进的心理过程;从动态观点看,激励是诱发人们贡献出他们的时间、精力和聪明才智;从静态观点看,激励是一种力量,一种促使人们充分发挥其潜能的力量;从激励的过程(图 5-5)来看,激励就是人的需求满足的过程,它以未能得到满足的需求开始,以得到满足的需求而告一段落,人的需求是多种多样的,所以激励的过程也是循环往复、持续不断的,当人的一种需求得到满足之后,新的需求将会反馈到下一个激励循环过程中去。

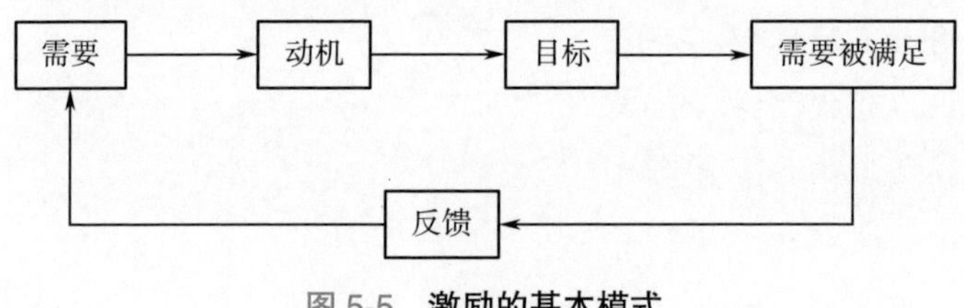


图 5-5　**激励的基本模式**

对护理管理者而言,激励的本质就是调动护士的工作积极性,促进护士成才,实现组织和护士个人的目标。从激励的定义可以衍生出以下几点:

1. 激励的出发点是满足护士的需要,即通过物质、情感、晋升等各种方式来满足护士的外在性需要和内在性需要。

2. 科学的激励工作需要奖励和惩罚并举,既要对护士表现出来的符合医院期望的行为进行奖励,又要对不符合医院期望的行为进行惩罚。

3. 激励贯穿于护士工作的全过程，包括对护士个人需要的了解、个性的把握、行为过程的控制和行为结果的评价等。激励需要耐心，正如激励双因素理论创始人美国心理学家弗雷德里克·赫茨伯格说的“如何激励员工：锲而不舍”。

4. 激励的最终目的是在实现医院预期目标的同时，也能让护士实现其个人目标，即达到组织目标和个人目标在客观上的统一。

## 二、巧用激励之手——推动护士从平凡到卓越

激励对于我们而言是一个耳熟能详的词语，我们工作中也经常会运用各种激励方式，但往往未能收到预期的效果，正如下面这个实际中屡见不鲜的案例。

### 案例与思考

**我要成为临床护理专家**

护士小胡是护理本科生，毕业后留在某医院工作。小胡专业知识扎实，勤于钻研护理业务，踏实肯干，深得好评。护理部有心鼓励和培养小胡，工作还不到一年小胡就破格晋升为病房的副护士长。可是，小胡当上副护士长后却并不像当初期望的那样干得有声有色。由于工作年资很短，小胡并不谙熟病房的管理事务，下面的护士向她请示工作时，她总是这么几句话：“你们看着办吧”“请示护士长再说”，这样的批示使下面难办；加之小胡性格比较内向，与部门之间的沟通协调能力并不强，干管理工作她自己感到别扭。护理部主任知道情况并与小胡本人沟通之后，结合她的专长，为其制订了往临床护理专家发展的道路，并随之提供给小胡接受专业培训和外出学习深造的机会。没想到小胡“退下来”之后反而干得有声有色，现在已经是临床护理伤口护理专业方向的骨干和重点培养对象。

思考：我们培养护理人才时，要注意结合激励原则来选择好的、合适的激励方法；激励的方式不仅要考虑被激励者的需求，还要考虑被激励者的能力、特长、性格以及岗位需求、组织类型和组织文化等因素。

上述案例提示我们想要运用激励得当，就必须遵循激励的原则。现代管理学认为激励有如下八条原则：

1. 目标结合原则　目标设置必须体现医院目标、满足护士需求，否则激

励会偏离实现医院目标的方向，也无法提高护士的目标效价，达不到理想的激励效果。

2. 物质、精神、信息激励相结合的原则　人的行为动力主要有物质动力、精神动力和信息动力，有效的激励措施应结合以上三方面。我们可采用绩效激励方式，也可采取满足护士自尊与自我实现的精神激励方式，还可以采取外派护士学习、培训获取知识的信息激励方式。需要注意的是，三种激励结合时，要灵活掌握，不可机械地、固定地予以规定。

3. 引导性原则　引导性原则是激励过程的内在要求。激励措施产生的效果不仅取决于激励措施本身，还取决于被激励者对激励措施的认识和接受程度。

4. 合理性原则　指激励适度和激励公平。过大或过小的激励都会影响激励的效果，如果设定的激励程度偏低，就会使护士产生不满足感、失落感，从而丧失继续前进的动力；如果设定的激励程度偏高，又会使护士产生过分满足感，感到轻而易举，也会丧失上升的动力。对程度的把握就需要我们在实践中不断摸索、总结经验。而不公平的激励会影响护士的工作效率与工作情绪，甚至会比没有激励带来的负面效应还大。

5. 时效性原则　要善于把握激励的时机，在实际工作中，并不存在一种绝对有效的、时时适宜的激励时机，激励时机的选择是随机制宜的。“雪中送炭”和“雨后送伞”的效果是明显不一样的，激励越及时，越有利于将护士的激情推向高潮。

6. 正负激励相结合原则　所谓正激励是对护士的符合医院护理目标的期望行为进行奖励，相反的负激励是对护士违背医院护理目标的非期望行为进行惩罚。正负激励都是必要而有效的，不仅作用于当事人，还会间接地影响周围其他人。

7. 按需激励原则　激励护士时一定要记住：激励的起点是满足护士需要。如果不能掌握他们的需要，则不能够产生期待的结果，甚至产生反作用。根据美国心理学家亚伯拉罕·马斯洛的需要层次理论，人的行为动机起源于五种需要，即：生理的需要、安全的需要、归属的需要、尊重的需要和自我实现的需要。人的需要并不是一成不变的，它是一个由低到高的发展过程，但这一过程并不是一种间断的、阶梯式的跳跃，而是一种连续的、波浪式的演进。不同的需要通常是同时并存的，但在不同的时期，各种需要的刺激作用是不同的，总存在一种起最大刺激作用的优势需要。一般来说，当较低层次的需要相对满足以后，较高层次的优势需要才会出现。这一理论提示我们，激励需要充分考虑护士群体的特点和个人的个性特征。对于求知欲较强的护士，我们可提供其更多学习深造的机会，并非一定采用经济性的薪酬激励；对于有理想、有工作热情的青年护士给予晋升和赞美激励可能要比物质激励更为有效；对于年龄较大的关注家庭问题的护士给予"后院"激励可能最为恰当。

8. 明确性原则　主要包括三层含义：①明确，激励的目的是需要做什么和必须做什么。②公开，尤其是分配奖金、职称晋升等护士关注的问题。③直观，直观地表达实施激励的指标，总结和授予奖励和惩罚的方式，例如护理部对护理单元进行绩效考核。

上述例子就很明显违反了激励原则中的"按需激励原则"。在实际运用激励时，还应该注意激励频率要适当。激励频率与激励效果之间并不是简单的正比关系，在某些特殊条件下，两者可能成反比关系。只有区分不同情况，采取相应的激励频率，才能有效发挥激励的作用。一般来说，如果工作性质比较复杂、任务比较繁重时，激励频率应相应提高。对于目标任务比较明确，短期见效的工作，激励频率应当高。同时还要注意，应让激励常态化而非固定化，例如每月对科室绩效考核并给予一定物质奖励时，不能让考核流于形式，成为科室轮流受到奖励，这样就失去激励的作用了。

## 三、以下属喜欢的方式对其进行激励

管理者在实施激励时，时常存在**激励方式无差异的现象**。这种没有考虑护士群体的特点和个人的个性特征，不对每位护士加以区别，而是对所有护士采用同样的激励方式，可能会挫伤对团队有贡献的护士的积极性，最终导致激励机制未能起到作用。如何解决这个问题呢？首先管理者需要了解有哪些激励方法。前文已经讨论到随着激励理论的研究日新月异，激励的方法也层出不穷，以心理学家、管理学家提出的系统的激励理论、社会发展、管理环境的变化为依据，可人为地分为传统和新型激励方法两大类，在实际运作时根据护士的实际需要灵活地采取适合的激励方法。

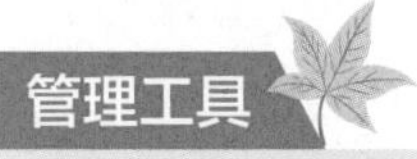


### 激励的常见方法

（一）传统激励方法

1. 物质激励。
2. 晋升激励。

3. 培训激励。

4. 情感激励。

5. 竞争激励。

6. 赞美激励。

7. 榜样激励。

8. 数据激励。

9. 个体优势激励。

（二）新型激励方法

1. 薪酬“自助餐”激励。

2. “后院”激励。

3. “导师”激励。

4. 危机激励。

5. 文化激励。

6. 授权激励。

在工作中提及激励，首先想到的就是物质激励和晋升激励，它们也是运用最多、最普遍的激励方法。但同样是物质、晋升激励，为什么有的能让护士忠诚度、积极性更高，有的对护士不起激励作用，反而引起护士的不满？这值得管理者思考。对护士而言，物质激励大概包括工资、奖金、福利、夜班费、加班补贴等，晋升激励包括职务和职称的晋升。所以管理者如何在护士职业发展、职称晋升、绩效考核、薪酬分配等方面建立公平合理的激励政策体系并有效实施，是调动护士工作积极性和主动性的关键。

（杨丽娜）

## 护理部主任护理人才培养工作测评

请根据下列描述选择最符合个人实际情况选项，选择没有对错之分。

1. 医院领导对护理人才培养的重视程度

A. 重视　B. 比较重视　C. 不重视　D. 非常不重视

2. 临床护理工作需要高学历、高素质护士（本科及本科以上）

A. 非常同意　B. 比较同意　C. 不同意　D. 非常不同意

3. 经常有下属来办公室毛遂自荐吗

A. 总是　　B. 经常　　C. 偶尔　　D. 几乎不

4. 经常抽出时间约见自己认为有潜力的护理人才吗

A. 总是　　B. 经常　　C. 偶尔　　D. 几乎不

5. 清楚护士离职的原因吗

A. 清楚　　B. 比较清楚　　C. 不清楚　　D. 非常不清楚

6. 清楚单位未来护理人才需求的类型和数量吗

A. 清楚　　B. 比较清楚　　C. 不清楚　　D. 非常不清楚

7. 清楚护理管理者在识别人才、培养优秀护士方面应该承担的事务吗

A. 清楚　　B. 比较清楚　　C. 不清楚　　D. 非常不清楚

8. 清楚下属的职业生涯规划吗

A. 清楚　　B. 比较清楚　　C. 不清楚　　D. 非常不清楚

9. 能够提供下属外出培训和学习的机会,让他们学习到不同的知识和技能吗

A. 总是　　B. 频繁　　C. 偶尔　　D. 几乎不

10. 能够提供机会让下属获得施展才华的机会和空间吗

A. 总是　　B. 频繁　　C. 偶尔　　D. 几乎不

11. 除了采用传统的授课培训方式,经常尝试新型的培训方式吗

A. 总是　　B. 频繁　　C. 偶尔　　D. 几乎不

12. 您有考虑过护理继任管理人才培养的相关事宜吗

A. 总是　　B. 经常　　C. 偶尔　　D. 几乎不

13. 能够正确地运用授权来提高下属的办事能力吗

A. 总是　　B. 频繁　　C. 偶尔　　D. 几乎不

14. 能够以合适的方式在适当的时机采用激励的手段激化护士工作的热情吗

A. 总是　　B. 频繁　　C. 偶尔　　D. 几乎不

**自测结果说明见附录五。**

# 第六章

# 护理团队建设法则

困惑与反思

“三分治疗，七分护理”，护理工作在日常医疗行为中具有举足轻重的作用，护理工作的实施者——护理人员是医院技术队伍的重要组成部分。护理团队建设的目的是更好地为患者服务，更好地促进护理学专业发展，让患者、医护、社会多方受益。因此，在护理部主任的管理工作中，如何加强护理团队建设，使护理团队充满凝聚力，能够起到提高护理质量、防范差错事故、提升护理学科内涵的作用？

## 第一节　目标结盟法则

有这样一句话：“没有行动的远见只是一个梦想，没有远见的行动只是一种苦役，远见和行动是世界的希望。”远见即目标，在高效的护理管理活动中，目标的存在为我们指明了努力的方向，实现了目标结盟的护理团队不仅能够提升护理人员个人责任感，同时也会增强队伍的核心凝聚力，从而促进护理团队的发展。

### 一、理解团队目标

1. 团队目标的内涵　团队目标是在团队领导人的带领下，以构建团队整体利益为立足点，由团队成员有意识地选择并能清楚表达出来的方向。它高于团队本身的存在和发展，运用团队的资源和能力促进团队建设的进一步发展，使团队成员有一种责任感和成就感。**团队目标回答了“团队为什么存**

**在?”“团队奋斗的方向在哪里?”这样的问题**。目标是超越生存、成长和获利而存在的,它能使团队成员感受到改变,并为之努力奋斗。

2. 团队目标的特征　团队需要建立的是一个坚定的、明确的、有可能达成的目标:一个陈述了团队努力方向的目标,一个能改善可改变现状的目标,一个强调执行力和果断决策的目标,即所谓“超级目标”,满足如下SMART目标管理的属性:

S(specific):**团队目标要具体而明确**。

M(measurable):**团队目标要可度量**。

A(attainable):**团队目标既要有挑战性又要具备可实现性**。

R(realistic):**团队目标应该是实实在在的,可以证明和观察到的,而不能是假设的**。

T(time-bound):**团队目标必须规定实现的期限**。

3. 团队目标的重要性　所有优秀的业绩都源于清晰的目标。团队目标的重要性不仅在于引导了个体目标的建立,而且还完善了团队的完整性。就个人层面来讲,护理团队目标为团队成员的发展起到导航作用,明确的目标满足了团队成员想在护理工作中体验满足感与成就感的欲望,帮助他们获得价值感,如俗语所说“一人拾柴火不旺,众人拾柴火焰高”;就团队层面来讲,团队目标给护理部主任提供了一个合作和共担责任的焦点,促使护理人员和主任之间建立对话的平台,从而将整个团队紧密联系起来,同心协力追求这些能够给他们带来美好结果的事情,正所谓“一花独放不是春,百花齐放春满园”。

**故事与思考**

### 树立目标才能引导团队发展

有一种昆虫喜食三叶草,它们在吃食物的时候都是成群结队的,类似一节节的小车厢,由一只昆虫带队去寻找食物。管理学家做了一个实验,把这种昆虫连在一起组成一个圈,在圈的中心位置放三叶草,结果它们爬得精疲力竭也没有吃到这些草。

团队失去了目标,团队成员不知何去何从,那么团队的价值就会大打折扣。只有在明确的团队目标指引下,团队才会激发出无限的战斗力,无往而不胜。作为一名护理管理者,你是否评估过你的护理团队有没有清晰明确的目标?你所领导的成员们是不是对团队的未来规划有着清晰而准确的认识?只有树立了远大而坚定的目标,团队才会不断进步和发展。

## 二、创建优秀团队的必由之路:目标结盟

1. 团队目标的设定 团队目标设立要立足实际,目光长远,统筹规划。管理学家认为,在团队目标设定时,要警惕“眩晕和近视”,即要求**团队目标的设定要做到明确而长远**。团队目标的设定同时要注意“求同存异”,我们不能要求每个人都完全同意目标,但可以提高团队目标的可接受性。我们可以通过征询团队成员关于目标设定的意见、分析整理意见并形成目标表述草稿、与成员讨论目标草案并修改等措施,使全体成员参与目标建立的过程,尽最大可能使目标被认可,获得成员对团队目标的真实认可和承诺。

2. 个人目标与团队目标的结盟 这个结盟实质上要求各成员致力于团队目标的实现,同时通过自己在团队目标建设过程中的努力,使得个人目标得以实现。关注团队成员的个人目标,尊重和利用每个人的个性差异,实现团队目标和个人目标之间的和谐统一,这样才能有效增强团队的生命力和战斗力。**建立一个目标专一的、执着进取的团队,不管遇到多么大的困难,都一定会取得胜利。**

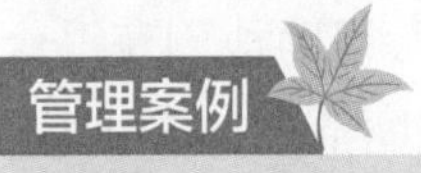


**科学融合目标,保证共赢共荣**

某医院的护理部主任办公室内挂着一张白板,上面记录着各病房护士长的姓名及他们这一年的目标。每个人的目标各不相同,有希望多做一些科研的,有希望继续深造学习的,等等。主任随时可以看到每位护士长的目标并熟记于心。每次与护士长面谈时,她都能够结合护理团队的总体目标和护士长的目标与他们进行交流。可想而知,这样做的效果是事半功倍。问及该护理部主任为什么会想到这种目标管理方式,她说:“如果护士长们不能齐心协力,部门就无法生存下去。因此,我有义务去帮助这些护士长们实现各自的愿望和目标。如果能够时刻关注护士们的目标和期望值,并在适当的时候给予帮助,那么,团队成员回馈给团队的,将比投入的多得多。”

从这个案例中我们可以看出,在护理管理活动中,只有将部门目标和护士个人期望有效地融合起来,将团队目标灌输于护士中并取得共识,形成护士们认可、各部门共享的目标,这样才能保证护理部目标的成功实现。

## 三、建设以目标为导向的护理团队

1. 在目标指引下的护理团队建设　护理部发展目标的制订为护理队伍提供了精神指引，目标导向下的护理团队建设是目标实现的决定因素。护理团队建设包括护理管理者的建设和护士个人的发展。护理管理者需要具备能够将所有护士拧成一股绳的卓越领导力，表现在两个方面：一是通过**"言"，教育指导护士们的目标意识，激发护士的工作热情与潜力**；二是通过**"行"，促使和帮助成员充分利用资源，发挥个人能力和专长，提高办事效率**。另外，护士们要强化目标意识，积极实现每个护理人员对目标的承诺和责任；同时重视护士间协作，提高工作效率、提升实际绩效。

2. 在团队管理下的个人特质发展　护理目标的实现有赖于全体护士的集体努力，将每名护士的优势与岗位需求结合起来，扬其长，避其短，有利于实现每一位护士的自我价值，增强其工作热情和成就感。护理团队要为护理人员的个人成长和发展提供令人感到振奋的机会，对他们的职业生涯产生积极的影响；通过多种途径对护理人员进行多方面、全方位的了解，明确每位护士的专长，最大限度地激发护士主观能动性，为实现团队目标打下坚实的基础。

3. 不断更新目标，实现护理质量的持续改进　护理团队目标并非一成不变，随着实际工作的进展，护理工作的总结和评估要持续跟进，以及时更新目标，实现护理质量的持续改进。护理目标评估是指对护理工作实施成果进行检查和评价，即把护理工作现状同原目标相比较以检查护理目标的进度、质量、均衡与最终落实情况；目标成果的总结和评估使护士们了解团队工作进展情况，便于分析原因和及时调整。目标调整是指根据目标的落实情况，及时发现问题、解决问题。落实目标评估和调整，是杜绝护理工作停滞不前的基本措施。

**管理案例**

**强化共同目标，激发主观能动性**

某医院护理部成员得到的评价是这样的：护理部主任情商很高，个人决策能力强，协调能力优秀，能够很好地整合护理部；副主任A口才好，反应快，精力充沛，善于交流；副主任B和E性格温和，执行力强，能够在很多方面负责具体的事务处理；副主任C和D在公关方面有突出优势。他们性格和能力实现了很好地互补，就像5根手指，哪个都少不了。

护理团队的建设，要在共同的护理目标引导下，激发护士们各自的工作潜力，实现人力资源的最优化配置。同时对护理工作进行评估和调整，促进护理队伍建设不断发展。

## 第二节　团队凝聚法则

团队文化是团队精神、目标、价值观等的综合体现，是凝聚团队力量、影响成员行为、塑造成员形象的重要内在因素。目前较多医院将团队文化与团队制度混为一谈，然而团队文化不同于制度，制度是强制执行和约束行为的，团队文化则是潜移默化影响成员的思想和内心的。在正确面对团队文化的同时，我们也要注意它不是一成不变的，文化的最终目的是促进团队良性发展。在某知名企业内部曾发生了这样一件事：一名年轻的助理抗议公司对休息间设定了限入时间，并因此要求辞职。该公司立即意识到，这件事与众不同，因为它意味着公司的文化受到了员工的质疑。经过讨论，该公司决定，鉴于员工的工作价值和强度并不具有普遍的相似性，那么没有必要用统一的时段反映员工的身体和精神状态，因此取消休息间的限入时间。从这个案例中我们可以看出优秀的管理者善于营造和谐的团队文化，构建核心凝聚力。

### 一、护理团队文化概述

#### （一）团队文化的内容

护理团队文化主要表现在以下三个方面：

1. 服务患者的奉献精神　这是护理人员共同认可的一种信念，显现了护理团队成员的工作心理状态和士气，是所有护理人员共同价值观和理想信念的体现，是凝聚护理队伍、推动护理团队发展的精神力量。

2. 积极严谨的服务精神　民主的管理作风、积极的工作环境、严谨和富有奉献精神的工作，使护士之间相互信任，能够坦诚、开放、平等地沟通与交流；促进人际关系和谐，形成良好的护理团队情绪氛围；使护理人员身心愉快，参与愿望强烈，工作中充满了热情与活力。

3. 事半功倍的团队效率　统一的奉献精神和乐观的情绪，激励护理人员不断提高自己的能力、素质与觉悟，实现护理工作的优化和提高。团队文化实质是一种力量，这种力量是通过共同的医疗信仰、一致的奉献行动、积极的工作作风、共享的价值观念、标准的行为规范而凝聚起来的一种合力；通过塑造可以成长，通过教育可以传播，通过激励机制可以发扬光大，通过行为人这一载体可以生生不息，延续不断。

（二）护理团队文化的作用

1. 指引护理人员树立崇高目标 **护理文化是护理团队的“灵魂”和“血液”**。价值取向保持一致，并拥有同一种颜色的灵魂，是团队成功实现伟大理想的基本保证。

2. 凝聚护理人员的力量 共同的团队文化和信念，就像一座大楼的地基，让团队因此而扎根。坚定的文化取向可以保证护理队伍的核心凝聚力，使一群为了共同事业的发展而奋斗的护理人员始终坚定地站在一起。

3. 影响护理人员的行为 护理团队的文化能够运用护理队伍内部逐渐形成的共性观念和环境氛围，影响、控制、约束和规范护士的个体行为。

4. 激励护理人员 激励护理人员自觉要求进步，使护士们在获得物质满足的同时达到对自身价值的认可，从护理工作中获得满足感和自信心。

管理启示

**以人为本，汇聚力量**

被誉为“全球雇员最满意公司”的某知名企业，其获胜的原因并非薪资，而是它“平等互敬”的企业文化核心。在这里，没有人可以凌驾于他人之上，职位的不同，只代表决定的事情不同：公司每个人的意见，都会在这里得到最大限度的重视。团队赐予成员无比骄傲的团队荣誉感，使他们觉得在这里能够实现最渴望的价值，能够通过这个平台达到人生的至高梦想。这就是团队文化的精髓所在。作为护理管理者，也应该扪心自问：我是否引导建立了正确的团队文化？我的团队是否拥有共同的文化取向？或许探索这些答案的同时，会发现一些管理难题的根本所在，从而提升护理团队的凝聚力。

## 二、构建积极的护理团队文化

### （一）结合医疗卫生事业发展前景提出护理团队文化理念

促进医疗服务质量提升是护理团队文化的内核，宏大的医疗愿景促使每个护理人员为了实现目标的承诺而不懈努力，护理团队文化又为愿景的实现提供连绵不断的内在动力。**没有共同一致的团队文化和目标导向，护理团队就会丧失凝聚力和向心力，也就无法发挥出团队最大效能**。优秀的文化是团队真正的核心竞争力。但同时护理管理者也应该清楚，没有具体目标设定的护理团队，即便拥有独特的团队文化和精神，也只是昙花一现，没有长久的生命力。总而言之，**文化是目标实现的精神动力，目标是文化永存的基础保障**。

### （二）引导护士个性与团队精神的一致

护理部主任应当针对本院护理团体的个性化情况与护理发展目标，冷静判断护理工作在过去和现在的发展成果，在此基础上形成一种强大的集体荣誉感和团队使命感。值得提醒大家的是，在继承与传承的问题上，我们不能随便提出一种理念，宣传一种信仰。因为精神信仰和创新理念的建立必须尊重每名护士的个性和特点，以及他们在事业上最为热忱的追求。决不能强迫所有护士绝对服从护理部提出的命令，而要用合理的方法和正确的步骤循序渐进地引导。我们认为，**优秀的护理人才不是通过强制的理念灌输和疲惫的思维轰炸培养出来的**。**他们需要和自己的团队相濡以沫，将自身的特点恰如其分地融入本院的护理文化和目标当中**；在实现团队目标的同时，自身的优点和价值得以体现。只有这样才能建设和管理出临床技术水平高、业务学习能力强的高素质护理队伍。一个优秀的团队常常需要融合不同的个体才会发挥力量，**宽容并具有核心价值标准的团队文化是无往而不胜的最佳动力**。

**管理启示**

**同心同力建文化，真情真意促发展**

某医院的护理部主任在一次护理管理培训课上分享经验时讲到："护理团队的文化建设应实现由传统的等级文化向平等的团队文化的转变，由分裂的各部门文化向相互协调的结合文化的转变，由充斥着个人主义的独立文化向互相沟通的文化的转变，由护理部主任经验型决策的文化向广进言、多创新的开拓型文化发展。"从中我们可以看出，优秀的护理管理者要明白护理团队文化的良好发展是建立在**共责**、**共策**、**共管**的基础上的。

## 三、培养高效的团队执行力

1. 完整的执行力　执行力是执行体系运作的关键因素。通俗来讲，当护理部主任下达了指令或者要求后，各层级护理人员能够迅速做出反应，将其落实到临床操作当中的能力，就是团队的执行力。**拥有一批责任心强、临床技能操作熟练、能为医疗事业奉献的护理人员是护理团队执行力的根本保证**。高效的执行力绝非一句空话就可以造就，护士救死扶伤的决心是执行力落实的基石。为卫生事业奉献的魄力和决心比临床操作能力更重要，以共同的奉献文化所带来的职业荣誉感和足够强大的奉献精神，加上护理管理者的正确引导和一往无前的果断力，这些是一个护理团队真正永远不可或缺的素质，是永葆团队活力的基本要素。

2. 如何保障执行力的落实

**略——制订战略规划**：确定团队发展方向，增加向心力。

**绩——考核成员绩效**：使工作有结果，让利益分配变公平。

**薪——设计薪酬激励**：激励员工积极工作，多劳多得，能劳多得。

**文——建设团队文化**：使团队有章可循，有法可依。

**人——打造人才梯队**：提高人员素质能力。

**措——管控措施到位**：防止执行力不力，避免相互推诿。

3. 凝练护理团队　通过指示、指导、监督等措施，使护理团队的力量充分发挥出来，促进工作效率和服务质量的提升。护理部主任通过发挥护理团队组织的作用，采取奖惩分明等合理的引导方式，使团队的凝聚力充分发挥出来，可以促进目标保质保量实现。

管理案例

**"多管"齐下，切实保障执行力**

某医院护理部每月底从经管、设备供应等处提出各临床科室的耗材使用数据，结合医院运营管理部的工作量变化，对异常变化、变量的前三名科室护士长谈话，管控较好的前三名护士长予以奖励。接受警示谈话的护士长需要对成本上升的原因做出合理的解释，严格查找管理漏洞。

这种面对面的警示谈话制度，在短时间内就让成本管控意识深入到了临床一线护士长的意识深处。大家为着目标，共同推动全院护理工作成本管控的持续改进。

## 第三节　有效沟通法则

### 一、正确认识护理工作的冲突和矛盾

#### （一）矛盾和冲突是普遍存在的

**不管是哲学家还是管理学家都明确地提出过：冲突和矛盾是普遍存在的、**

**是必然的,不可回避或抹杀的**。这对护理管理工作是有启示的。鉴于护理人员的工作要跟医生、患者、家属、同事等多种社会角色打交道,难免在工作时遇到对内的或对外的误解和矛盾。因此每一位护理工作者,尤其是护理管理者,都应学会运用协调与沟通的技巧,**对内消除矛盾和误解,对外取得理解和支持**,确保临床护理服务工作能够顺利展开。护理管理者要善于自查和自省,广开言路,勇于接受不同的意见,敢于直面异样的想法。因为每个人的认识能力都是有限的,没有谁可以永不犯错。而冲突和矛盾正是让个人发现不足的检测剂,当然也是促使个人和团队进步的动力源,只要协调合理,沟通及时,冲突会使团队工作更上一层楼。

### (二)正确利用矛盾和冲突,激发团队活力

"流水不腐,户枢不蠹",护理管理工作中也是这个道理。传统观念的护理管理者认为冲突会造成气氛紧张、工作混乱,甚至团队的分裂瓦解,因此护理部主任应极力防止和化解冲突以维系现有护理团队稳定和谐的氛围。但新型管理理念认为冲突可以为团队变革和进步提供激励因素。没有冲突时,团队可能不会自觉有效地进行自我素质的剖析与反省,这样,团队可能变成死水一潭,无法通过变革促进成长与发展;而当团队出现矛盾时,会刺激护理成员们在工作中去探索解决矛盾的方法,发觉自身和团队的缺陷和弱点,不断地突破和改进。这样,不仅使团队成员提高了自身能力,而且为团队创造了一种积极向上的文化氛围和势如破竹的力量。因此,主任们要清醒地认识到没有冲突的团队不是一个优秀的团队。**真正优秀的管理者要敢于直面冲突和矛盾,闻争则喜,接受矛盾,改进工作,实现进步**。

管理启示

**闻争则喜,有效沟通**

某知名企业家认为在做出决定前与别人进行沟通,给团队成员机会阐明自己的观点至关重要;无独有偶,另一知名企业家也认为管理者在强调"合作"和"共识"的同时也要允许有不同的声音,慷慨激昂地辩论远远好过"一言堂"。直面矛盾,合理沟通是促进团队进步的不二法则。

## 二、良好管理沟通的"绊脚石"

护理团队的成员往往较其他类型团队人数更多,护理工作中的沟通随时无处不在,而且护理工作的对象也多种多样,因此对于护理团队的建设,沟通

是举足轻重的一部分。在沟通的过程中可能会发现各种不同的障碍，归纳起来主要有以下几点：

1. 由年龄、知识、经验等差异引起的障碍　护理人员与患者、家属、医生等角色进行交流时都是凭借自己的知识、经验等对信息进行处理，如果双方的“知识经验共通区”越大，双方的交流和理解就越顺利。

2. 有意操纵信息造成的障碍　不合理地筛选信息或故意操纵信息，致使信息的传递被歪曲或中途停止；或者由于信息传递者的主观判断和个人感情色彩可能会影响信息的真实性，不同的情绪感受会使个体对同一信息在不同时间做出的解释截然不同。极端的情绪体验可能阻碍有效的沟通，甚至影响人际关系，破坏护理团队的工作氛围。

3. 非语言提示的障碍　非语言提示主要是交流中的肢体动作或面部表情等传达的信息。非语言表达往往与口头沟通相伴，如果二者协调一致，沟通效果会被强化；如果非语言提示与口头信号不一致，就会使接受者感到迷茫，而且信息传递的清晰度也会受到影响，造成沟通障碍。

4. 不平等障碍　职位高低不同的人往往在交流的过程中会出现障碍，护士们可能为了保护自己的利益而不敢表达出自己与管理者不同的想法和建议；而部分管理者可能会因自己的职权较高而形成“一人决定”的思维习惯，不能听从临床护士们的想法。于是就造成了“表面风平浪静，实则暗涛汹涌”的局面。

5. 部门设置障碍　不合理的管理部门和临床科室设置会影响到团队内部沟通渠道的形成和畅通。部门层次越多，沟通中信息失真的可能性就越大；部门重叠，沟通传递过程缓慢，影响信息的时效性和价值；科室分割，各独立科室间往往对外封锁信息；护士们和护理管理者们了解信息渠道单一，造成信息不足和沟通不及时，影响沟通效果。

## 管理启示

### 对比反思，把握高效沟通技巧

一个沟通不佳的护理团队，护理管理者往往认为自己的决定才是正确的，没什么必要去听取临床人员的建议，他们与临床护士们的交流仅限于发布命令，这样的交流是武断的、控制性的和操纵性的。

中等沟通程度的护理团队往往采用护理管理者到基层护士们的自上而下的沟通模式，互相间仅能提供有限的反馈。这种交流往往不能帮助问题得到有效的解决。

**高度沟通的护理团队采用开放的、共鸣的、以解决问题为导向的交流方式。管理者和临床人员间相互沟通并就问题的解决方案坦诚交谈，真诚地提供和接受反馈。**

## 三、有效沟通的技巧

### （一）建立平等对话平台

护理部主任与临床护士要做到平等和相互支持，形成一种伙伴式的沟通关系。主任需要为团队导入有效的沟通机制，秉持对话的精神，有方法、有层次地激发员工发表意见，汇集经验与知识，最终使护理管理者与护士们形成共同的团队价值取向，达成团队目标共识。护理部主任必须根据医疗现状的发展情况、卫生健康委的相关规定、临床护士工作情况等做出具体规划，与基层护士们分享和交流，促进护理团队工作进步。

管理案例

**平等交流，高效沟通，达成共识**

美国某公司执行总裁被誉为“20世纪最伟大的企业领导人之一”。在他上任之初，该公司内部等级制度森严、结构臃肿；该执行总裁做了大刀阔斧的改革，在公司内部引入非正式沟通的管理理念。他经常亲自给员工留便条或打电话，通知员工有关事宜。

这位执行总裁使公司的所有员工都保持着一种近乎家庭式的亲友关系，他会不断地与员工交流和沟通，直到双方达成思维上的一致。他这种高效的沟通方式不仅使他工作上获得巨大的成就，同时，员工们也对他致以好评。

### （二）沟通及协调的要点

一个善于沟通和协调的护理部主任，总能让自己的工作顺畅有序地进行。使得医院领导愿意支持护理变革工作的开展，护理同仁乐于配合和拥护护理部的决定，为护理工作的顺利开展营造一个良好的环境。

1. 及时　首先要善于发现冲突和矛盾；其次在发现冲突和矛盾时要及时探究原因并尽可能及时解决，以免形成积怨，防止问题扩大化和严重化。

2. 抓重点　找出代表性强、影响深远的矛盾和冲突，分析其产生和形成的根本原因，针对根本原因进行“治标又治本”的处理，以防止再次发生影响团队沟通的进展。

3. 传递有效信息　沟通并非无谓的聊天，护理团队成员沟通的最重要目的是使团队成员间实现信息共享，在获得全面信息的基础上再次沟通各护理工作者的想法，共同促进团队护理质量发展，实现团队目标。

4. 开放的交流　是指以平等的姿态、坦诚的态度、共鸣的感受等有利于沟通的因素创建工作环境氛围和团队文化。这时团队成员感受到的是被信任和被重视；团队成员的心理反应是直率的、无设防的和专注的，这类交流会使团队成员愿意分享想法，直面困难和错误，勇于承担团队的责任。团队成员态度积极并且明白管理者的期求，乐于协助管理者实现团队进步，愿意主动承担实现团队目标的责任。

管理思考

**有效沟通，提升凝聚力，促进目标实现**

有效的、正确的沟通有助于护理管理者迅速地消除冲突和误解，解决矛盾，增强管理者与临床人员及护士们之间的亲密度，使护理团队更为团结，凝聚力更强。有助于护理部工作的协调与开展。不可或缺地，护理管理者要通过双向的、真诚的沟通来营造一种充满信任的护理团队文化。在这种充满信任和友爱的工作氛围之下，护士们会真诚地交流问题的解决方法及对促进工作改进的提议，他们对责任感的感受程度会更高，明白团队目标的责任由全体护理同仁一起承担，相互协作，从而能够更为真切、务实地完成工作。

## 第四节　多学科协同法则

护理部主任的管理任务是通过管理和带领护理团队进行有效临床任务和沟通协调。要使一个团队工作效率提升，需要协同作战。有人说，协同作战是团队的撒手锏。要使团队的整体绩效大于个人绩效之和，就需要团队工作的协同效应。团队协作，可以缩短工作任务完成的时间；可以提升工作的实际绩效；还能提高团队成员的工作能力、合作精神和信任程度；也是组织降低成本、提高效率、增强竞争力的有效方法。这种协作需要建立在彼此的责任分担上，因为只有每个人都明确了自己的职责，才可以在团队任务中发挥自己的才能，共同推动每个环节的协调发展。

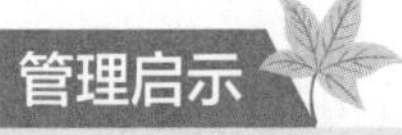


**团结协作，飞得更远**

每年的秋季，大雁由北向南以V字形状长途迁徙。大雁在飞行时，V字形的形状基本保持不变，而头雁却是经常替换的。头雁对雁群的飞行起着很大的作用。因为头雁在前面开路，它的身体和展开的羽翼在冲破阻力时，能使它左右羽翼两边形成真空。其他的大雁在它的左右两边的真空区域飞行，就等于乘坐一辆已经开动的列车，自己不再需要费太大力气克服阻力。这样，成群的大雁以V字形飞行，就比一只雁单独飞行省劲，也能飞得更远。

## 一、认清团队协作的必要性

### （一）个人英雄主义的时代已经终结

中国有古语“孤掌难鸣”，意指单靠匹夫之勇难以成就大事，这就告诫我们个体力量是很有限的，单枪匹马终是不能成就大业。护理工作繁杂琐碎，管理工作更加复杂多变，单靠主任一人不可能完成所有的工作，从历史经验和当今管理发展模式，我们都清醒地意识到个人英雄主义时代已经终结，独行侠和单打独斗的工作方式已经不合时宜，依靠一个教父式的人物包打天下的时代已经渐行渐远。在团队中，个人工作能力强不是坏事，但不能过于强调个人英雄主义而忽略了团队协调的重要性。管理者或个人都不能忽视团队的作用，一个团队就像一部机器，机器的正常运转需要每个部件的相互配合，缺一不可；否则，就会影响到整个团队的效率。

### （二）鲜花也需绿叶扶

发挥集体力量已经成为管理界建设团队的新型主流思想。在个人能力的基础上借助外界的力量，形成合力，团队竞争力就会倍增，抑制各种风险的能力也会显著提升。护理管理者个人的能力决不等于团队绩效，鲜花也需要绿叶扶，不管一位护理部主任多么优秀，他都不可能具备完成工作的所有能力和精力，唯有借助集体的力量，经过团队成员的通力合作，才可以成倍地提高工作效率。当无数护理人员个体力量凝聚在一起时，方能确立宏伟的护理服务目标，迸发出大海一样的力量，实现前所未有的护理服务成就和绩效。

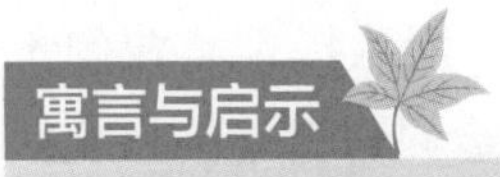

寓言与启示

**个人英雄主义的狐狸**

狐狸和狮子合作捕食，狐狸负责寻找猎物，狮子负责捕杀猎物，得到的猎物两人共享。但过了不久，狐狸心理不平衡起来：没有我去寻找猎物，狮子早就饿死了，他凭什么分享那么多？于是，他离开了狮子，自己单独去捕猎。然而，有一天狐狸去羊圈捕羊的时候被猎人和猎狗抓到了。

团队成员要正确认识自己的价值，肯定其他成员的优点，正视团队的力量。如果人为地放大自己的价值，缺乏协助意识，最终受害的不仅是团队，还包括自己。

## 二、明确促进协作的原则

### （一）护理工作中团队协作的重要性

协同作用就是集中全部的努力以达到 1+1>2 的效果。团队协作之所以重要，首先源于个体能力有限，同时也由于每个人的技能倾向跟别人不同，也就是我们常说的“尺有所短，寸有所长”。作为一名护理部主任，要善于启发团队中的护理人员们主动去寻找和学习其他同仁的优点和优秀品质，弥补自身的缺点和消极品质，使其被弱化甚至消灭。如果每位护理工作者都主动去寻找其他成员的优秀品质，肯定对方的优点，不断提升自己的不足，那么护理工作的协调就会变得更加顺畅，工作效率就会进一步提高。

### （二）护理团队的协作原则

1. 欣赏　“三人行，必有我师焉。”每位护理人员身上都有闪光点，每个人都有值得去挖掘和学习的地方。所以，每位团队成员都要学会欣赏其他人的优秀品质，并努力克服和改正自身的缺点和消极品质，这是培养团队合作能力的第一步；团队成员们，包括管理者，都应该保持足够的谦虚，正视自己的短处，通过不断地向他人学习，实现自身的不断进步。护理人员们的互相欣赏和了解会增加护理团队的合作默契以及和谐共进的氛围，进而保证实现高水平的工作效率。

2. 尊重　平等待人，有礼有节，既尊重他人，又尽量保持自我个性，这就是团队协作中尊重的原则。尊重能为护理团队营造出和谐融洽的气氛，使护理工作资源得到最大限度的共享；如果每位护理人员都能够将彼此的知识技能和经验共享，这无疑是一笔巨大的财富。护理团队中的每位成员互相尊重彼此的意见和观点，尊重彼此的技术和能力，尊重彼此对团队护理事业的贡献，这个护理团队才会取得最大的成就，而护理人员也才会赢得良好的自我认可和价值体现。

3. 平等　护理管理者要注意在每一个环节上体现平等精神。当护理人员觉得大家都处于相同的起跑线上时，他们之间不会产生隔阂和距离感，彼此才会最大限度地坦诚，在工作中就会更加默契紧密地联系，从而使团队效益达到最大化。

**尊崇协作原则，创造卓越贡献**

在护理团队建设中，护理管理者要认识到每位护理人员都是有其独特的闪光点的，应该正确地对待每位护理人员的长处和短处，尽力为每位护理人员搭建发挥其才能的舞台；要坚信个体的出色表现通过团队凝聚，才可以迸发出惊人的能量，创造出可喜的佳绩。

4. 信任　信任是合作的基石，是缔造团队向前的动力，没有信任，就没有合作。现代社会的发展，使护理工作的分工越来越专业化和专科化，同时也越来越需要各种专科护理人才的相互配合。因此，护理人员们只有相互信任乐于分享，才能精诚合作共同实现护理技能和理论的丰富和提高。高水平护理团队应具备的最重要素质就是相互信任的团队精神和文化。团队成员间彼此相信各自的品格、个性特点和工作能力，这种信任可以在团队内部创造高度互信的互动能量，这种信任将使护理人员乐于工作，甘心付出，坚定团队目标并为之付出自己的责任与激情。

5. 沟通　良好的沟通是高水平团队必备的能力。护理人员之间的有效沟通是保持团队高效率工作和旺盛生命力的必要条件；沟通是对临床护理人员、护理管理者和整个团队最基本的要求。掌握合理的沟通技巧是护理人员和团队必备的技能之一。

6. 团队利益至上　护理人员必须要有整体意识、全局观念，要顾及医院及护理团队的需要，并不遗余力地为医院的利益和整个护理团队的目标共同努力。只有当每个护理人员自觉考虑到整体利益时，她才会以实现护理团队利益最大化为根本，对医院和护理部的决定保持高度的认同感，表现出积极的全局意识。

## 三、在协同工作中建立共同责任感

1. 树立团队荣辱与共观 护理团队能否实现有效的合作取决于护理人员的态度。如果每位护理人员都能将自己的技能和经验分享出来，主动地为实现护理团队的目标而努力，那我们的团队就一定会变得更加优质和高效。团队中的每位成员要时刻记住，团队是一个整体，要共同面对困难，一起分享成功；时刻记住团队的利益与个人息息相关。

2. 资源共享，责任共担 资源共享作为护理团队工作中不可缺少的一部分，可以很好地评估团队的凝聚力和团队的协作能力，同时也是工作能力的体现。提高各层级护理人员的资源共享度是护理队伍健康发展，协同合作的基础。只有团队的每一位成员彼此之间资源共享，才能紧密合作，真正做到整个团队的密切配合。资源共享必须以护理人员之间“心甘情愿”为基础，而管理者也应该表现出鼓励共享和责任共担的诚意，并且不断促进团队间资源共享氛围的建立。

3. 在合作中发挥个人才智 强调团队合作，并不意味着否认护理人员的个人智慧、个人价值。个人的聪明才智只有与团队的共同目标一致时，其价值才能得到最大化的体现。成功的团队提供给我们的启示是鼓励成员提出自己的想法，并且尝试积极提供合作的机会。在这种尊重个人发展的工作氛围中，团队成员才会寻找到工作的乐趣和合作的乐趣。

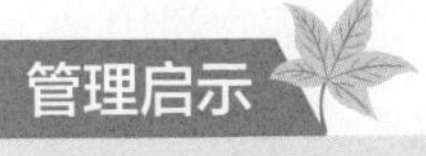


**责任共担，荣辱与共**

火石与火镰相互撞击才能生出火花，每个团队成员的存在都是有意义的；护理管理者要通过合理分析，使团队协作向系统化、流程化的高水平阶段前进。

## 四、多学科协同护理

随着医疗事业的发展，医疗卫生的需求日益增加，多学科协同护理逐渐成为护理领域新的研究热点。协同护理强调通过强化健康护理集体的协同作用，以现有的人力资源最大限度地发挥患者和家属参与健康护理的能力，对患者的预后产生积极的效果。2011 年加拿大初级卫生保健纲领将协同护理模式定义为两个或两个以上的学科合作，为患者或家属提供跨学科的合作，以其独特的技能和知识帮助患者或家属处理各种健康问题。

团队成员之间的协调、沟通、合作、自主、相互信任和尊重是一个成功的多学科协同团队实践的核心要素，多学科协同并非多学科人员的简单聚集，团队成员的相互信任、有效沟通对团队作用的发挥起着非常重要的作用。

开展多学科协作的策略如下：

1. 以疾病治疗涉及的专科为基础，建立固定的学科组合和专业人员队伍协同护理　可根据团队成员的专业方向，以及所在医院的实际情况组建协同护理团队，固定的学科、相对固定的人员围绕疾病发生、发展的诊疗过程，从患者入院开始就进入协同护理团队，团队成员发挥各自专业优势，分别对患者的生理、心理、社会健康状况进行全面评估，并提出切实可行的干预措施，保证患者能得到及时、全面的治疗、护理和康复。

2. 以患者为“主体”，充分“授权”患者　协同护理以患者为中心进行干预管理，患者的需求是协同护理团队进行专业决策的主要依据。以患者为主体，充分发挥患者的主观能动性，让患者在团队工作中培养和习得自我护理能力，而自我护理能力的培养恰恰是协同护理的重要环节之一。

3. 注重团队成员之间的平等协作关系，建立良好的沟通渠道　协同护理团队中各学科、各成员是平等的，被任何一方占主导地位都有可能影响团队成员之间的合作关系，每个成员被平等地对待，才能最大限度地发挥其积极性。推选具有一定领导素质的团队负责人，充分发挥协调、沟通能力，化解各学科成员之间的分歧，建立良好的沟通渠道以促进成员之间的沟通；充分利用各学科优势，综合评价每个治疗方案的利弊，优化治疗方案，有效整合各治疗手段，以期达到最佳治疗效果。

4. 加强与社区的联合，大力发展社区协同护理　加强与社区的联合，不仅契合国家医疗体制改革的方向，更使社区护理发挥其本身的优势，将治疗延伸到社区、患者家庭，保证了治疗的完整性和延续性。

协同护理是适应当前医疗卫生事业现状的产物，更是护理作为一门独立学科不断发展丰富其专业内涵的必然趋势。

## 第五节　团队士气提升法则

世界杰出科学家居里夫人，在放射性的研究过程中经历了一次又一次的失败，一次次地重新鼓起士气继续努力，最终发现了两种新元素钋和镭，成为让世人尊敬的科学家。居里夫人靠士气、智慧和汗水，不断让事业发展，走向人生的巅峰。她的成功让面对挫折导致士气低迷的人感到羞愧，她的精神让众人为之敬仰。

## 一、护理团队士气概述

### （一）团队士气的定义

所谓团队士气，就是团队的成员对自身所在的团队感到满意，愿意成为该团队的一员，并协助达成团队目标的一种态度。这种态度可以表现在一个人主动、努力工作的行为中。换言之，团队士气是团队全体成员的工作热情与工作行为的总和。护士的"士气"不仅代表护士本人需求满足的状态，同时还包括护士个人认识上承认满足来自于护理团队，因而愿意为实现护理团队目标而努力的情绪。

### （二）团队士气的特征

在护理团队工作中，团队士气是建立在护士对工作的信念以及为实现护理团队目标而具有的责任感上。护士士气的高低不仅与团队凝聚力有关，与护士工作满意度有关，还与护士之间关系的协调程度和成员的归属感、认同感有关。美国心理学家克瑞奇等人认为，一个士气高昂的战斗团队具有以下七个特征：①团队的团结来自内部的凝聚力，而非外部的压力；②团队本身具有适应外部变化的能力以及处理内部冲突的能力；③团队成员对团队具有强烈的归属感，且团队成员之间具有强烈的认同感；④团队成员没有分裂为相敌对的小团体的倾向；⑤团队中每个成员都明确地意识到团队的目标；⑥团队成员对团队的目标及领导者抱肯定和支持的态度；⑦团队成员承认团队存在的价值，并且有维护其团队存在和发展的意向。

**管理启示**

**企业家文化与"人心"文化**

某知名企业创始人对公司的企业文化做了下面这样的总结："企业文化最核心的部分是体现对两部分的尊重：对员工的尊重，对顾客的尊重。世界上最无价的东西就是人心，是花多少钱也买不来的，要赢得别人的心，只有拿自己的心去交换，这跟谈恋爱的道理一样。因此，企业的领导人永远不要以为自己比这两部分人聪明，以为自己可以驾驭他们，如果是这样，就会出大问题。我们对员工的口号是'赛马不相马'，你是一个普通工作者，但你的命运不是领导赐予的，而是掌握在你自己的手中。对顾客的口号是'真诚到永远',企业必须首先对顾客真诚,才能换来顾客对企业的真诚。该企业近几年先后兼并了18家亏损企业,全部扭亏为盈,靠的都是对人心的重视。所以盘活资产首先要盘活人,人永远是第一位的。"

## 二、提高护理团队士气的七大法则

研究结果显示,成员的士气只是提高生产率的必要条件之一,而不是绝对条件。士气与生产率的关系,在很大程度上取决于组织机制与管理者领导方式。要提高护理团队生产率,除了要提高护士群体士气外,管理者和组织还需要创造与提高生产率相关的其他条件,如有效的激励约束机制、护士整体的职业素质建设、科学合理的护士配备、护理活动仪器设备充足、物资供应保障等。

保持高昂的团队士气是提高护理团队和组织绩效的关键之一,要有效保持护理团队士气,需要管理者从以下方面加强:

1. 对组织目标的认同感　从认知能力的角度看,护理团队士气就是护理群体成员的一种集体意识。它代表一种个人成败与群体成就密切相关的心理,这种心理只有在个人目标与群体目标协调一致时才会存在。这就是护理群体成员对组织目标的认同感。

2. 合理的薪酬制度　经济报酬不仅是护士赖以生存的取值基础,同时也是护士个人在团队和组织中的成就与贡献的价值体现。组织提供的薪酬水平对护士对工作的满意程度有直接影响。科学合理的薪酬制度将有助于提高护理团队成员工作积极性和满意度,由此提高护理团队士气。

3. 对工作的满足感　工作满足感指工作本身给护士带来的满意感觉。这种感觉主要包括工作符合个人兴趣、适合个人能力、能够施展个人职业理想和抱负。因此管理者在进行护理人力资源管理时要注意将护士个人能力特点与护理岗位要求有机结合,为护士在工作中施展才能和实现抱负提供机会,提高护理群体成员工作责任感、成就感和满意感。

4. 管理者良好的品质和风格　护理管理者个人品质和领导风格对护理团队成员的工作态度和精神面貌也有很大影响。近代心理学家研究表明,凡是士气高昂的团队,其领导行为大都具有民主、乐于采纳大家意见、体谅下属、关心成员疾苦等特点。

5. 和谐的工作氛围　只有团队所有护理成员齐心协力,密切配合,团队才有可能取得成功。士气高昂的护理工作团队必然具有很高的凝聚力，成员之间有强烈的认同感、一致性和合作精神。心理学认为，这种合作、互相体谅的工作团队能够有效发挥社会助长作用，称为合作性群体。从群体动力学观点看，护理管理者要在自己的团队工作中强调护士的相互尊重和协同合作，注重鼓励集体成功，以此促进护理群体合作精神，提高士气。

6. 畅通的沟通渠道　在护理群体活动中，良好沟通在护理团队士气中也扮演着重要角色。研究发现，成员之间，上下级之间沟通受阻，就可能引起成员的不满而使团队士气低落。在护理团队活动中保持良好的沟通关系，尽量采用双向沟通方法，将有助于提高护理团队成员的工作激情和协作精神。

7. 良好的工作环境　适宜的工作环境对团队成员的身心健康具有重要影响。研究发现，不良的工作环境容易使员工产生生理和心理上的疲劳，从而影响员工的工作热情及工作效率。营造良好的物理工作环境和心理工作环境，将有利于维护护理团队成员的身心健康，提高护理团队的工作士气。

**管理案例**

**培养员工积极的心态**

回顾2009年，位于Oshkosh的某促销品制造商，因员工士气问题，导致公司止步不前，直接成了公司首要解决的难题。为此，公司培训团队想方设法地提高419位员工的士气。他们采用了让员工观看如“阿姆斯特朗癌症康复”这类鼓舞人心主题的视频，从视频中让员工学习这种毅力和积极向上、永不言败的态度。

## 第六节　团队信任法则

思考：生活上，你最信任谁？工作上，你又信任谁？

**故事与启示**

**新龟兔赛跑的故事**

第一次赛跑时兔子因为睡觉输了，它很不服气，极力要求和乌龟再进行一次比赛。

这一次兔子果然吸取教训，于是它赢了。但这时乌龟又不服气了，可是用什么办法能够赢呢？终于乌龟想到了新的办法，它要求再进行第三次赛跑，条件是路线由它来选，骄傲的小兔子一口答应了，结果等到赛跑时它才知道吃了大亏，原来它们进行的是水路比赛！同样经历过成功与失败的兔子和乌龟这次都没有大喜大悲，它们陷入了沉思，最后它们决定以后要互相合作，在陆路上兔子背着乌龟跑，而在水路上乌龟驮着兔子游。以后无论有什么样的赛跑比赛，它们总能从容应对。

这就是新龟兔赛跑的故事，给了我们很多启示。乌龟和兔子从竞争对手到合作伙伴，这种角色的转变实质上是通过“互信”来完成的。因此，我们不难得出这样一个简单而深刻的道理：只有互相信任，才能实现合作，最终才能实现双赢。

## 一、建立团队信任

1. 团队信任的基本问题　团队成员彼此之间的信任程度，是影响工作绩效及成果的一个关键因素。信任是什么？信任是指对他人的言辞、行为、承诺等有意愿的信赖。信任是指“一种人与人合作的基本特征”，也是指“一方信赖另一方，同时认为能有助于改善或解决双方的权利冲突而获利”。

信任具有如下三个主要特征：

(1) 会增加信任者之风险。

(2) 被信任者的行为不受信任者的控制。

(3) 如果某一方违约时，可以获短期的利益之情境。

因此，信任可说是一种“心理契约”，此种心理契约是经济社会一切规则、秩序的根本所在，没有信任，就没有秩序。已有研究表明，护理人员心理契约的违背将导致工作满意度降低，甚至离职的不良后果。高水平护理团队应具备的最重要素质就是相互信任的团队精神和文化。团队成员间彼此相信各自的品格、个性特点和工作能力，这种信任可以在团队内部创造高度互信的互动能量，这种信任将使护理人员乐于工作，甘心付出，坚定团队目标并为之付出自己的责任与激情。

2. 团队信任的特征　管理领域中对于人际信任的概念，无论是在人际、团体间、组织间层次上，均具备下列6项特色：

(1) 相互依赖性：相互依赖表示双方之间存在着交换关系，无论交换内容为何，都表示双方至少有某种程度的利害相关，己方利益必须靠对方才能实现。

（2）心理概念：人际信任的经验是由个人价值观、态度、心情及情绪交互作用的结果，纯粹是一组心理活动的产物。

（3）风险信任：意味着必须承受易受对方行为伤害的风险，因此，承担易受伤害之风险的意愿亦是人际信任之核心。

（4）善意：善意让信任者确信被信任者不会伤害自己且会保护自己的利益，因而愿意信任对方。善意的表现再更进一步就是慈悲心的流露，慈悲心是指被信任者不以自利为导向，而会以信任者或共同利益为优先，善意可以被视为人际信任产生之关键，缺乏善意之信任，只可被视为信心。

（5）理性决策：如果仅是一厢情愿地相信他人而无任何的怀疑，将会导致危机或加剧信任滥用的情形。当信任者在交换过程中获得被信任者值得信任的证据，如口碑、意图、能力、可靠性，及前述的善意等，然后信任者会依其信任倾向来决定是否信任对方。

（6）情感成分：个人的情感状态会影响信任经验，并影响对被信任者可信任性的判断。这与前述之理性面向的论点并不矛盾，认知性及情感性的元素同时存在于人际信任之中，如果只有情感而没有理性认知，信任就成了盲目的信心；反过来说，如果只有理性认知而没有情感性元素，则信任只是冷血的预测。因此信任通常是情感及理性思考之混合体。

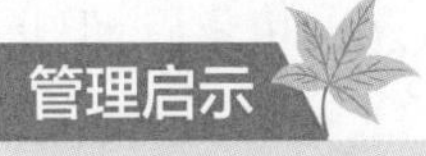


**用事实证明，做理性决策**

两只鸟在一起生活，雄鸟采集了满满一巢果仁让雌鸟保存，由于天气干燥，果仁脱水变小，一巢果仁看上去只剩下原来的一半。

雄鸟以为是雌鸟偷吃了，就把它啄死了。过了几天，下了几场雨后，空气湿润了，果仁又涨成满满的一巢。这时雄鸟十分后悔地说："是我错怪了雌鸟！"

护理部主任、护士长、护士、同事之间要相互信任，很多幸福团结的团队就毁于怀疑和猜忌。所以，对同事、员工要保持信任，不要让猜疑毁了团队。

**深度思考：**你不能贿赂你的孩子们去完成家庭作业，你不能贿赂你的太太去做晚饭，作为护理部主任也不能贿赂你的员工们去为医院工作。面对团队中很多以报酬换取成员合作的情况，你怎么看待此事？

## 二、培养信任感的方法

1. 坦率地解决问题　像优秀的敏捷团队一样紧密工作，每个人的个性就会不可避免地凸显出来。信任的建立依赖于团队成员具备相当的勇气去与“给他们带来麻烦”的人进行坦率的沟通，而不是压根不与对方沟通，就直接找到管理者大倒苦水。当人们不知道如何处理不快的对话或者认为维护工作关系与他们无关的时候，团队的信任就受损害了。这是为什么人们需要一个讨论人际反馈的框架。

2. 分享相关的信息　换句话说，要敢于说出你的想法。如果你不赞同，说出来。当然，有建设性地说出想法对有效地沟通是很重要的，可以去想想如何才能做到，但不管怎样，说出来。当团队里某人在讨论问题的时候保留自己的观点和想法，之后又批评说：“我认为这主意从头就是错的。”其他团队成员就会觉得措手不及。这伤害了彼此的信任感。

3. 信守承诺　当不能守诺时提早告知非常简单，若事态发展不合计划时，尽力做到透明和提前告知。尽管如此，减少这种意外的发生频率。

4. 不同意就说不　抛弃那些通常认为的“对每个请求必须都答应才算团队精神”等想法。没有原则地说“是”，只会让其他人不再信任你的言辞。如果你从不说“不”，你说“是”又能说明什么呢？这看上去有点自相矛盾，但是要建立彻底的信任，有时就需要承认你并不是什么都懂。

5. 把你知道的和你不知道的都展现出来　简单地讲，就是把自己掌握的信息和别人大方分享，可以意识到哪些东西自己不知道，并对其保持开放的心态。信任是人们普遍讨论的东西，但能有效地做好这一点的团队却不多见。

**管理启示**

**善于分享信息，避免信任危机**

颜回是孔子最得意的门生。有一次孔子周游列国，困于陈蔡之间七天没饭吃，颜回好不容易找到一点粮米，便赶紧埋锅造饭，米饭将熟之际，孔子闻香抬头，恰好看到颜回用手抓出一把米饭送入口中；等到颜回请孔子吃饭，孔子假装说：“我刚刚梦到我父亲，想用这干净的白饭来祭拜他。”颜回赶紧说：“不行，不行，这饭不干净，刚刚烧饭时有些烟尘掉入锅中，弃之可惜，我便抓出来吃掉了。”孔子这才知道颜回并非偷吃饭，心中相当感慨，便对弟子说：“所信者目也，而目犹不可信；所恃者心也，而心犹不足恃。弟子记之，知人固不易矣！”以孔子之圣，面对颜回这等贤徒，犹不能完全“不疑”，想一想，在真实世界中，有多少管理者(或老板)像孔子一样了解他的部属？而你我芸芸众生，有几个修养可与颜回比拟？“信任”不仅是团队管理的需要，更是人性的释放！

## 三、构建团队信任法则

在护理团队管理中，如何高效构建护理团队信任，可以从三个层面来考虑：组织与团队之间的互相信任，团队与成员之间的互相信任，成员与成员之间的互相信任。

1. 构建组织与团队之间的互相信任　组织与团队之间的互相信任包括组织与团队领导之间的相互信任，组织与成员之间的相互信任。护理部主任要想获得团队的信任，首先护理部主任应在岗位上有优秀的业绩表现，还应具备出众的才能和卓越的领导艺术。这样团队成员才会甘于服从其领导。

此外，护理部主任还应对医疗卫生改革、护理事业发展趋势敏锐，决策正确，能在团队工作中给予及时的帮助和指导，扮演好“规划者”和“教练”的双重角色。建立一套科学的管理机制，包括激励机制、竞争机制、学习机制和沟通机制等，通过制度规范团队和自己的行为。

2. 构建团队与成员之间的互相信任　对于团队与成员之间的信任的建立，主要从团队领导如何赢得成员信任和成员如何赢得领导信任两个方面考虑。

俗话说得好：“兵熊熊一个，将熊熊一窝。”什么样人带什么兵。狐疑之人带队，团队之中就会弥漫不信任；懒惰之人带兵，团队不是投机取巧就是忙中爱偷闲；无德之人挂帅，团队素养和品行成了制约团队发展的瓶颈。

(1) 组织层面——改善职业环境，履行组织责任：护理管理者品行之于团队信任建设尤为重要。首先，端正、正直、公正，利益面前敢于牺牲自己，推功揽过；其次，凡事身先士卒，同甘共苦，做出榜样和表率；第三，通过培训，强化团队感恩意识，增加信任；第四，透明管理，政策透明，晋升透明，降级透明，奖惩透明，形成“比学赶帮超”的团队氛围，每个人的每一次进步，每个人的每一次殊荣，每个人的每一次贡献，每个人每一次有损于团队形象的事情，都通过不同形式的场面或者护理工作会昭示于团队之中；第五，参与志愿者服务事业(义诊、家庭访视、基层帮扶等)，让爱心常驻团队，有爱的团队，无往而不胜，更不存在不信任；第六，制订护理团队规划纲要，让大家跟着团队干，感觉自己价值不断得以提升，希望也会像七彩虹一样斑斓夺目；第七，营造良好和谐积极的工作氛围。

（2）员工层面——彰显个人价值，履行员工责任：团队成员要想获得团队领导的信任，工作态度是前提。怀有一个积极认真的态度，即便暂时实力有限、业绩平平，也会得到领导的期许。塑造学习型的个人品质，善于总结学习，才能不断进步。认同团队的精神和目标，并愿意奉献自己的智慧。临床护士深度参与护理管理工作；专科护士主动发挥专业价值；充分利用医院护理科研孵化平台，激发有需要和有能力护士群体的科研兴趣，引入高校导师团队，促成护士与导师结对，主动寻求帮助，推动临床护理创意转化为科研项目或专利成果，促进科研契约履行。

3. 构建团队成员与成员之间的互相信任　团队成员之间要相互信任才能共同完成任务。如果成员之间缺乏相互信任，则任务完成的效率和成效将会受到严重影响。因此，建立成员之间的彼此信任十分重要。要想实现团队成员的互相信任，首先团队成员需要相互了解，每个人都有自己的优点和缺点，只有相互了解了这些优点和缺点，才能更默契地协作，共同高效完成任务。其次需要相互支持，当某个成员遇到困难和挫折时，其他人员的帮助和支持有助于其克服困难，解决问题。此外，还需要相互尊重，只有成员之间相互尊重，才能够建立起信任关系。最后，需要成员间的及时沟通，当有矛盾或意见不合时，及时、开诚布公的沟通对解决矛盾、建立信任十分有效。

（李玲利）

## 护理部主任团队建设能力自测

请根据下列描述选择最符合您自己实际情况的选项，选择没有对错之分。

1. 你如何制订团队目标

   A. 大部分成员可以完成

   B. 经过努力可以完成

   C. 保证团队成员都能达成

2. 你的团队中，团队成员是否非常清楚团队的目标

   A. 十分清楚，方向明确

   B. 部分人员清楚

   C. 只有核心人员清楚

3. 你如何在执行过程中有效地进行控制
   A. 建立及时反馈机制
   B. 建立监督机制
   C. 发现偏差及时调整
4. 在执行过程中你如何进行沟通
   A. 围绕目标时时进行沟通
   B. 建立定期沟通机制
   C. 遇到问题进行沟通
5. 你如何看待团队成员的缺点
   A. 缺点也可以转化
   B. 缺点不影响优点的发挥
   C. 缺点需要改正
6. 如何让你的团队成员间保持良好的协作关系
   A. 建立适于发挥特长的协作机制
   B. 通过流程加以约束
   C. 通过硬性规定实现
7. 你如何避免团队沟通过程中的信息失真
   A. 对信息进行反馈和确认
   B. 通过书面方式进行沟通
   C. 清晰表达自己
8. 作为管理者,你一般与团队成员进行怎样的沟通
   A. 非正式与正式沟通各占一半
   B. 以非正式沟通为主
   C. 以正式沟通为主
9. 如果您的团队中,有成员确实影响了团队绩效,你如何处理
   A. 加强沟通及时解决问题
   B. 用替补成员进行替换
   C. 限期改正,否则清除
10. 在执行的过程中,你如何看待最初的计划
    A. 根据情况适时修改和变动
    B. 发现问题及时沟通
    C. 始终按照原计划进行

**自测结果说明见附录六。**

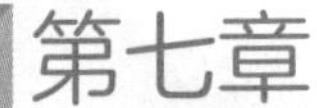

# 第七章

# 部门有效运作法则

**困惑与反思**

做过多年的护理部主任难免疑惑过：为什么有些问题在临床护理实践中经常重复出现？有些目标实现缓慢？所带护理团队有很强的执行力，但运作效率并不比医疗团队高效？是自身的原因还是队伍的原因？如何建立起本部门的有效运作机制？本章将为您答疑解惑。

护理部是医院运转的中枢系统之一，医院的有效运作很大程度上依赖于护理部门的效率，而护理部门的有效运作，其核心是建立完善的部门运作系统与制度，畅通部门沟通与协调渠道，提高部门运作效率，以及构建和谐的部门关系。因此建立完善的部门运作系统构建机制，使护理部门运作管理成为计划先进、方法正确、合作良好、责任到位的高效团队是实现部门有效运作最好的法宝。

## 第一节　护理系统运作法则

护理部作为医院一个大的运作部门，占据着医院医技专业人员的半壁江山，没有完善的运作管理系统与制度难以保证部门运作的有效与安全。随着临床条件和社会现实的不断变化，须在实践中不断地完善和创新运作系统与制度，让制度的践行既保持严谨的原则性，同时又具有适当的灵活性，真正成为护理管理工作不断提升的指南。

### 一、运作系统构建与创新

系统的构建与创新，是护理部门有效运作的基础。如何在实践中将系统运作与制度实现模组化与指标数据化，建立与完善护理发展的长效机制和双赢机制，是提高部门运作效率的根本保障。

### （一）实现系统与制度模组化，指标数据化

模组化是完善分类管理，数据化则是达到精细化管理。护理部所管部门要高效运作，首先必须依据护理部在医院运作中所承担的责任来构建整个护理部的运作系统与制度，将护理部所管工作的运作过程模组化与系统化，指标数据化。即对全院护理工作的系统运作制订完善的发展规划和目标，在实际操作中明确各部门运作规范与协作关系，明确护理队伍各层级的工作任务与职责范围及扮演好相应角色，同时指明各级护理管理者在护理部管辖的整个运作系统中的确切定位，以及相互间的合作关系，避免分工不清和责任不明确。

其次，组织人员精心设计运作流程，将部门运作指标数据化，建立护理部门运作的管理报表系统，以便护理部主任能够掌握全院护理系统每日、每周、每月的运作情况，并从异常数据中发现问题，以便进行适当的处理。同时也方便主任们通过报表发现部门运作效能的瓶颈所在，从而找出改善的方向。

再次，护理部主任要使部门运作能有效进入正确轨道，还依赖于护理部运作系统的规划、组织分工的完善和可操作性，以便各级护理人员能准确踏实地执行系统规划。也只有所有人员都能顺利执行各自职能，护理各部门才能产生更好的效率，设定的报表系统才能准确可靠，护理部主任才有时间和精力进一步从事策略的拟定和专案的规划。

正如我国台湾地区某医院总结 20 多年高效运作管理精髓：建立完善制度化管理，并将制度化管理进一步转化为表单化管理和信息化管理。据统计仅护理部门就有 3 000 多项标准化程序和制度。由此可见一个高效的团队一定要建立起完善的制度系统模组化和指标数据化，建立起方便的可测量工具。

护理部须逐步建立与医院总体发展指标一致的护理制度和细节量化指标，如关于患者满意度测量指标，由不满意、基本满意、满意和很满意四级指标细化为 0~10 分或 0~100 分指标，可为护理服务提供更多发展空间和精细化标准。

当护理运作系统已构建完成，并有效运作后，护理部主任平常的工作时间将形成如下分配：5%~10% 的时间精读报表，发现问题；30%~40% 的时间处理运作上的问题，以及解决护士的个别问题；其余 50%~60% 的时间可用来拟定和推动护理部的重要策略与计划的实施。

### （二）建立护理发展的长效机制

《2010 年“优质护理服务示范工程”活动方案》要求指出：要建立护理发展的长效机制关键在于管理体制和运行机制。而护理管理体制和运行机制改

革的根本任务，一是建立“责权统一、职责明确、精干高效、监督有力、封闭运行”的扁平化的领导体制；二是建立“岗位公开、条件公布、定编定岗，自主择业、动态管理”的用工制度；三是建立“责任包干、垂直管理、工效挂钩、自主分配”的分配制度；四是建立“面向临床、岗位挂钩、资质认定、评定有效、长短结合”的培训制度。当通过改革实现护士的岗位管理、科学定编、按劳取酬、按需培养以及管理和激励机制的目标时，临床护士队伍的稳定问题、护士人力配备的保证问题、护士工作积极性的调动问题，才能得到根本解决。这不仅需要院长强有力的领导，更需要护理部主任的品格、能力和工作魄力。

因此如何建立责权明确有效的护理领导体制、公开动态的用工制度、工效挂钩的分配制度、实用高效的培训机制是护理部主任需要深入思考和探索的事务。探索不一定成功，但没有探索一定不会成功。

护理发展的长效机制可分步建设：首先借鉴医疗团队成长机制，建立层级管理、管床责任制、专科化发展、问题讨论制度、分级查房制、人才培训制度等；其次是要建立良好的有利于人才成长的文化氛围，医院属于人力型企业，护理队伍又是医院的主体，成功的关键在人，如何建立起激励公平的用人机制和绩效结合的分配制度，以引领护士将护理工作由职业变事业，由称职变敬业，由应付变奉献，每位护士才会在快乐尊严的工作环境中将“以患者为中心”变成事实；再次将管理转化为服务，将自上而下的行政化管理、命令式与应用式管理改为服务型管理，可避免被管理者产生被惩罚、被强制的抵触情绪，而是主动做好工作，由“事倍功半”转化为“事半功倍”的良好运作，团队效率将得到有效保证。

### （三）建立护理管理的双赢机制

建立双赢体系，实现双赢目标。建立护理管理的双赢机制，是部门高效运作的前提，也是实现系统与制度构建效率的重要环节。实现双赢，就是实现个人与集体，管理者与被管理者双方共同发展，从而实现利益效率最大化。护理管理的双赢机制是提高运作效能的助推器。

护理团队中双赢机制的建立包括双赢品德的培养、各种双赢关系与双赢协议的建立、双赢体系的培育，从而最终实现双赢目标。双赢品德有三个基本特征：诚信、成熟、知足。诚信就是对己诚实，了解内心真正的需要，才能利己；同理，对人诚信，才能利人。成熟就是在表达自己的情感和信念时，又能体谅他人的想法和感受能力。知足是相信资源充足，人人有份。双赢关系是指一种彼此认同，相互信任的关系。而双赢协议有时被称为“绩效协议”或“合作协议”，它让纵向交往转为水平交往，从属关系转为合作关系，上级监督转为自我监督。双赢协议多注重结果，有利于过程中释放出个人潜能，从而将协作效应最大化。

在部门运作系统中，懂得如何建立双赢体系，实现双赢目标，是一位护理部主任足够成熟的表现。

随着护理专业的发展，不管是临床护士的规范化培训，还是护士长队伍管理技能的提高，如何才能达到预期目标，提高培训的效率，这是大多数护理部主任的困惑。双赢机制的建立和推行，就是破解这一难题的途径。在双赢机制中，目标是方向，信任是前提，协议是保证，成效是结果。

如果护理部主任在日常管理工作中，认真思索，常常将双赢定为最终目标，其实也是放手让护士形成对自己负责，培养自我约束力，未来将更有利于护士在临床实践中充分发挥个人潜能。

当一个团队真正建立双赢机制后，就容易建立相互合作的工作模式，从而将一个人做事的加法，变成一群人做事的乘法，运作过程将更加有效，工作效率将大幅提高。

如关于护理队伍的规范化培训，就可通过建立良好的双赢机制予以落实。由培训委员会负责制订与修改规范化培训制度与目标、培训内容与方法、完成时间及考核办法，同时建立起相应的常态化培训基地。将规范化培训制度纳入制度的培训模组，完善培训考核指标数据化（项目数、时间、基地与考核结果）；制度中规定1年后所有按计划完成培训者有资格转为正式聘用护士，新入职护士所在科室相关质量指标合格，有评优资格等机制，就是在制度上保障建立培训工作的一种长效机制。而新入职护士通过岗前培训获得规范化培训的目标和任务，把接受规范化培训当作自己成长的必经之路，并依据制度要求主动参加基地培训考核，认真履行时，双赢机制已融入管理系统中，运作效率将大大提高。

## 二、系统的运作与管理

护理部作为护理团队运作中枢，领导着全院护理队伍，指挥着专业发展方向。如何高瞻远瞩规划医院各护理部门，如何把握系统运作的安全与有效性，护理部主任须有“治大国若烹小鲜”的态度，遵循目标的制订与管理法则，并且有不断超越自我的勇气，坚持不懈地改进，从而把握好目标的制订与管理几个关键环节。

### （一）确立目标一致性原则

目标的确立及目标一致性是提高管理效率的基本原则。目标一致性原则即以统一的目标使团队内部各级管理人员、各科室之间、科室与职能科室、院内与院外的各种管理活动导向一致，从而使医院护理管理活动具有良好的有序性和有效性，克服管理活动的杂乱无章现象，提高运作效率。正如现代管理学家彼得·德鲁克说过："目标并非命运，而是方向。目标并非命令，而是承诺。目标并不决定未来，而是动员团队的资源与能源以便塑造未来的那种手段。"目标一致性的关键是达成共识，而共识的达成来源于充分的讨论与酝酿。

**故事与思考**

**地图的故事**

二战时，有个军事小分队，在进入瑞士境内阿尔卑斯山脉执行任务时，突遇暴风雪，大雪封山，部队迷路了。这个小分队的人都以为无法走出去，正准备留遗言、听天由命之时，一个士兵突然发现了一张地图，于是队员们十分高兴，便迅速集中到一起来研究这张地图，并在这张地图的指引下，安全地返回了基地。当基地的上校仔细看过那张救命的地图时，却惊奇地发现：这根本不是什么阿尔卑斯山脉的地图，而是法国南部比利牛斯山脉的地图。

小故事引发的思考：目标很重要，统一的目标更重要，只有这样才容易增加团队的服从性和凝聚力。

医院护理系统涉及范围广，科室多，所领导的团队人员学历层次参差不齐，人员需求复杂。所以护理部制订部门运作系统与相关制度前后展开从下而上的讨论与酝酿，从而做到从大处着想，小处入手，容易达成一致的协定，并能激发团队围绕目标共同努力，这是部门高效运作的保证。

### （二）实施SMART目标管理

SMART目标管理：是指通过实施明确的目标管理有利于员工更加明确高效地工作，同时也为未来的绩效考核制订了目标和考核标准，使考核更加科学化、规范化，更能保证考核的公开、公平与公正。目标管理是一种程序或过程，它使组织中的上、下级使命一致，责任明确，分工合理，高效统一。

老子说："天下难事，必作于易；天下大事，必作于细。"再大的事情都需要一步一步实现。

在某次国际马拉松邀请赛中，一位名不见经传的选手出人意料夺得了世界冠军。人们惊叹于他取得的惊人成绩，直到十年后他才在自传中透露获胜的秘诀："以前我参加比赛，常常把目标直接定在40千米以外的终点上，结果我跑到十几千米时就疲惫不堪了。获取冠军那次比赛前，我乘车把比赛的路线仔细看过一遍，并把沿途比较醒目的标志画下来，比如第一个标志是邮局；第二个标志是一棵大树；第三个标志是一座红房子……一直画到赛程的终点。比赛开始后，我就以最快的速度，奋力地向第一个目标冲去，过第一个目标后，我又以同样的速度冲向第二个目标，然后第三个目标……这就是我获胜的秘诀!”

护理部主任在完善部门运作系统与制度时，要用好目标管理法则，既要有高瞻远瞩的远期规划，又要有达成目标的中短期计划，还要有具体的行动方案。

### （三）用 PDCA 循环改进运作与管理

系统的运作与管理过程是一个需要不断完善的过程，目标的规划，尤其是分步目标与运作，不可能一步到位，常常需要在实践中修订与调整。护理部主任在部门的运作管理中可遵循 PDCA 循环改进法则，以避免部门运作的低效，甚至无效的发生。

一个高效的护理部门运作系统与制度，如同护理理论和护理模式的发展和演变，需要时刻接受实践的检验，并在护理实践中发展、完善。因此，定期对运作系统和制度加以修订完善，才能持续改进，从而达到保持部门高效运作目的。

## 三、激活下属潜力

实现系统有效运作必须具有正确的领导方向激发护士，建立人人有机会发挥潜能的工作氛围，并能将集体目标与个人目标融为一致。

### （一）确立梯子是否搭在正确的墙上

护理部主任是护理团队的最高领导者和管理者，任何决策和管理行为都将影响到团队所属几十、几百甚至几千人的行动，因此护理部主任要担当好管理角色和领导角色的不同责任。实践中常常见到护理部主任将引领队伍的梯子搭在错误的墙上，即使采取再好的行为也无法达成最终的目标，形成忙而无功的现状。

管理关注基层，思考的是“怎样才能有效地把事情做好”；领导关注高层，思考的是“团队成就什么目标”。管理是正确地做事，领导则是做正确的事。管理是有效地顺着成功的梯子往上爬，领导则判断这个梯子是否搭在正确的墙上。再成功的管理也无法弥补领导的失败，而领导难就难在如何不陷入管理的思维定式。护理部主任不仅是管理者，也应该成为优秀的领导者，把握护理队伍的梯子是否搭在正确的墙上。如果梯子搭错方向，越忙越无效就不言而喻。

目前护理改革岗位管理与层级管理，也是解决各级护理人员的定位与发展方向问题。岗位管理是基础，层级管理是方向，是目前临床护理管理的有益探索，也是护理团队提高运作效率的有效手段。护理部主任通过对岗位的设置与划分,对人员能力的培养与评估,并兼顾专业发展方向,就是做好管理与领导的有益尝试。

著名军事家拿破仑说过:"一头狮子带领一群羊,可以打败一只羊带领的一群狮子。"所以优秀的护理部主任一定能带出一个高效的护理集体。

**(二)建立一支专业追随的护理队伍**

中国某著名企业家认为:之所以自己能够成大事,除了有远大的目标,第二原因是他掌握了以"建班子,定战略,带队伍"为主要内容的"管理三要素"。

作为护理部主任,可能您没有机会决定团队,也可能只能按照医院的发展战略而做部门的发展战略,但带队伍却完全取决于您的高度。因此做好护理"管理三要素"的核心:就是带队伍,争取部下的追随。

某知名企业家说过:"要部下信您,就要有具体办法,并通过实践证明您的办法是对的。在跟下级交往中,事情怎么决定要有三个原则:同事提出的想法,自己想不清楚,在这种情况下,最好按照人家的想法做。当您和同事都有看法,分不清谁对谁错,发生争执的时候,应该采取的办法是,按部下说的做,但是,您必须要把您的忠告告诉他,最后要与他定期沟通,成与否都要有个总结,他做对了,表扬他,承认他对,您再反思您当初为什么要那么做;他做错了,他得给您说明白,当初为什么不按您说的做,您的话,他为什么不认真考虑。第三种情况是,当您把事情想清楚了,您就坚决地按照您的想法做。妥协也好,坚持也好,目的性一定要清楚,目的性清楚了,相信您就会把握得好这个度。妥协不是目的,妥协是为了达到预定目的的一个手段。"

在很多时候,护理部主任在临床一线很有威严,常常可见到毕恭毕敬迎接的护士,也许这是一种权威的体现。但如果护士只是为了迎合您的需求而做出的表现,是怕您的指责而表现得恭敬,以至于见到您时可以不去管正在服务的患者,甚至轻易放下紧急的事务时,您的权威就值得商榷了。争取下属的追随是以理服人,是下属真的心服口服,是以大局为重的服务意识。

多数人工作最大的兴趣就是一步一步地往自己设定的目标方向去努力。护理部主任在培养护士长和护士时,第一特别要关注他们是否有上进心,上进心强者更在乎舞台和自我表现机会。第二要看人的悟性,所谓悟性就是善于总结,既不过高地看自己,也不忽视别人的经验,并善于领悟别人的精彩之处,一流的人才就是善于总结的人。护理部主任要鼓励护士长向身边的权威医疗专家学习,更要学习管理技巧,以便建立一支高效合作的护理团队。

**(三)护士的创造性是否被充分尊重**

记得曾经有外国护理专家到我国有关医院参观后说:"中国的护士不是在

做护理。”这话虽然有些片面，但也在一定程度反映中国护理的现实和弱点。我国护理管理比较强调护理同质性和规范化，而较为缺乏临床护理的个性化和科学性。我们在强调规范化的同时，把应该多样化的护理方法和技术手段标准化了，对护士临床决策授权不够，实际是对护士临床工作的创造性尊重不够，并一定程度制约了护士的决策和创新能力，从而导致护理专科化水平发展滞后的现状。马克思主义认为：“人是生产力中最活跃的因素。”因此尊重护士的创造力是团队高效运作的核心动力。

责任与权力是对立统一的，一方面，责任是对权力的制约和限定，另一方面，责任又是对权力的维护，权力是实现责任的手段和工具，而责任的落实是运用权力的目的。授权，让合适的人做合适的事，也就是让团队成员有机会参与管理，这既是护理工作的需要，也具有重要的现实意义。授权时要做到授权到位，授意明确，灵活权变，责任落实。

管理学家杰克·韦尔奇认为，企业内每位员工任何时候都会做出决策。一个优秀的领导者应当适当授权，将权力和责任交给自己的下属，这样才会使下属有充分发挥才能的机会。而临床护理工作尤其如此：小到护士完成输液计划，护士必须根据输液种类、液量、患者情况，选择合适的液体与药物输入的顺序、输入方式、滴速、针头种类与大小，进一步确定输液部位、固定方式、体位、记录方式等。这一短暂过程贯穿着护士的评估判断能力和决策能力。而如何为不同个性和疾病特征的患者提供优质的服务，如何做好不同团队的管理工作，更需要护士和护士长做出正确的判断与决策。

美国实业家安德鲁·卡耐基之所以成功，关键在于他善于识人和用人。卡耐基说过：“即使将我所有的工厂、设备、市场、资金全部夺去，但只要保留我的技术人员和组织人员，4 年之后，我将仍然是‘钢铁大王’。”之所以如此自信，就是因为卡耐基能有效地发挥人的价值，让合适的人做合适的事。上级的放权是下属能力提升、胜任岗位，团队运作有效，产生良好绩效的重要因素之一。

对个人而言，执行力就是办事能力，对团队而言，执行力就是战斗力。强大的执行力和高效的运作必须做到：认同文化、统一理念、明确目标、鼓励创新、强化执行和严格考核。

## 第二节　部门沟通协作法则

良好的沟通协作，犹如部门有效运作的桥梁与轴心。护理工作涉及医院医疗工作的方方面面，贯穿医院工作的大大小小各环节，牵涉全院上上下下各个部门，包含了患者在医院诊疗过程的细枝末节，如何将这些工作有效运作与管理到位，是护理部主任不得不重点思考的管理内容。而其中建立良好的部门沟通与协作机制，拥有畅通的沟通渠道，不断优化与规范的工作流程，起着至关重要的作用。

## 一、部门沟通机制

多部门合作的团队协作高效，有赖于建立有效畅通的多种沟通渠道，有效的互动沟通模式，以及及时有效的沟通过程。

### （一）畅通沟通渠道

部门有效协助离不开沟通渠道的畅通，而保持沟通渠道的畅通是有效沟通的重要基础，犹如部门有效运作的润滑剂。

首先，护理部可通过建立多种沟通渠道，如开设护理部主任邮箱、微信平台、护士接待日活动、离职护士沟通会等等，让全院护士有机会把自己的看法、建议、意见，甚至发泄不满通过邮箱、接待日等传递给护理部主任。主任通过真心接纳并适时反馈，将有利于建立全院护理队伍信息的同一性，而且将有利于保证各级护理人员在同步的前提下自由发挥。

其次，建立定期调研制度，将落实各项工作由“要我做”转变成“我要做”。护理部主任定期深入临床实践，针对问题保持与各级护理队伍的有效沟通和合作机制，给予每位护士长和护理骨干可以施展能力的舞台，从而保持团队的良好运作。

再次，护理部门还要与医院其他部门保持有效的沟通渠道。定期将所属各部门遇到的问题与其他相关部门沟通协调，帮助解决。

最后，护理部主任通过沟通，还可以将护理目标、愿景、方向及相关政策提供给护士，从而帮助护士提高认识，树立全局观念。避免部分护士对护理政策不了解、不理解、不配合，甚至是误解而产生抵触情绪，进而建立合作有效的积极运作模式。

### （二）保持沟通互动

“一个人做事是加法，一群人做事是乘法。”沟通互动可将一个人做事变成一群人做事，对提高部门运作效率起到提升的作用。管理学家认为，现代管理讲究的是集体智慧。如果沟通仅仅是单向的，那么就不会产生团结协作的团队，集体智慧将无从体现。这就好比几个人拉车，如果各自拉向不同的方向，即使每人都使出九牛二虎之力，也难以使车前进一步。因此，有效的管理，必须通过有效的沟通互动活动，把集体的目标与个人的目标协调一致，从而产生最大的原动力。

某位名人曾说过："在许多将要拿着枪上战场的士兵中，许多士兵都具有独特的见解和观点，他们如果有机会与军官敞开胸怀地谈一谈，这些意见和资源将会对全军有益，同时这种交流可以促进共同了解和相互信任，这种伙伴关系是构成团队精神的重要元素之一。"

不管是何种类型的领导，都不能只坐在办公室发号施令。作为上司的护理部主任，不仅需要时时关注自己的下级，也要让他们有机会时时注意到作为领导的你。要善于用语言艺术传达自身的理性修养、博学知识、管理原则、团队目标，以及对下级的关心，达到鼓舞士气，了解护士和护士长的希望，从而避免因沟通不畅导致的误会与抱怨。

一位优秀的护理部主任绝不会仅凭借手中的权力操纵下属，而是乐于与下属沟通，并通过沟通互动传递对下属的信任，从而激励下属的士气，积极引导下属进行开创性工作的领导。

善于沟通互动，有利于激发双方甚至多方的参与激情，常常会产生事半功倍的效果。例如各临床护理单元常常因为血液标本采集与运送问题，与检验科之间合作时有不快产生，通过组织两个部门的沟通与协调，建立共用的临床检验标本采集与运送指引，全院标本不合格率大大降低，护理单元与检验科矛盾也不复存在。

此外，护士与患者也需要互动沟通，一位拒绝输血浆治疗的晚期肺癌患者，经过 3 分钟的互动沟通后欣然接受治疗，就体现了互动沟通的神奇效果。因此健康教育和执行医嘱需要护士熟悉病情、灵活运用所学知识、掌握与不同患者沟通的技巧和应变能力，而其中互动是沟通成功的秘诀。

### （三）沟通不能等待

**故事与思考**

**箱子为什么推不动？**

大门口，两只毛驴正在奋力地推拉着一个大木箱，它们又是拉又是推，直到精疲力竭，箱子却纹丝不动。最后，外面的那只驴说道："我们最好算了，我们绝不可能把箱子搬进去。""你说什么？把箱子搬进去？"里面的驴叫道，"我还以为我们要将它推出去呢！"

没有沟通就没有合作，及时有效的沟通，是团队有效运作的保障。

护理部主任带领一个护理团队，需要及时有效地将医院的目标、政策、制度、规范，以及护理的改革和创新，在护理团队中进行沟通，方能有效贯彻落实。同时，保障下属针对问题有反馈、有建议的沟通渠道畅通，因此建立高效、快速的沟通渠道、沟通平台十分重要。

在工作中，还必须让组织成员间有明确的工作方向，形成工作伙伴间及时有效无障碍的沟通，从而形成良好的相互合作氛围。

此外，真正的需求常常是在交流中沟通出来的。一位高年资医生，业务技术精湛，解决临床问题能力很强，是科室年轻医护人员的安全依靠，却常免不了被患者投诉之苦。科主任准备专门安排他进行沟通和服务技巧的培训，但经过仔细沟通后发现，其实该医生不是沟通的问题，而是观念的问题。这位医生一直认为自己不是护士，也不是老师，只负责诊断治疗疾病就行了，用不着事无巨细，因此总是被患者投诉。只有弄清楚真正的问题，才能找到正确解决问题的方法。

## 二、部门协作机制

流程是保证多部门有效运作的轴心，是减少沟通成本，提高运作效率的有效手段，是部门协作的保障，只有尊重流程才能有效执行。

1. 流程规范　一个优秀的团队总会把带有规律性的问题找出来，设计一套规范流程来解决反复发生的问题。有了规范流程，未来就可以依据这些规范流程来解决大多数问题。

当发现全院护士都具有强烈的流程规范意识，在不允许忽视的地方绝不忽视，规定了就一定做到，没有形式的东西，在不需要借口时绝不找借口——比如质量问题，该负责的地方就需要签字，做不到的允许提出异议，并根据临床实践需要进行修订时，护理部主任定会猛然发现，整个团队因此会有一个崭新的局面。规范流程不要让它空置，过高要求做不到会变成形式，过低要求又起不到约束和控制质量的目的，只有合适的规范流程，在实际工作中才能真正起到规范行为，防范风险的目的。

护理部在制订流程规范时，要遵循“先求有，再求好”的原则，切莫幻想一步到位。如为避免开错手术部位的术前核对制度，到术前“time out!”的标准化强制执行程序，也是经历了无数实践检验才得以完善。

2. 流程简化　管理控制是为了规避风险，流程简化是为了提高效率，更具有可操作性，两者就像一个天平，而护理部主任就是要设法找到这个天平的平衡点。在寻找这个平衡点时，请遵循以下原则：

(1) 流程的简化不能超越护理管理可接受的风险。

（2）流程要经得起实践的检验。

（3）遵循 20/80 法则。流程节点的设置既要在风险可控范围内，又要遵从 20/80 法则。比如经常出现的问题，我们就要通过流程节点来控制；而出现很少的话，我们就可以省去这个节点，否则这 20% 的问题，会让我们投入整个流程 80% 的成本去控制。而流程简化当推信息化的实施，充分利用信息平台，可节约大量的人力和中间环节。

3. 流程创新　部分临床护理部主任对流程与管理的相互作用存在认识不足的现象。常可见照搬其他医院流程作为医院管理流程的现象，这种不结合实际的规范流程，不仅不能起到应有的规范作用，反而会导致工作的混乱与麻烦。例如有一家较大的民营医院，就因为医院制订的流程与实际操作流程不符，导致诊疗耽误，最终患者要求医院赔偿。

流程规范是把双刃剑，一方面它可以避免沟通障碍，减少在实际工作中的差错，另一方面如果假借流程规范或乱用流程规范设置障碍，对专业的发展和创新将是制约。因此，制订流程规范时需要有一定的弹性空间和发展空间，做到既符合行为规范，又有利于发展，保证求实与创新。

流程制订务必做到求实与创新。求实讲究以事实为依据，充分考虑客观现状，只有坚持求真务实的工作态度，扎实的工作才能真正取得实效；创新讲究推陈出新，不断用新思路新方法解决新问题，是立足实际，大胆革新，以崭新的工作思路寻求新突破的有效途径。求实与创新，也是护理工作中常常需要同时做好的两个方面，是辩证的统一。只有求实，不讲创新，容易故步自封，畏缩不前，不利于提高效率；只讲创新，不求实际，将是无本之木，无源之水，缺乏传承与稳定，发展将失去根基。

如关于压力性损伤的管理，我国临床护理中就经历了压力性损伤零容忍规范。这一规范在一定程度上制约了对难免压力性损伤的科学认识，当大家能公开承认难免压力性损伤，正确认识难免压力性损伤后，压力性损伤与慢性伤口的正确处理才得以完善和更加科学化。

流程规范只有做到求实与创新的结合，才能保证专业的发展空间不被制约，从而开创护理学科发展新纪元。

4. 尊重流程的“入模子”培训　尊重流程才能有效执行。尊重流程是将简单的要求执行到位，并在执行中坚持视必见，听必闻，觉必察，言必行，行必果。人难免犯这样或那样的错误，而如何预防犯错或者尽量不给你犯错的机会，这就是建立流程规范的目的和精髓。同时也只有各部门尊重流程，团队运作才能高效。

医院信息化之初，许多医生感觉具有复制功能的电子病历非常方便，省时省力。当新的信息系统上马时改为了结构式病历，许多医生不习惯这种模式，曾一度抵触。但经过新模式的适应后，严格按照结构式病历记录程序执行，医生不仅不再抱怨，调查显示 98.82% 的医生都接受新的系统程序，而且 100% 的医护人员都认为新系统更有利于医疗安全，可有效避免笔误等差错的发生。

我国一些大型集团都有对新员工进行类似“入模子”的基本培训手段。所谓“入模子”对于一般员工而言，就是要按照集团所要求的行为规范做事。而针对集团高层次的管理骨干，“入模子”培训则还包括：第一，有牺牲精神；第二，必须堂堂正气、光明磊落，不许拉帮结派，有问题摆在桌面上谈；第三，必须坚持集团的基本准则，坚持集团的统一性，坚决服从集团的领导，不允许为了本部门的利益和别的部门形成摩擦等。

如今医院的护理队伍倡导的普通护士的岗前培训、岗位培训，就是要将护理工作所须遵守的规范、流程要求，对护士进行培训，使之把流程规范与日常工作结合起来，达到高效的目标。而护士长队伍的培训也是护理队伍的高层次培训，必须将护理团队的愿景、目标、精神、情操融入课程培训中，从而形成一支高效合作的护理团队。

此外，关于培训方法问题，护理部主任还要避免产生培训就是学习了的错觉。培训不等于学习，培训只是提供一个学习的环境，一个格式化的环境，参加培训并不代表他学到了什么，二者是有区别的，只有保证他学到了才能保证他能够运用。

## 三、流程优化顺畅

缺陷的出现往往是流程运作不畅或无效的结果，通过分析运作中发生的各种情况，以便及时检讨流程规范的缺陷，并予以及时修正，防微杜渐，避免更多的过错和事故发生，是保证运作安全的重要条件。护理部主任要善于从各类事件分析中吸取经验教训，不断完善与优化流程，从而不断将后馈管理转变为前馈控制。

### （一）善于总结，完善流程

不断优化流程是发现问题的根源，也是解决问题提高部门运作效率的一种有效手段。护理部主任在医院的管理工作中，不管是自己还是所带领的护理管理团队，都要通过不断分析发现问题，勤于总结，并通过找出产生问题的根源，从而提出改进的合理措施和对策，改进工作现状，不断提高管理水平与业务水平。

深圳市某三级医院普外科病房，护士每天核对医嘱时，总有两三条错误的医嘱出现，每次出现护士就请值班医生或出错医生协助修改。有一天，该科护士长受QC品管圈活动推进工作的启发，决定对医嘱错漏问题进行系统统计分析。首先要求护士将每天错漏医嘱登记清楚，经过10天左右的登记后，护士长进行汇总分析，发现居然有80%的错漏医嘱出于某位医生之手，于是护士长与该医生进行沟通，惊奇地发现原来该医生一直对几种注射方法的简写记忆有误，并有一些对开医嘱理解有出入的问题，同时也未意识到医嘱出错给护理工作带来的麻烦，所以从未引起足够重视而常常重复出错。经过护士长与其沟通后，该医生认真纠正了不当方法，医嘱出错率大大下降。再经过3个月左右的医嘱核对记录结果总结，将该科常见的医嘱错漏问题进行追踪分析，不断改进，半年后该科医嘱出错数由每月20~30单下降到不超过3单。

综上所述，总结分析是工作流程改进的发源地。

**（二）优秀经验分享，流程优化保障**

优秀的经验技巧往往是高效工作方法的凝练，会给临床带来操作更简便，或更优的效果。通过经验技巧分享可做到以点带面，不断完善。用“点”的成功经验带动“面”上工作，是推动工作开展的一种行之有效的方法。

护理部可以说是护理团队的最高司令部，护理部主任需要练就一双敏锐的眼睛，善于发现护理工作的新方法、新技巧，并建立院内外优秀经验技巧学习推广制度，定期进行交流，以保证运作的活力与动力。如有护理单元改进了空腹抽血核对登记本记录法，每天可节约主班护士20~30分钟的准备时间，同时减少检验标本差错发生率。经验在全院分享后，护理部组织建立并印制全院统一的检验、检查标本登记本，修改患者检验、检查准备工作流程，大大减轻了标本准备护士的登记工作量，30余个护理单元每天就可节约出1~2个护士的工作时间。

临床护理在面对大量的住院患者时，常会有大量简单重复的工作，如何采取切实有效的多种措施，鼓励临床护士革新动力，通过不断改进工作流程，做到既保障患者安全，又节约简单重复无效的工作时间，从而形成“以点带面”的经验分享机制，对提高全院的护理工作效率、管理水平和护理质量都很有好处。

## 第三节 运作效率改进法则

关注部门效率，就是关注组织的高效运作，而组织的高效运作常须重视问题的出现。一个团队善于发现问题，敢于面对问题，不断寻求解决问题的最佳途径,并将有效解决问题的策略用于实践,从而提高部门效率,是部门有效运作应遵循的法则。

## 一、重视问题的出现

一位智慧的主任,必须有一定范围内容忍部属犯错误的雅量,因为问题驱动改善,问题驱动创新,问题是进步的阶梯。只要护理部主任不怕问题出现,而是重视问题,并尽力分析导致问题出现的深层次原因,有针对性予以解决,定会有助于部门的良性运作。

### (一)问题是有效运作的驱动器

记得有一部电影,剧中父亲对他就读中学的儿子说:"我希望你犯错误。"犯错误的人如果能从错误中吸取教训,对工作的体验及追求就会更丰富,其应变能力也会大大提高。如果一辈子兢兢业业地在规矩、原则中生活,尽量不让自己犯错,在害怕犯错的心态下,便会失去创造力、想象力及面对错误时的应变能力。

从一个需要解决的问题开始,这个问题被称为驱动问题。问题驱动法则指以"问题"为载体,通过一系列的"问题链",以此来引导护理人员的思考,通过团队合作研究与讨论,使大家在解决问题的过程中得到能力锻炼,实现解决问题的同时激发护士的主动性服务意识的目的。问题驱动法则有利于培养广大护士的思维能力,引导自主探究,可以由护士发现问题、提出问题,由此不断"生长"问题和解决问题的过程,对护理管理的完善和进步起着十分重要的作用,对调动护士的主动性和积极性,特别是提高护士独立解决问题的能力起着至关重要的作用。

如一位周末入院患者投诉入院后缺少医护人员查房看护,护士交代不周等问题。护理部经过调查分析后发现,各病区周末入院患者均不同程度存在相同的问题,便组织修改完善全院入院管理流程、病情评估基本要求、入院宣教基本内容等,特别强调周末入院患者管理细节。又如有患者投诉早晨采血时护士态度生硬、冷淡,护理部则及时建立晨间空腹采血标准用语和最佳采血流程,并通过对相关护士进行规范化培训,提高患者满意率。针对出现直肠癌晚期患者灌肠穿孔的不良事件,护理部立即组织相关专家讨论,建立全院性灌肠、导尿、留置胃管高风险患者的评估体系、评估方法与执行标准。还因一例胰岛素笔使用错误,统一了全院胰岛素笔使用与存放指引,患者用法教育等规范性文件;因一例患者的检验结果差错,促使检验科与护理部共同完善全院的血液、体液标本留取与送检指引。

掌握问题驱动法则，就不会怕问题，反而会重视问题，善于发现问题，并不断通过问题改进工作，提高部门运作效率。

### （二）善于发现问题

很多护理部主任在管理中都是完美主义者，往往害怕出现问题，有意回避问题，面对问题时根本原因分析不到位，希望用简单的“大事化小，小事化了”的处理方式应对。其结果往往导致解决问题停留在较为肤浅层面，致使同一类问题以不同方式反复出现，难以实现部门高效运作的目的。而护理部只有通过分析发现问题根源，用顶层设计解决好问题，高效运作才有保证。

1. “没有问题”才是最大的问题　有问题是很正常的事情。俗话说人无完人，何况护理队伍是这么多人组成的团队，问题就更多了。每一个团队都是通过克服和解决问题得以提升的，如果没有问题，则意味着团队不能进步，这样的团队很快就将失去活力。

没有问题说明发现不了问题。当护理工作在客观上存在问题，却发现不了或不知道，更应该感到危机。管理就像跨台阶，每上一级都必须跨越一定的高度，这高度就是存在的问题。当跨第一级的时候可以不用去考虑第二级有多高，因为最要紧的是先跨第一级，但当跨过第一级之后，第二级就成为必须面对的问题，也就是说原来不认为是问题的问题，会随着管理发展的进程逐步表现出来，而且会成为无法躲避的现实问题。

如果有问题而不愿意面对问题，视问题为麻烦，这不是对待问题科学正确的态度。害怕问题就会被问题纠缠不休，回避问题就会使小问题发展为大问题，掩盖问题就会让简单问题变为复杂问题。但最终还是要面对问题，只不过提高解决问题成本，让容易解决的问题成为难以解决的问题，甚至是错过解决问题最佳时机变成无法解决问题。

没有“苹果为什么落地”就没有万有引力的发现，没有“海水为什么是蓝的”就没有相关光学原理的发现，所以发现问题是一项技能，承认问题是一种勇气，解决问题需要智慧，掩盖问题就是愚蠢，克服问题才是进步。

2. 方法总比问题多　“只要精神不滑坡，方法总比问题多。”这是某企业一车间挂的醒目标语。该企业的董事长 19 岁时，带着六个窝窝头，骑着一辆破自行车，外出谋生。他还在建筑工地做打杂小工时，冥思苦想的第一个小点子就是用自己省吃俭用的钱，买了《三国演义》《水浒传》等名著，业余时间认真阅读后讲给工友听，让工地每天都洋溢着工友们欢乐的笑声。后来领导发现他有非常好的口才，就被提升为公关业务员。对工地上出现的各种问题，他都以主人翁态度想方设法解决，渐渐地，他成了领导的左膀右臂，直至成为董事长。

护理部主任必须认识到，并不是所有的问题都能立即解决，如果是目前阶段需要解决的主要问题，智慧可以来自多方面：一是自己对于问题的思考和研究；二是利用团队的力量，发动更多的人员解决问题；三是借助外部的力量。但更重要的是建立解决问题的机制，其实很多问题没有想象得那么复杂，分析问题是解决问题的基础和关键。

护理部主任管理着少则几百人，多则数千人。在工作中不仅自己要多出主意，想办法，还要善于发现能想点子的护士长和护士，让他们有更多的机会，相信他们的好点子将如泉水般涌出，还有什么临床护理难题不能解决。

3. 不为借口开绿灯　借口是失败的温床，当我们使用借口成功地逃脱责任的时候，就是为自己的失败助长了火焰，甚至也失去了学习和成长的机会。不为借口开绿灯，是挖掘下属潜能的法宝。

只为成功找方法，不为失败找借口。“没有任何借口”体现的是一种高度负责和敬业的精神，一种绝对服从和诚实的态度，一种完美的执行能力。当我们护理队伍在面对患者会想尽一切办法去解决问题时，面对工作不逃避责任时，就有了部门有效运作的原动力。

护理部主任一定有这样的管理经验：当一个科室文化中大部分护士意识中害怕与医生解释出现分歧，从而对患者咨询医疗措施、用药、手术、化验结果等问题不予回答，护士不仅不能进步，还会遭到患者投诉。护士也因缺乏工作热情和成就感，厌倦护理工作。而如果大多数护士能将解决患者问题作为己任，他们会在不懂治疗方案、不清楚引流管更换时间、不明白检验检查结果与病情相关性时，主动向管床医生和主任请教，到手术室全程观摩不了解的手术，可参与医生查房、医疗业务学习了解药物与病情的关系，随时向身边的医生请教。当一个护理团队建立起这样的有责任的文化氛围，不仅护患关系良好，医护关系也更融洽，同时护理人员也更有工作热情，部门的高效运作没有实现不了的。

**（三）正视问题出现，建立信任文化**

古文《扁鹊见蔡桓公》中蔡桓公因讳疾忌医，回避掩盖问题，最终不治身亡。回避问题必将酿成悲剧，这在当今并不鲜见。

众所周知任何一次飞机失事，人们都要尽一切努力找到失事飞机上的黑匣子。因为只有它能把飞机停止工作或失事坠毁前半小时的有关技术参数和驾驶舱内的声音记录下来，需要时把所录的参数重新放出来，供飞行实验、事故分析之用。只有发现问题，才能解决问题。

如今在医疗界有关等级医院评审中，将医院建立非惩罚性不良事件报告制度并落实，作为核心条款之一。其根本目的也就是要让医院自身正视内部问题，进行根本原因分析，改善组织系统，从而有效防范类似事件再次发生。同时非惩罚性不良事件报告，体现的是一种信任文化。不追究其过失，体现的是对他们的相信，相信他们其实会做得更好。因此问题是发展方向，问题是进步阶梯，只有牢牢抓住问题才能发展，才能进步。

## 二、解决问题的技巧

一位护理部主任一定要充分认识到：问题是发展方向，问题是进步阶梯，护理质量和护理管理水平的提升都可通过一系列问题的解决而体现，不断学习与掌握解决问题技巧，对提高部门运作效率至关重要。

### （一）正确处理“木桶短板”

“短板理论”又称“木桶原理”“水桶效应”。该理论由美国管理学家劳伦斯·彼得提出：盛水的木桶是由许多块木板箍成的，盛水量也是由这些木板共同决定的。若其中一块木板很短，则此木桶的盛水量就被短板所限制。这块短板就成了这个木桶盛水量的限制因素，或称“短板效应”。若要使此木桶盛水量增加，只有换掉短板或将短板加长才可以。

护理部将不良事件等所有影响护理部门有效运作的因素作为护理管理的一件重要事情来抓，就是要通过发现护理系统的短板，不断解决短板问题，清除短板效应，护理质量才能不断提升。

护理部主任对解决缺陷问题的基本思路包括：

1. 通过对各种缺陷问题进行调查研究，将问题归类，并找出其症结所在（如制度体制问题，医院管理机制问题，本院的硬件、软件限制问题，本院护理人员问题，或患者本身的问题等）。

2. 根据调查研究发现问题发生的根本原因，制订行之有效的改进方案。

3. 将改进方案提供给整改科室落实，持续跟踪了解解决问题和预防问题发生的效果。

4. 对改进方案进行评估和修改，并对调查分析的结果进行整理。

5. 对于典型的有建设性的案例，通过汇总分析报告，组织全院护理人员集中学习，以改进方法，提高大家解决问题的能力，使护理系统的“木桶短板”得以提高，护理质量与水平就会不断提升了。

### （二）转换思维解决问题

作为护理部主任难免有碰到问题缺乏解决思路的时候，这时不妨通过转换思维方式，将原本很难的问题，变为另外一个容易解决的问题，效果可能就会截然不同。

转换思维解决问题，实际是遇到问题时转换解决问题策略，是一种打破常规的工作方法，当然也需要护理部主任具有丰富的社会经历和活跃的思维模式，足够的勇气，善于接纳不同意见和建议，从而获得智慧的独到效果。

案例分享

**将设计师的问题转换为行人的问题**

曾有设计院为某单位设计了几栋办公楼。当办公楼盖好使用后，该单位考虑员工交往频繁，需要在各楼间设计合理的线路，为了减少线路设计导致行走时间耽误，希望设计院能设计出科学合理最省时间的人行道。设计师们设计了一个又一个的方案，都被否决了。就在大家一筹莫展的时候，有位设计师突然提出：现在不是春天吗？我们不如在楼群之间的主要线路上种上草，人们走的最多的路线，肯定是最便捷的路线，到时根据这些痕迹设计出来的路线，一定是最科学、最省时的路线。后来根据这些痕迹铺设的人行道，果然很受欢迎。将设计师的问题转换为行人的问题，能更有效解决行走的路线问题。

（三）从系统解决问题

所谓系统方法，指在思考解决问题时，不把它当作一个孤立的问题、分割的问题来处理，而是从有关联的系统中去分析问题。系统包括：系统的整体性、有机联系性、层次性、环境性以及动态变化性。

做过护理部主任都知道，许多护理问题绝不是孤立的问题，要解决必须通过系统的联动。如对护士发错药的根本原因分析。首先发现护士发错药当天工作量较大，慌忙中核对不严格，这种现象已持续一段时间；其次发现护士取药时，存放在一个抽屉的两个药从包装到外观都比较相似；再次发现出错护士家里孩子生病，近期心情受影响。解决问题就要从以上各方面着手，人力资源部有无根据工作量及时为科室调配替补人力；科室、护理部、人力资源部是否有合理的人力调配方案满足临床工作需求；其次相似或相近的药品是否应避免存放在同一个抽屉里？药剂科有无相关药品存放指导，是否需要向药厂提议改进包装设计？而针对护士家庭出现困难，有无相关人员予以支持？有无必要的护士支持系统作保证。

关于患者满意度的问题，关系到患者进出医院的通道是否通畅？停车是否方便？挂号是否及时？所看专科有无专业分诊人员指示？大厅是否宽敞？路标指引是否清晰？排队过程是否公平？医生态度是否温和？诊疗是否仔细？缴费检查是否方便？结果是否及时？药物是否合理？各窗口服务是否到位？厕所是否卫生？……这一切都会影响患者的满意度，解决问题必须全面深入，齐抓共管，方能较好显示效果。其实一个单位就是一个系统，处理单位问题就是一个系统处理过程，因此在思考解决问题时，不能仅仅采取孤立的、片面的、机械的方式，有时必须采取与其他相关部门联动的系统方式来解决。

**（四）以“W 形”方法解决问题**

一般说来，护理部主任遇到复杂的人际关系困难和问题时，需要有百折不挠、誓不罢休的勇气。但是如果能进也能退，这才是一种完整的智慧，以退为进的方法中，往往潜藏着战胜困难的好方法；以退为进，其实不是一味忍让、败退，而是有底线，更不是急躁冒进，而是有节制。

莎士比亚著名的《威尼斯商人》中，有一场关于受人尊敬的商人安东尼奥与放高利贷者夏洛克的冲突剧。二人原是商场竞争对手。安东尼奥为帮助朋友成婚，向放高利贷者夏洛克借钱，夏洛克为报复安东尼奥竟提出十分苛刻的契约约定：“借款三个月为期限，到期不还，由债权人在债务人身上割一磅肉作为处罚。”安东尼奥因海上贸易受阻，未能按期还款。于是夏洛克坚决要求法庭准许他按照契约割下安东尼奥身上一磅肉。虽然法官也知道夏洛克的要求非常残酷，但在威尼斯的法庭上，在人情和契约之间，只能选择契约。直到最后的紧要关头，安东尼奥朋友的妻子突然想到一条妙计，同意夏洛克从安东尼奥身上割下一磅肉，但夏洛克也必须遵守契约，在割肉的时候，不能多割一点，也不能少割一点，而且不能让安东尼奥流下一滴鲜血，最后夏洛克只能放下屠刀。这一问题解决过程，就是一个典型的 W 思维。

先接受无法接受的情况，然后寻找制约对方和解决问题的方法。护理部主任在面对复杂问题时也不妨尝试使用 W 思维，有可能另辟蹊径，圆满解决。特别在应对一些困难而棘手的问题时，要善于应用 W 形方法解决问题。

## 三、有效运作的细节管理

护理部主任常用的问题解决策略不仅包括规范临床护理行为，重视基础规则，也包括关注细节完善，避免问题出现，而且还要通过赞美与鼓励，让各级护理人员参与管理，将各类问题消灭在萌芽状态。

**（一）重视基础规则，降低运作问题出现的频率**

每个人所做的工作，都是由一件件小事组成的，但不能因此而对工作中的小事敷衍应付或轻视怠慢。护理工作面对的是患者的安全、健康乃至生命，更无小事。

记得有个关于苏格拉底的故事是这样的。开学的第一天，苏格拉底对学生说："今天我要布置一项任务，要求每个同学每天做一件最简单也是最容易的事儿。每个人把胳膊尽量都往前甩，然后再往后甩，就这样每天做 300 下，大家能做到吗？"学生们都笑了："这么简单的事情，有什么做不到的？"过了一个月，苏格拉底问同学们："每天甩手 300 下，哪些同学坚持做了？"90% 的同学骄傲地举起了手。一年过后，当苏格拉底再次问到这个问题时，整个教室只有一人举起了手。这个学生就是后来成为古希腊另一位大哲学家的柏拉图。

在我们的护理工作中，简单重复的事更是比比皆是。护理的核心问题是环境、人、健康，而我们要保护好患者内环境，也无非是关注患者的饮食饮水、大小便、出入量、休息睡眠和心理问题，保证医疗措施正确落实，以便让所有治疗手段和措施发挥最大效果。每天护理查对目的是保证各项措施准确无误地落实；病区的五常法管理目的是保证高效有序和应急；每天的护理交接班以避免工作的遗漏和疏忽；每天的护理查房就是要保证护理的有效性和同质性；专科间的护理会诊则是杜绝潜在护理安全隐患的良好手段；疑难死亡病例护理讨论，则是大家不断提高技巧，以应对不断变化的病情和关注个体化差异；经常检查分析总结为的是防微杜渐，因为患者的生命无小事。也许护理安全可以用百分之九十五，百分之九十九比较，但患者安全需要的则是百分之百。护理部主任将这些基础规则管理抓紧抓好，部门运作中出现问题的频率定会越来越少。

### （二）关注细节，不断完善运作管理

注重细节是一种态度，一种在工作中有责任心和积极性的态度。有人说："态度决定一切！细节决定成败！"是的，护理工作是一项技术很专业，服务要求无限的职业，如果不注重细节，就不可能称为专业。靠精工细活而闻名于世并经久不衰的瑞士表，每一个部件的尺寸及重量都要经过严格的测验与考核；建造复杂而神秘的古埃及金字塔，每块巨石与巨石之间绝妙的吻合，令现代人叹为观止；这无一不体现着制造者的专业与敬业。而急功近利的做法是失败的罪魁祸首，正如西方的一句谚语"魔鬼在细节中"。有敬业精神的人凭借他的专业技能就会把这些细节中的魔鬼各个歼灭，从而使整体完美。

重视细节管理，有利于提高护理安全。如有医院呼吸科病房，因老年患

者多，常使用气垫床预防压力性损伤，但气垫床充气后，使原来的床挡就变低了，结果连续发生多起卧床患者坠床事件。这些情况的出现，就要求护理管理不断细节化，如提高使用气垫床的床挡，加强入院患者的心理评估与心理干预等。

医院细节管理无处不在。在某些医院，就有为了防止儿童被诊室门夹伤，在门闩处细心地安装上防夹橡皮带；老年病区，为防止老年人因记不住房号，病房门又相同而找不到自己的房间，特意在病房门正中安装不同颜色标记以区别房间；某医院癌症日间化疗中心，为激起癌症患者对生活的热情，充分感受护理的温暖，他们为日间病房取名为“风信子”“向日葵”“海芋”“山樱”，或用代表天空星星，暗示岁月与辉煌的“星辰”命名，以温暖病患的心。这些均体现了细节的关怀与服务。所以有医院对医疗品质是这样定义的：“医疗品质就是满足患者的医疗（就医时）需求，患者的医疗需求改变了医疗品质的定义就应该改变了！”这就是细节！

“千里之堤，溃于蚁穴”“天下大事，必作于细”，细节决定成败给护理管理以启迪，但愿大家能够真正进入“细节时代”，在岗位上兢兢业业，实现自我，让时代因细节而精彩。

### （三）参与管理，发挥部门运作效率加速器作用

参与管理就是指在一定程度上让下属有机会参与部门的相关决策过程和各级管理工作，从而使下属与主管能在平等的地位上研究和讨论本系统的大小问题。这种管理模式在护理系统的有效应用，不仅可以使护士和护士长从中感受到护理部主任的信任，进一步增强对医院的责任感和主人翁意识，而且许多合理流程指引的制订过程中，有各级护理人员的参与，更具有可操作性。护士长和护士由于受到重视，还会产生一种成就感，并因此受到鼓舞和激励，使他们对工作充满热情，关心护理部门的事就像关心自己的事情一样，也利于集中他们的智慧，挖掘他们头脑中蕴藏的聪明才智，从而产生很多有效方法，加快实现护理部门的目标与进度。

要让护士长和护士参与管理，护理部主任不仅要能摒弃旧式思想，不包揽一切、操纵一切，不一切都由自己做，而是必须信任他们，放手让他们去做。信任意味着共享，操纵意味着掠夺。只要有机会，就激励部下参与，坚持一段时间后，所有护士参与的欲望就会得到提高。

此外，恰到好处的赞美是激励下属参与管理的法宝。及时肯定他们所取得的成绩；学会从赞美个人到赞美整个团队；细心找寻可以赞美的机会；赞美要具体，最好说出具体的事，并说出自身的感受；只要接近目标就要赞美；赞美

要真诚，且赞扬时要持平等的态度。

护理部主任在日常工作中常常用赞美与欣赏的眼光去看待每一位下属，让多数人在工作中看到自身的价值得到集体的认可，将会极大鼓舞他们的参与热情，对部门有效运作起到加速器的作用。

## 第四节　构建和谐关系法则

融洽、和谐的团队关系是部门有效运作的催化剂，护理部主任是护理团队的核心，是团队和谐关系的发动者。在工作中能真心敞开心扉，善于倾听，接纳护士意见，求大同存小异，尊重护士，适当授权与激励；从生活中工作中去关爱护士；并用团队文化作制度的缓冲区，谦虚包容护士，虚心接受和正确对待他人给予的意见，就一定能构建起一个和谐高效的护理运作团队。

### 一、正确有效获取信息

正确的信息是正确决策的保证，是部门有效运作的前提。护理部主任要获得正确信息，不仅要善于倾听，以便充分了解下属的有效信息来源，而且要做到移情聆听，以便以最好的途径获得下属信任。

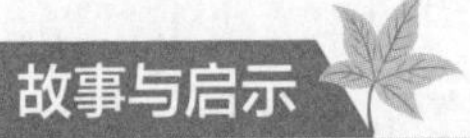


**没有地址的信**

一年冬天，一位父亲快要下班时，接到小区邮局的电话，告诉他他的儿子把一捆没有写地址的信放进邮筒里。孩子父亲还没有弄明白怎么回事，就一气之下忍不住痛打了他儿子。然而当他跑到邮局领回那一大捆没有地址的信，却发现这些信全是他儿子写给已故妈妈的，他强忍住痛心轻声问孩子，儿子的回答更深深地震撼了他："以前因我个儿太矮，所以没法把信投入邮筒，最近我再去邮筒时，发现已经够得到了，所以我就把以前没有寄的，一次全部都投进去了。"

**启示**：护理部主任在部门运作管理中应全面掌握信息，如果不深入了解事件全过程，匆忙做决定难免偏颇。

#### （一）善于倾听

护理部主任善于了解同事及下属的工作方法、习惯及思路，可以了解其特长和不足所在，从而对其工作能力、发展方向形成符合实际的认识，有利于更好地布置任务和开展工作。而善于倾听将是保证全面正确获取信息的前提。

善于倾听，保证信息的全面性与正确性，是正确决策的保证。善于倾听还有利于在运作过程中发挥下级的主观能动性，提高运作效率。

倾听，还有利于激励下属士气，而且更有利于引导下属积极进行开创性的工作，可为管理者获得更好的运作效率。

**故事与启示**

**"划算"的授权**

某航空公司的董事长拟用一年时间、200 万美元将该航空公司改造成最准时的航空公司。当他找好合适的人选后，只将目标告诉下属。几周以后，下属约见董事长，提出目标可以达到，大约需几个月时间和 150 万美元的资金，并讲明具体方案。4 个半月以后，这位下属只花 100 万美元，将该航空公司改造成最准时的航空公司。

**启示：**护理部主任充分授权后最应该考虑的是实时的倾听，让下属有机会创造性地开展工作，运作效率会更高。

布置任务时，认真倾听并让下属自己提出策略来完成，这项工作会更有利于激发下属的兴趣，下属会更有积极性。这是一种与人为善、心平气和、虚怀若谷的姿态，更是管理者应有的特质。有了这种特质，就会多听一些意见，少出几句怨言，如同集体中多了一分和睦，朋友间多了一分理解，而护理团队，则多了成倍的战斗力。

**（二）知彼解己，移情聆听**

所谓移情聆听即知彼解己，也就是要在沟通中，学会去了解对方，然后再让对方了解自己。要能做到移情聆听，首先是以理解为目的的聆听，即听者能够站在说话人的角度理解他们的思维模式和感受。据专家估计，人际沟通中仅有 10% 通过语言来进行，30% 取决于语调与声音，其余 60% 则靠肢体语言。所以移情聆听是全方位地理解对方，交流中听者不仅要做到听到，还要用眼睛去观察，用心灵去体会。

其次倾听时需要有感情投入，犹如能够给人提供一种"心理空气"一样的作用。这种"心理空气"就是除了物质以外，人类最大的生存需求，即被人理解、肯定、认可和欣赏。因此护理部主任要掌握移情聆听技巧，只有当护理部主任在倾听时能充分给予护理人员"心里空气"后，就能满足了他们的基本需求,此时就有机会对护理人员施加影响力,从而达到解决问题的目的,同时,作为护理部主任也更容易获得更多更全面的信息。

## 二、让护士满意

作为护理部主任要善于尊重护士,理解护士,并尽力让护士满意。只有护士满意了,患者才能满意,团队运作才能高效。

### (一) 尊重护士,为下属付出爱和真情

某著名企业家非常注重与员工的关系。他说:"如果一位管理者,当你的员工见到你时,就像鱼一样没命地逃开,你就是位非常失败的领导。"所以他每次见到辛勤劳动的员工,都要亲自上前为其倒上一杯水,并充满感激地说:"太感谢你了,你辛苦了,喝杯水吧!"正因为这样,该企业家得到员工的一致拥戴,从而获得广大员工心甘情愿地为他管理的企业效力。正所谓"泰山不拒细壤,故能成其高;河海不择细流,故能就其深!"

护理部主任如果也能够做到像前文所讲的企业家尊重下属一样尊重护士,为下属付出爱和真情,以身作则地关心、理解和支持护士,他们会对工作更加积极地投入,患者的满意度必然提高。这样的护理团队就不可能不是高效运作的团队。

### (二) 关怀理解护士

作为护理部主任,管理护士的有效途径不仅仅需要规则,而更多需要使用感情。一个关切的举动、几句动情的语言,让护士在不经意间感受到你的关怀,是获得护士信赖和支持的途径。而关爱的最大特点就是关注细节。以下细节有助于增进护理部主任的亲和力:

1. 留意每个节日与护士的生日。

2. 关注护士的健康状况。

3. 尽可能提供舒适的环境,并保证护士的安全。人们选择工作时,工作条件的舒适与否是重要的参考因素。护士是医院宝贵的财富,当工作与护士安全问题发生冲突时,护理部主任一定要坚持安全第一的指导思想。

4. 及时为感到沮丧的护士注入信心,鼓励情绪低落者积极解决问题。护理部主任了解到护士或护士长因为遇到困难而情绪低落时,一方面要鼓励他们"相信自己通过努力定能获得成功!"另一方面要引导他们将遇到引起情绪低落的过程作为一种磨炼的机会。有一位著名的企业管理家就曾说:"因为困难,所以将来不再有困难。"一语道出获得自信的真谛,克服困难,是增强自信的源泉。

## 三、激发护士潜能

一位优秀的护理部主任一定具备不断发掘护士潜能的能力，只有护士的潜能被充分发掘出来，团队的力量才能壮大，团队的运作才会更加有效，从而更快地达成目标。因此护理部主任在激发护士潜能方面，要掌握良好的授权法则、发动机文化法则、责任意识法则。

### （一）充分授权，由人治、法治到德治

护士潜能的激发，需要护理部主任具有充分的授权智慧，并根据事件大小和重要情况，掌握好授权的三个不同的境界，即指令授权、岗位授权和文化授权。

指令授权是指上级向下级委派任务，下级在一定的监督下完成，并拥有处理事件的自主权和行动权。指令授权是比较适合医院建立或扩大初期的授权模式，优点为灵活性和低风险性，也常被称为“人治”。

岗位授权则是一个单位走向稳定、规范的过程，此时医院组织架构已逐渐健全，并建立有比较规范的规章制度。岗位授权的优点是它具有高度的稳定性和合理性，因此也常被称为“法治”。

而关于文化授权，有学者给授权下的定义是：“当下级员工感到上级真心期望他们为完成所负使命而发挥主观能动性，即便超越他们的正常职权范围也无须顾忌，而且要是出了差错，哪怕是严重的差错，他们也不会因采取主动而受到专断的责罚，那么这个单位中就存在着文化授权。”这也是基于团队文化的授权，是以医院文化作为重要监控手段的授权，也可以称为“德治”。

不论是岗位授权，还是文化授权，其实也是给下级一定自由的空间，而不是试图把他们套在自己的小圈子里。分派任务时多强调目的、结果，而具体的工作方法、手段，则应由下级自己决定，这样才能起到高效的运作。此外，赋予下级灵活运用管理系统与制度的权力，可培养员工处理事务的变通能力。

文化授权有很强的目标实现优势，假如护理团队的所有成员都有极强的目标意识，并向着目标奋斗，充分授权将是最好的保证。

护理部主任不仅要掌握授权技巧，还需要正确理解授权。护理部主任的授权既不是不参与，不是全部让护理人员参与，也不是弃权，放弃权力；既不是授责，把责任一并交给下属，自己不负责，更不是代理职务；授权是要将护理人员从幕后推到台前，也就是护理部主任要退到幕后的工作方式，是要让护理人员有机会独立完成一项工作。这项工作可能在他的岗位之内，也可能在他的岗位之外。

### （二）建立发动机文化，让团队运作过程产生共振效应

有人说：“护理队伍最大优点是有很强的执行力，最大缺点是执行力太强。”怎么理解这种现状呢？强大的执行力表明护士行动快，能照着做，但执行过程中常常缺乏主动纠错的能力和主动工作精神，更多表现的是一种齿轮文化，难以发挥最大的共振效应。

某知名企业家有一项著名的管理理论叫作发动机理论，就是让每一名员工都要成为一个发动机，旨在强调对人的能动性的发掘。护理部主任在进行部门运作管理中，若要将发动机文化用于实践，可从以下环节入手：

1. 将齿轮文化转化为发动机文化　所谓齿轮文化是一种被动文化，是上级把下级的工作方式规定得特别严，一环扣一环，尽量减少摩擦，只要润滑剂够量就能使各级齿轮运转良好。而发动机文化则是上级要把工作的责、权、利清楚交代给下级，各级作为小发动机跟着动，用激励保持着同步运转，则该团队就具有发动机文化。如果护理部主任能够通过管理，使科护士长、护士长和护士各层次都能像发动机一样主动做事，而不是像齿轮一样被动运转，将由上而下的驱动模式变为患者需求驱动模式和目标驱动模式，把各级护理人员都由被动的打工心态变为体现价值的主人翁心态，从而由对上级负责向对自己负责的工作作风转变，就形成了护理队伍的发动机文化，将有利于大大提高工作动力和运作效率。

2. 树立团队荣誉感　荣誉感——团队的灵魂。如果一名护士没有荣誉感，即使有千万种规章制度或要求，他可能也不会把自己的工作做到完美，他可能会对某些要求不理解，甚至认为是多余而觉得厌倦、麻烦。

每一个护理团队都应该对自己的护士进行荣誉感的教育，每一名护士都应该唤起对自己的岗位和医院的荣誉感。如果一名护士对自己的工作有足够的荣誉感，对自己的工作引以为荣，对自己的医院引以为荣，他必定会焕发出无比的工作热情。在争取荣誉、创造荣誉、捍卫荣誉、保持荣誉的过程中，每个人也不知不觉地融入了集体之中，将会获得更好的发展。一个具有高度荣誉感的团队也是一个有希望的团队，一名有荣誉感的护士一定会成为一名优秀的护士。

3. 点燃工作激情　所谓激情，对个人，激情是成功的基石；对工作，激情是工作的灵魂；对团队，激情是团队前进的融化剂和助推剂；对医院，激情是医院的活力之源。所以说激情是一道光，照亮人生的核；激情是一阵风，吹落工作的尘。富有激情的人是具有高度责任心的人，他们听从自己内心的召唤，不因外界的干扰和一时的挫折而气馁放弃；他们除了专注于自己的本职工作，甚

至勇于去承担更大的风险和使命。所以一个具有激情的护理团队一定是一个高效的护理团队。

当护士只把护理工作当作一件差事，或者只是把目光停留在工作本身，那么即使是从事最喜欢的工作，依然无法持久地保持对工作的激情。但如果护士把护理当作一项事业来看待，情况就会完全不同。

让护士参与并不断树立新的目标，从而挖掘新鲜感，有利于护士在工作中通过解决一个又一个的问题，获得一些小小的成就，从而不断激发护士的激情。

**（三）建立责任意识，人人都是主人**

激发员工责任感——人人都是主人。社会学家金斯利·戴维斯说过："放弃了自己对社会的责任，就意味着放弃了自己在这个社会中更好的生存机会。"

当护理部主任对工作充满责任感时，就能从中学到更多的知识，积累更多的经验，就能从全身心投入工作的过程中找到快乐。当护士能在工作中找到快乐时，护理团队必将变成自觉高效精干的集体。因此，护理部主任不仅是管理者，也是引导者。

首先要引导护士将工作转换成一种责任，一种可以取得成绩而坚持下去的信心，一种可以满足自己成就感的方法。护理部主任要设计各种唤醒护士成就感的方法，让护士有机会在平凡的工作中展示自我。因此在护理工作中要鼓励护士在规范指引下，不断创新和探索解决问题的新方法，保护护士针对不同患者采取的不同护理措施，善于点燃护士开拓性的创新思维火花。

其次让护士把护理工作当作一项事业，有句话说："今天的成就是昨天的积累，明天的成功则有赖于今天的努力。"当护士把工作和自己的职业生涯联系起来，并为自己未来的事业负责时，他们会容忍护理工作中的压力、风险、单调和繁忙，觉得自己所从事的是一份有价值、有意义的工作，并且从中感受到使命感和成就感。

富有责任感的护士，绝不推卸自己的责任，会视医院的利益为自己的利益，也会因为自己的行为影响到医院而感到不安，更会处处为医院着想，还会尽自己最大的努力去完成工作，无论是白天还是夜晚，他们随时把自己当作医院的主人，主动工作，服务好每一位患者。

## 四、建立和谐关系

部门高效运作，和谐是前提。参与型管理、团队文化与欣赏管理都是重要的措施。

### （一）合理使用参与型与指令型管理

一个高效的护理团队，一定是将护理团队建设成由指令型团队转换为共同参与型团队。指令型团队是护理部主任怎么说，下级就怎么做，这样的组织团队执行力强，容易达成目标。但缺点是由于缺乏执行过程中有效的修正，一旦上级决策错误或不当，整个团队将无绩效，甚至会产生较为严重的后果。指令型团队比较适合于小型团队和新成立的团队初期。

与指令型相比，参与型是由上级说清楚目的和意图，由下级自己确定目标和执行步骤，上级提供参考意见。随着护理团队的成长，护理人才队伍的形成，护士素质的提高，参与型团队特别有助于护士敬业心的培养。护理部主任管理队伍越多时，就越需要用参与型管理。参与型管理容易形成和谐的运作，同时特别有利于人才的培养。因为参与型管理，可淡化自身的高位优越感，充分体现每一位下属的发展空间和权力，以发挥他们的主观能动性。

### （二）以文化做制度的缓冲区

团队文化是团队的生命力。用文化做制度的缓冲区，有利于建立高效和谐的团队。一般说来，没有规章的时候是文化在指导人们做事，规章规定不到的地方，也是文化起着至关重要的作用。文化是团队的润滑剂，是和谐的催化剂。以人为本是和谐的基础，文化管理是和谐的保证。

如果说专业人才是闪闪发光的珍珠，管理人才就是一条线，是可以将那些珍珠串起来，做出一条光彩夺目的项链，而团队文化则犹如项链的挂扣，将管理人才与专业人才，牢牢捆绑在一起。所以说管理人才与专业人才的完美配合需要团队文化的固定。

融洽、和谐的工作氛围可以激发护士的工作幸福感，而这种幸福感很容易转化成高效率的生产力。

## 第五节　突发事件运作管理法则

突发事件是指在某种必然因素支配下出人意料地发生，给社会造成严重危害、损失或影响且需要立即处理的负面事件。构成突发事件的基本要素：突然暴发、难以预料、原因复杂、后果严重、影响广泛需要紧急处理。

卫生组织在社会体系中承担着公共卫生医疗、保健、疾病控制和医学科技教育的责任。在人类历史上发生的突发灾害与事件中，无论是洪水还是疾病等，如：2003 年严重急性呼吸综合征、2008 年汶川地震等，卫生组织在突发事件中都需要积极采取应对策略。而护理团队是卫生系统的重要力量之一，护理团队的高效运作对突发事件中的医疗救治、心理健康、社会稳定都起着巨大作用。

## 一、建立科学合理的应急预案

各级医院护理部要制订突发事件管理预案，护理团队主要建立各级各类临床科室和相关部门人员抽调与外派的应急管理模式，减少决策时间和决策压力。同时，建立日常应急运作机制还可减轻人们的心理紧张感。凡事预则立。预案可以减少突发事件管理中出现的不合理行为和缺乏全局观念的行为，使突发事件的管理与应对更加科学化、合理化。突发事件管理预案的制订是一种主动性的行为，它制订了行动的具体目标，以及为实现这些目标所做的所有工作安排。

## 二、组织必要的培训与演练

针对性培训可提升护理人员应对突发事件的自我效能感。定期的训练和演习不仅可以提高参与者的快速反应能力，强化突发事件管理意识，还可以检测已拟定的突发事件管理预案是否完善、可行。同时培训和演习可以提升参与者的反应能力、沟通能力，减少紧急应对时的恐惧感。如国家针对性地进行定期军事演习，各省市、各单位开展的防火演习、紧急人员调配等。训练和演习是防范突发事件必不可少的环节。

### 故事与启示

唐山大地震后，一位女护士在废墟中依然生活了 8 天。她之所以能够活下来，第一个心理力量是相信自己能出去，依据一是黑暗中她摸到一瓶葡萄糖盐水，依据二是听到外面有人在营救；第二个心理力量是爱情，她刚认识的男朋友送给她的手表，表的走动声一直陪伴着她。

**启示：**专业知识和信心是帮助她减轻恐惧和坚持到最后的关键要素。

## 三、突发事件人员派遣原则

突发事件派出人员的挑选原则：一般应选择视野开阔、处事冷静、决策迅速、表态清楚、富于创新、善于沟通、严谨细致、处乱不惊、具有亲和力等素质者，以便在突发事件现场处理时具有较好的协调与配合能力。同时护理人员应进行突发事件常见类型学习与掌握，以提升人员在突发事件中的护理应对能力。

根据突发公共事件的发生过程、性质和机理，突发公共事件主要分为以下四类：

1. 自然灾害　主要包括水旱灾害，气象灾害，地震灾害，地质灾害，海洋灾害，生物灾害和森林草原火灾等。

2. 事故灾难　主要包括工矿商贸等企业的各类安全事故，交通运输事故，公共设施和设备事故，环境污染和生态破坏事件等。

3. 公共卫生事件　主要包括传染病疫情，群体性不明原因疾病，食品安全和职业危害，动物疫情，以及其他严重影响公众健康和生命安全的事件。

4. 社会安全事件　主要包括重大刑事案件、重特大火灾事件等。

## 四、科学、规范、严格的管理

科学、规范、严格的管理是保障护理团队顺利完成任务和目标的基础，完善的护理制度和流程保障则是进行快速反应和提供优质护理的关键。

合理调配人力，科学动态排班；落实整体护理，保障护理质量，制订护理规范，提供同质化护理，提升专业能力，严抓护理质量，保障患者安全；因地制宜，发挥多学科优势，全方位支持保障，保持队伍战斗力；严格驻地管理，降低灾害风险，加强生活保障，维护身心健康。

## 五、化解恐惧，树立信心

社会学研究表明，心理恐慌造成的严重社会危害，往往比灾难本身更强更大，因为恐慌会造成个体认知混乱，判断力和反应力降低，不利于有效规避风险。恐慌还会造成生理功能紊乱，导致身体免疫力下降。

帮助大众获取突发事件的医学相关知识，减少恐慌，护理队伍大有作为。护理人员通过编写图文并茂并通俗易懂的防范疾病与心理问题的知识小册子，并通过网络等宣传疾病预防知识和突发事件应对策略，可以大大减少恐惧、疾病与心理问题。在相关宣传中特别注意把“人”放在中心位置，做到以“人”的价值为取舍标准，并运用富有人情味的词汇和细节，是实现资料可读性的重要途径。

帮助化解恐惧，树立信心，第一，要帮助人们恢复信心。第二，接受自己经历了一场极具创伤力的突发事件，给自己更多的理解和宽容，想办法把心中的恐慌情绪通过可以接受的方式发泄出来。第三，自信心强的人对某件事的控制能力可能相对较高，有利于个体对这件事的应付和适应，有利于自身的健康。第四，要积极对公众进行灾后精神卫生干预，帮助他们恢复信心。

**故事与启示**

2003 年 5 月 1 日在抗击 SARS 的关键时刻，《南方周末》匠心独运巧妙构思，用了一个版面的 1/4 对“SARS”这个词重新诠释和解构为“smile and retain smile”，让大家“微笑，并保持着微笑”。使人们把 SARS 和微笑联系在一起，大大缓解了人们精神上的压力；活跃了严肃、沉闷的气氛；鼓舞人民以微笑面对这一历史上前所未有、前所未闻的巨大灾难；增添了病毒感染者与病魔做斗争的勇气和决心，从而更加珍惜自己的生命；使人们感到生命有不能承受之重，却依然需要微笑，因为生命可贵。

## 六、建立应对突发事件的护理文化

自强之人为理性之人，自强之民族为优势之民族。突发事件文化就是要通过教育和影响，一方面培养不怕挫折、敢于胜利的强势心理，另一方面用知识和科学培养正确的突发事件意识、精神准备、承受能力和操作方法，用科学的文化取代滞后的非科学文化。从而形成上下齐心，守望相助，群策群力，众志成城的集体精神。

心理恐慌的干预也是一种突发事件的公关，一方面，要通过宣传和教育，让护理人员对可能发生的或已经发生的突发事件形成正确的认识，掌握疾病相关知识十分重要。另一方面，是对护理人员进行心理疏导，缓解心理压力，增强必胜信心。

突发事件具有不可预见性、突然暴发、原因复杂多样、破坏性大、危害性强、影响广泛等特点，给护理管理带来巨大挑战。在某突发公共卫生事件中，派驻疫区的某护理团队的实战经验证明，以制度为依托，以培训为抓手，贯彻落实精细化管理和团队能力建设，可持续增强凝聚力和战斗力，最终实现“精心救治患者，提供优质护理”与“确保医护人员零感染”的总体目标，值得借鉴和学习。

（阳世伟）

# 护理部主任团队运作能力自测

## 一、护理部主任团队有效运作能力自测

1. 你所带领的护理团队目标一致，且有清晰可及的阶段目标

A. 很少　　B. 部分　　C. 大多数

2. 你的护理团队管理绩效能用数据准确体现

A. 很少　　B. 部分　　C. 大多数

3. 你在团队管理中使用双赢机制的频率是

A. 很少　　B. 部分　　C. 大多数

4. 你在团队需要的相关流程规范中，特别注重可操作性和创新性

A. 很少　　B. 部分　　C. 大多数

5. 在管理中你特别注重与下级沟通渠道的畅通

A. 很少　　B. 部分　　C. 大多数

6. 你在管理实践中已对下属进行过“发动机理论”的运用

A. 很少　　B. 部分　　C. 大多数

## 二、护理部主任对下属意见的尊重自测

1. 当听到不同意见时，会让他详细阐述自己的想法

A. 从不　　B. 偶尔　　C. 有时　　D. 经常　　E. 总是

2. 经常和与自己持不同意见的人共同工作

A. 从不　　B. 偶尔　　C. 有时　　D. 经常　　E. 总是

3. 试图利用他人的知识和技能来更好地完成任务

A. 从不　　B. 偶尔　　C. 有时　　D. 经常　　E. 总是

4. 积极寻求机会向他人学习

A. 从不　　B. 偶尔　　C. 有时　　D. 经常　　E. 总是

5. 当致力于某个项目时，会寻求不同的想法和意见

A. 从不　　B. 偶尔　　C. 有时　　D. 经常　　E. 总是

6. 当参加创造性工作时，倾向于大家一起开动脑筋、集思广益，而不是依赖专家的意见

A. 从不　　B. 偶尔　　C. 有时　　D. 经常　　E. 总是

**自测结果说明见附录七**。

第八章

# 护理质量与安全管理法则

## 困惑与反思

护理质量的高低对医疗安全及整个医疗行业的声誉具有深远影响。在医疗市场竞争日益激烈及人们生活水平不断提高的今天，如何把握护理质量管理的重点，确保护理质量的稳步提升，提高患者的满意度，是护理部主任的中心任务，也是医院护理工作的主要目标。作为护理部主任，经常遇到各种质量与安全管理的困惑：质量检查者存在经验偏见和模式思维，质控方法机械低效，质量评价指标不够科学，有些护理工作标准和操作流程的设置过于理想化，护理质量检查有人情分，护理质量改进存在瓶颈，部分护理不良事件防不胜防……在这种情况下，如何另辟蹊径确保护理质量与安全管理的持续改进成为困扰护理部主任的一个难题。

## 第一节　护理质量管理体系构建法则

护理质量是衡量医院服务质量的重要标志之一，它直接影响着医院的临床医疗质量、社会形象和经济效益等。护理质量的高低不仅取决于护理人员的素质和技术水平，更直接依赖于护理管理水平，尤其是护理质量管理的方法。科学、有效、严谨、完善的管理方法是保障护理质量的基础，也是提高护理质量的重要措施。长期以来，护理质量监管一直是我国医疗卫生领域的一块短板，造成这一问题的原因固然很多，但是监管控制力量薄弱无疑是主因之一。如何提高护理质量监管控制能力，确保患者安全，是医院护理部主任面临的主要管理问题之一。建立高效运行的护理质量体系是解决这一问题的重要保障。

## 一、建立护理质量组织体系

护理质量体系是指实施护理质量管理所需的组织机构、程序、过程和资源等因素的关系架构。实现系统的功能和作用,完成系统的特定任务,必须要有组织的保证。构建优良的组织结构对于质量管理体系的运作具有以下作用:①有利于医院资源整合,达成质量目标;②满足护理质量体系运作和责权划分的需要;③满足质量监督的需要;④有助于各质控活动中各职能的定位;⑤有助于授权模式的固化;⑥有助于质量人员的职业成长;⑦有助于质量团队激励机制的建立。医院质量管理组织体系一般分为三层。

1. 医院质量自主管理　由于医疗服务的个体性、技术性、专业性和高风险性,所以首先强调质量管理的自觉性,这取决于群体素质、职业道德、质量教育等。

2. 院级质量管理　组织设立医院质量管理委员会,由技术专家和院、部门领导组成,下设质量管理处(科)。医院质量管理委员会负责制订全院的质量管理规划,建立质量保证体系,组织领导检查督促质量管理工作,调查、分析和解决质量问题等。

3. 护理部质量管理　国内综合性三级医院护理质量管理实施由护理部主任—总护士长—护士长—组长—护士全员参与的多级管理模式,形成护理部质控管理委员会—片区质控组—病区质控组三级监控网络(图 8-1)。

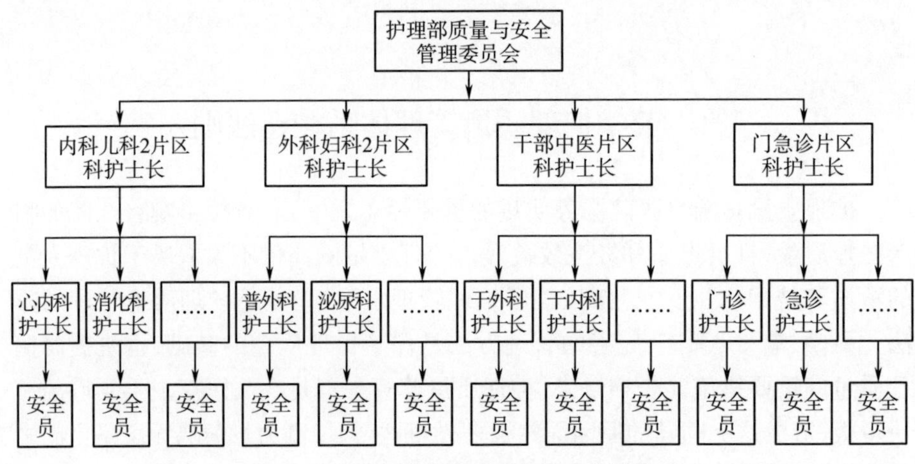


图 8-1　**某医院的护理质量与安全监控体系**

**护理安全网格化管理体系**

某医院护理部构建了护理安全网格化管理体系（图 8-2），纵向为护理部安全质量委员会 - 护士长 - 病区安全员；横向则为高危患者监控小组、护理缺陷根本原因分析（root cause analysis，RCA）小组、品质改进小组以及医疗护理质量监控网络组织，如重症护理、院内感染控制、病房管理等，纵横交织共同构成了医院的护理质量、护理安全监控网络。安全质量委员会在年初制订小组工作目标及计划，要求突出重点攻关项目，并进行品质改进。对监控中存在的问题进行分析讨论，找出关键因素，提出控制对策并组织实施。护理部在实施中跟踪监控、指导，验证对策的可行性和有效性。通过对护理安全网络化管理体系运作规范化，信息收集与反馈制度化，应急预案虚拟演练实战化，形成了一套安全质量管理模式，在人员、制度、流程上保障了安全质量监控与管理高效性与可持续性。

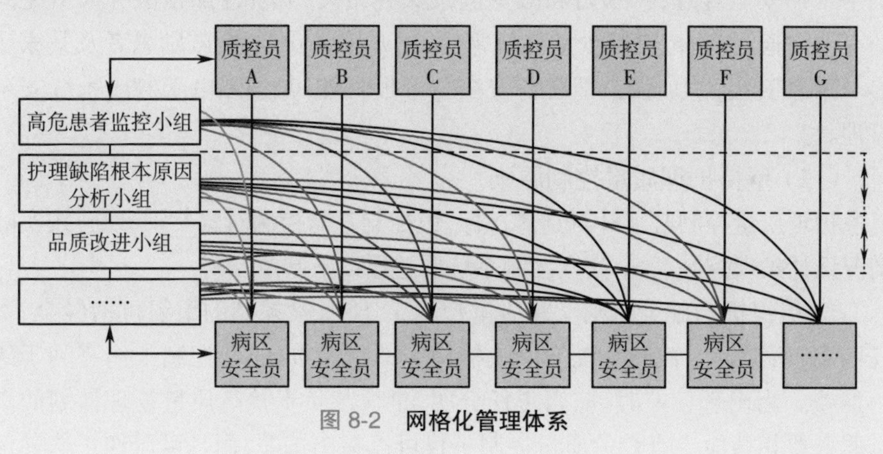


图 8-2 **网格化管理体系**

## 二、护理质量控制机制形成的关键步骤

护理质量控制是一种有目的的管理行为，贯穿在质量管理的全过程中，其实质是保持（或改变）管理对象的某种状态，使其达到管理者预期的目的。护理质量控制职能是与质量管理的计划、决策、人员管理等活动密切相关并作为管理过程整体发挥管理作用，对于衡量护理标准的执行程度，揭示标准执行中的偏差以及纠正措施等非常重要。

### （一）确立患者安全管理目标

患者安全问题已经成为世界各国医疗质量管理主要关注的焦点。世界卫生组织提出世界患者安全日目标（World Patient Safety Day Goals，WPSD Goals）。2020 年 10 月 28 日，美国医院评审联合委员会（The Joint Commission，TJC）发布了《2021 年患者安全目标》（2021NPSGs），并于 2021 年 1 月 1 日在包括门诊、行为健康机构、重症医院、家庭照护机构、医院等 8 种不同类型的卫生保健机构实施。

我国卫生行政部门普遍关注医疗质量安全管理工作。国家卫生健康委 2020 年发布《三级医院评审标准（2020 年版）》，明确提出“临床服务质量与安全管理”是医院评审的重要指标之一；2021 年 2 月，国家卫生健康委办公厅印发的《2021 年国家医疗质量安全改进目标》（国卫办医函〔2021〕76 号）的通知中，将“提高医疗质量安全不良事件报告率”作为十大目标之一，并提出持续改进要求。中国医院协会也发布了《中国医院协会患者安全目标（2022 版）》，具体包括：①正确识别患者身份；②确保用药与用血安全；③强化围手术期安全管理；④预防和减少健康保健相关感染；⑤加强医务人员之间的有效沟通；⑥防范与减少意外伤害；⑦提升管路安全；⑧鼓励患者及其家属参与患者安全；⑨加强医学装备安全与警报管理；⑩加强电子病历系统安全管理。

### （二）坚持护理质量控制原则

护理质量控制必须针对具体目标，由控制者与控制对象共同参与，按实际情况设计护理控制系统，建立控制系统要遵循以下基本原则：

1. 组织机构健全原则　在质量控制工作中，被控制的组织机构健全、责任明确，所涉及的控制系统能反映机构中岗位的责任，使控制工作有利于纠正偏差。当出现偏差时，应当责任分明，责任与负责执行质量管理计划的岗位职务要相适应。有效的质量控制不仅可以指出偏差，而且可以纠正这种偏差。如护理质量中发生的偏差应能明确判明科室、病房、人员的责任，并加以纠正。

2. 与计划相一致原则　质量控制系统的建立要体现质量计划所提出的要求。确立质量控制标准和控制手段也要依据质量计划，质量控制过程中应力求使实际活动与质量控制计划目标相一致。临床服务质量的控制标准与方法要体现临床护理工作计划的要求。

3. 控制关键问题原则　护理质量控制应将重点放在计划完成的关键性问题和实现质量计划的主要影响因素上。临床护理工作细致，项目繁多，质量控制要选择对完成工作目标有意义的关键标准与指标，重点放在容易出现偏差或偏差造成的危害较大的环节。

4. 直接控制原则　直接控制相对于间接控制而言，是质量控制工作的重要形式，是采取措施保证所属人员的质量，而不是在工作出现偏差之后再采取措施纠正偏差，追究责任。因此，在护理质量管理中，应不断提高护理人员的医德、医风、专业、心理、体格等素质，首先保证护理人员的自身质量。

5. 标准合理性原则　指建立客观、准确、有效、适当的质量标准。标准太高或不合理，不会起到激励作用；标准不准确，不能测量，控制工作就会失败。

6. 追求卓越原则　要使所属护理人员具有追求卓越的精神。在质量控制工作中，发现问题、分析问题、纠正偏差时，应寻求发展，追求卓越；在制订质量计划和质量标准、控制指标时，应具有一定的先进性、科学性，使组织和个人经过一定的努力方能达到，而不是可以随意轻取。

### （三）掌握护理质量控制的方法

前馈控制、同期控制和反馈控制是控制的三级结构理论，也是护理质量控制的基本方法（图 8-3）。

1. 前馈控制　又称预先控制，是一种积极、主动的控制。指在活动之前就对结果进行认真地分析、研究、预测，并采取必要的防范措施，使可能出现的偏差在事先得以控制。

2. 同期控制　又称过程控制或者环节质量控制，是管理人员对正在进行的各种具体工作方法和过程进行恰当的指导、监督和纠正。同期控制是在执行计划过程中对环节质量的控制，这是护士长经常使用的一种控制方法，其有效性很大程度上取决于管理者的素质与能力，以及护士对管理者的理解程度。

3. 反馈控制　又称事后控制或结果质量控制，主要是分析工作的执行结果，并与控制标准相比较，发现已经产生或即将出现的偏差，分析其原因和对未来的可能影响，及时拟定纠正措施并予以实施，防止偏差继续发展或再度发生。反馈控制是一个不断进行的过程，因此，质量信息的反馈应当做到灵敏、准确、及时，使反馈控制为管理者提供关于质量管理效果的真实信息。

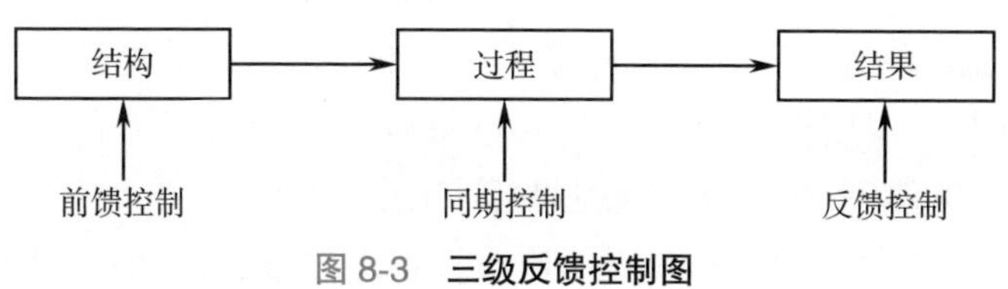


图 8-3　**三级反馈控制图**

（四）监测护理质量控制过程

1. 建立质量管理体系　健全的质量管理体系是保证护理质量持续改进的前提和关键。护理质量管理体系是医院质量管理体系的一部分，应与医院质量管理体系同步建立。一般来说，根据医院规模模式，应建立护理部—科护士长—护士长三级护理质量管理体系或护理部—护士长两级护理质量管理体系，并根据需求设立护理质量管理办公室负责协调工作，明确规定每一位护士在质量管理工作中的具体任务、职责和权限，充分发挥各级护理管理人员的职能。

2. 制订质量标准　标准是计量现实或预期工作成果的尺度，护理质量标准是规范护士行为和评价护理质量的依据。确立护理质量控制标准，首先应明确控制的对象，即体现目标特性和影响目标实现的要素。护理服务质量的控制应抓住影响护理服务质量的关键点制订标准。护理管理者的一个重要任务就是建立护理质量标准，并根据实际情况的变化不断更新护理质量标准。应以患者需求为导向，以科学发展观为指导，依据国家、部门或行业标准，结合各医院的实际情况制订一系列护理质量标准。但须注意：单位、地区标准要服从国家和行业标准，要求可以高于但不能低于国家和行业标准。

3. 进行质量教育　护士的质量意识和观念将直接影响护理行为活动及结果，因此，要做好护理质量管理工作，关键在于提高护士的质量意识。护理管理人员要在各个层面加强质量教育：一方面，要不断增强全体护士的质量意识，使护士的质量意识与医学模式的发展相适应，认识到自己在提高质量中的责任，明确提高质量对整个社会和医院的重要作用；另一方面，要有步骤地开展护理质量标准和质量管理方法的教育，提升护士对质量标准的执行能力，促使护士掌握和运用质量管理的方法和技术，并帮助他们应用于临床实践，不断地提高护理工作质量。

4. 实施全面质量管理　通过质量教育环节，各级护理管理者和护士已经认真学习并充分了解了质量标准的内容，掌握了质量标准的要求，就应实施全面护理质量管理。首先，要促使大家自觉执行标准，保证质量标准的落实；其次，建立质量可追溯机制，利用标签、标识、记录等对服务进行唯一标识，以防物质误用，并确保出现问题时能追查原因，如灭菌物品的追溯系统；再次，建立监督检查机制，各级护理管理者应按质量标准要求进行监控，随时纠正偏差，可采用定期与不定期检查相结合的方式；最后，对于质量管理的方法和技术难题、临床突发事件等，开展质量管理的指导工作。

5. 评价与持续改进　评价是不断改进护理质量管理，增强管理效果的重要途径。评价一般指衡量所定标准或目标是否实现或实现的程度如何，即对一项工作成效大小、工作好坏、进度快慢、对策正确与否等方面做出判断的过程。评价贯穿工作的全过程，不应仅在工作结束之后。质量评价结果要通过向上反馈、平行反馈、向下反馈等形式告知相关的单位、部门和个人，有利于质量工作的改进，也为护理质量持续改进奠定基础。

## 三、健全护理质量评价体系

由于护理工作面临的情况复杂，不可控因素多，如何建立更加科学、客观、可信、有效的护理质量评价方法，是值得卫生主管部门和医院管理者深入探讨的问题。

护理质量的评价指衡量所制订质量标准或目标是否实现或实现的程度如何，即做出判断的过程。在进行护理质量评价时，要遵循两个原则：实事求是的原则和评价标准恰当的原则。

指标及指标体系是质量管理最基本、最重要的手段。护理质量评价标准对医院护理工作起着关键的导向作用。各医院现行的护理质量评价指标主要参照：国家卫生健康委制定的《医院分级管理标准》，全国“百佳医院”评价标准，《医疗护理技术操作常规》以及各省、市、地区卫生部门制定的医疗护理评价指标。

### （一）护理质量评价指标设置原则

护理质量评价指标的设立除了要遵循科学性原则外，还要遵循以下原则：

1. 实用性和可操作性原则　确立的指标要能反映护理质量的核心，能合理解释护理质量现象，同时应考虑到质量管理的基本要素。指标的概念和原理要便于理解，指标的计算公式、运算过程也要简单实用。

2. 代表性和独立性原则　即选择能反映目标完成程度的指标。如患者满意度较好地反映了服务水平、技术水平和管理水平，具有一定的代表性。指标还应具有独立的信息，互相不能替代。

3. 确定性和灵敏性原则　指标必须客观、确定、容易判断，不会受检查人员的主观因素的影响。某些需要现场检查判定结果的指标，如基础护理合格率、病区管理合格率等，由于评价结果容易受检查人员主观因素的影响，故确定性差，必须通过合理设计调查和正确的统计学处理以提高其确定性。

### （二）护理质量评价指标体系的构成

1. 要素质量评价　要素质量是指构成护理工作的基本要素，主要着眼于评价执行护理工作的基本条件，评价内容如下：

（1）机构和人员：建立健全与等级医院功能、任务和规模相适应的护理管理体系。可设置2~3级质控组织，定期进行质量监控和改进活动。护理人员编配合理，包括护理人员占全院卫生技术人员的构成比、医护比、护患比，医院和病区主管护师以上职称人员的比例等。

（2）环境、物资和设备：反映医院设施、医疗护理活动空间、环境卫生监测、护理装备水平及物资设备等合格程度，如各护理单元是否安全、整洁、舒适、便捷，床单位设施齐全、护士站离重病人单元的距离等。

（3）知识和技术：反映护理业务功能与水平、开展的技术服务项目及执行护理技术常规的合格程度。如护理人员“三基”水平达标率、护理人员年考核合格率、护理人员年培训率、年发表论文数、急救物品完好率等。

（4）管理制度：护理工作有计划并按计划落实，规章制度健全并严格贯彻执行，护理资料齐全并尽可能达标信息化管理，如年计划目标达标率。

2. 环节质量评价　环节质量管理注重在护理工作的过程中实施控制，将偏差控制在萌芽状态。护理环节质量评价最常用的指标主要包括以下两类：

（1）护理患者质量指标：如基础护理合格率、特级与一级护理合格率、患者对护理工作满意度等。

（2）护理环境与人员管理指标：如病区管理合格率、护理表格书写合格率、一人一针一管合格率、护理技术操作合格率。

3. 终末质量评价　终末质量是患者所得到的护理效果的综合反映，是对患者最终的护理效果的评价，属于传统的事后评价或反馈控制。这些指标的主要特点是从患者角度进行评价，常用的指标包括：年度压力性损伤发生数、年度护理事故发生次数、年度护理差错发生率、抢救成功率、出院患者对护理工作满意度、患者投诉数、护患纠纷发生次数等。

为了全面反映护理服务的质量要求，一般采用要素质量、环节质量和终末质量相结合的评价，三者的关系应是：着眼于要素质量，以统筹质量控制的全局；具体抓环节质量以有效实施护理措施；以终末质量评价进行反馈控制。

## 第二节　制订护理质量标准体系法则

《行成于思》一书中，作者曾形象地写道：“管理是什么？像一个方块，似一个圆弧，合在一起就像清朝时代作为货币流通的铜钱：内方外圆。”细揣摩品味，觉得该给管理起个名字，叫作：“方圆合一，方为其中”。管理的本质是方的，其中最为本源的东西就是：标准化。创新改善与标准化是提升护理质量水平的两大轮子。如果说创新改善是使护理质量管理水平不断提升的驱动力，那么标准化则是防止护理质量管理水平下滑的制动力。

护理质量标准化管理工作主要是对制订、修订和贯彻实施标准等整个质量标准化活动进行计划、组织、指挥、协调和监督，以保证质量标准化任务的完成。五个职能相互联系和制约，共同构成一个有机整体。通过计划，确定标准化活动的目标；通过组织，建立实现目标的手段；通过指挥，建立正常的工作秩序；通过监督，检查计划实施的情况，纠正偏差；通过协调，使各方面工作和谐地发展。

## 一、科学决策是制订护理质量标准的基础

制订质量标准是做好护理质量管理的前提。护理质量标准是依据护理工作内容、特点、流程、管理要求、人员及服务对象特点、需求而制订的护理人员应遵守的准则、规定、程序和方法，是护理管理的重要依据，是衡量护理工作优劣的准则，是指导护士工作的指南。标准制订程序包括多个阶段，各阶段都有其特定的作用和功能。

### （一）标准制订的前期工作

1. 明确目标　护理质量管理涉及护理工作的诸多方面，为保证质量标准的制订过程有序而高效，主任们应当在标准制订之初先确定标准项目、制订计划，明确标准的内容、范围、方法、要求和阶段性重点。

2. 组建小组　质量标准的制订或改进要避免靠护理部主任一位“光杆司令”来“拍脑袋”做决策的现象。应根据制订标准的工作量的大小和难易程度成立标准制订小组。小组成员应当具有丰富的临床经验，熟悉护理质量的要求，掌握专科技术和标准化技术。

3. 充分调研　标准的科学性、适用性和可操作性都是以前期充分的调研作为理论和实践基础的。前期调研可以围绕以下几个问题展开：①目前已经有了哪些标准和流程？②这些标准或流程设计是否合理？③您的设计或改进想解决什么问题？④是否具备实行该标准的条件（人、物、环境等）？综合分析护理质量实施过程管理的科学性、合理性、可操作性、有效性和效率，充分掌握临床护理工作的性质、重点环节、高危因子、实施难点、阻滞因素、学科和政策发展动态等。

4. 全员参与　为保证护理质量标准和实际运作的紧密结合。制订的护理质量标准要充分考虑临床护士执行标准的可行性，全员参与显得十分重要。全员参与的方式有很多，除了头脑风暴法、小组讨论法，还可以通过多种信息

化平台，如建立护士长邮箱、微信群等，信息传递路径的简单通畅有利于全员的积极参与。因此，在制订标准流程之前，首先要充分了解患者与护士的需求，根据本医院的护理工作的实际情况来制订标准，保证其切实可行。

### （二）标准的编制原则

护理质量标准是护理专业实践的指导性文书，对护理工作有很强的影响力和导向作用。护理质量标准一般包括结构质量标准、过程质量标准和结果质量标准。纵向可分为国际、国家、行业、专业、地方或医院标准，横向又可分为技术标准和管理标准。编制护理质量标准需要注重以下几个问题：

1. 标准的统一性和协调性　编制时应注意符合法律法规的规定以及与相关标准协调，避免与法律法规、相关标准之间出现矛盾，给标准的实施造成困难。

2. 标准的科学性　标准的内容必须是以现代科学技术的综合成果和先进经验为基础，并经过严格的科学论证。护理质量管理应转变质量管理模式，在结合国情的基础上借鉴其他国家的经验，建立符合以服务对象的需求为导向、预防为先的护理质量标准。制订标准的方法包括：信息和文献查阅、专家咨询、现状调研、循证等方法。

3. 标准的适宜性　在确定标准项目时首先要注意标准的适用范围，既不要让标准所涵盖的领域过宽，使编制的标准没有实际技术内容；也不要让标准所涵盖的领域过窄，造成对标准的肢解，无谓地增加标准项目。其次，也要注意标准应结合实际水平和能力。标准过高，超过了大部分人的能力范围，或者即使努力也很难实现，这样就难以实施，打击护士的积极性；相反，如果标准制订过低，缺乏挑战性和改善性，不能够解决目前存在的主要问题，这样的标准就形同虚设。

4. 标准的可操作性　标准内容措辞要准确、清楚、符合逻辑，语句结构要紧凑严密。标准中避免使用模糊性的用词，如“适当时间”“必要时”“定期”，理想的标准应是详细说明要求的行为或结果，将其存在的状况、程度尽量用数据来表达。同时，标准内容要简洁明了、通俗易懂。

**中华护理学会团体标准的制订**

护理专业发展要以标准做引领，以标准推动护理专业创新，基于团体标准的制订和应用，进一步成为行业标准或国家标准。团体标准的制订原则包括:遵守国家有关法律、法规;符合保障患者安全和医疗质量要求;符合中国国情和护理业务与管理需求;与国家和行业相关标准协调一致。团体标准的制订流程包括:立项申请、立项审定、标准编制、标准编号、征求意见、标准审查、标准报批、批准和发布、采用标准和标准复审十个步骤。目前,我国中华护理学会已发布22项团体护理标准,包括《成人癌性疼痛护理》《便秘的耳穴贴压技术》《气管切开非机械通气患者气道护理》《住院患者身体约束护理》《化疗药物外渗预防及处理》《认知障碍患者激越行为非药物管理》《成人肠造口护理》《成人氧气吸入疗法护理》《医疗器械清洗技术操作》《成人有创机械通气气道内吸引技术操作》《缺血性脑卒中静脉溶栓护理》《乳腺癌术后淋巴水肿预防和护理》《放化疗相关口腔黏膜炎预防及处理》《认知障碍患者进食问题评估与处理》《成年女性压力性尿失禁护理干预》《成人住院患者跌倒风险评估及预防》《成人肠内营养支持的护理》《PICC尖端心腔内电图定位技术》《成人经口气管插管机械通气患者口腔护理》。

### (三)标准的修订和完善

初步形成的护理质量标准只停留在理论层面,需要通过不断地实践进行论证,并广泛咨询应用效果和意见进行修订和完善。医院层面的标准可以制订试行稿在临床科室或部门科室进行试用后,制订小组将收集到的各方面意见进行分类整理,逐一分析研究,采纳合理意见,进一步完善护理质量标准细则,最终确定标准方案。护理质量标准制订流程见图8-4。

## 二、护理质量标准的执行

过程控制是指每项工作所有步骤控制的总称,指做每项工作要按要求去做,以保证护理质量达到预期结果,实现护理质量控制过程和结果并重的管理理念。护理质量过程控制的重要性在于:过程管理是日常护理质量管理的基础;只有使护理质量过程首先处于控制状态,才能保证护理质量的长期改进。

### (一)质量标准的学习——保障标准有效执行的第一步

临床护理人员是整个标准、流程的最终执行者,是这个流程的“末梢系统”。学习和理解标准要求对标准落实至关重要。护理部主任需要帮助护理人员真正了解护理质量标准内容、具体操作流程。简单来说就是通过学习保证护理人员“知道做什么”“知道怎么做”。

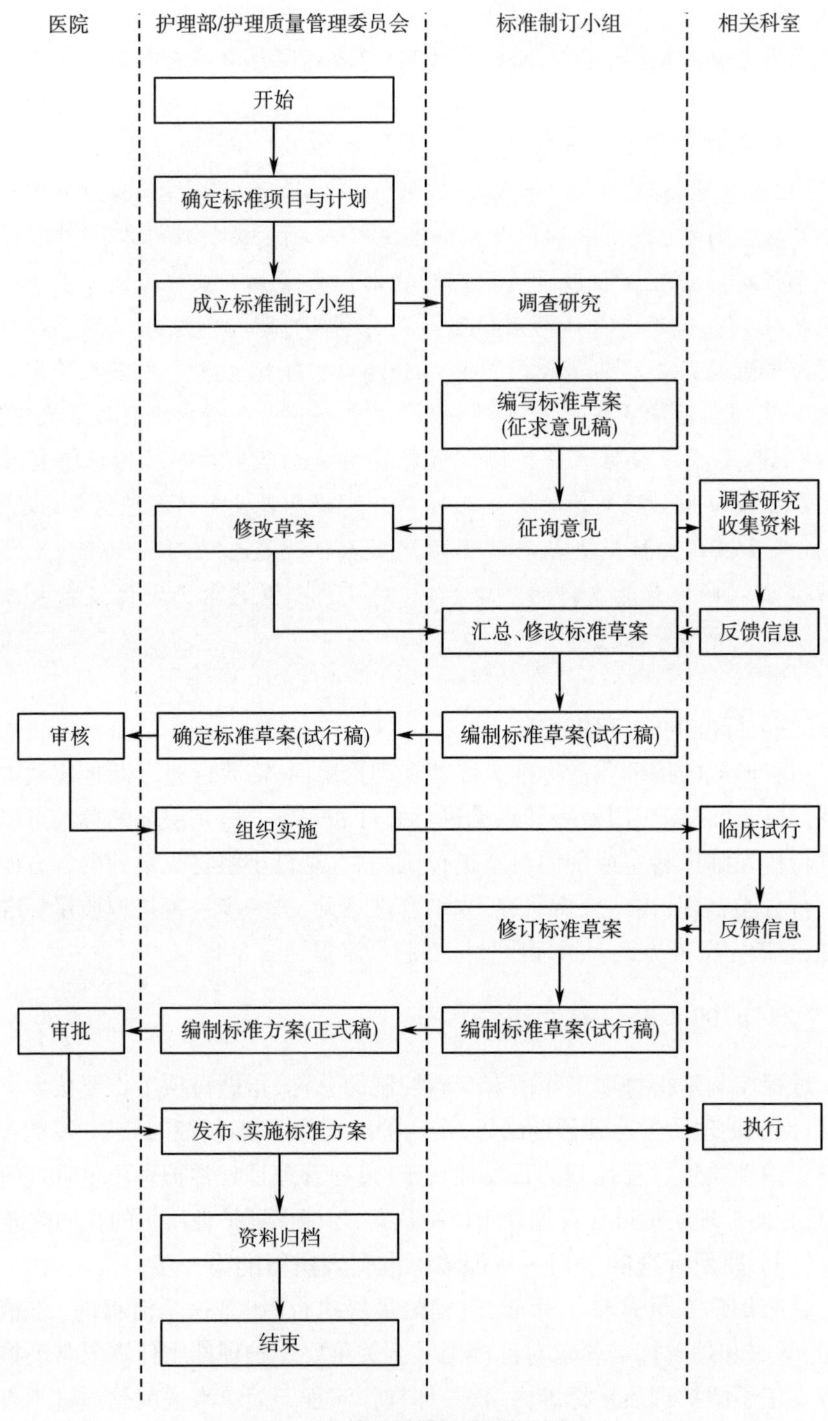


图 8-4　**护理质量标准制订流程**

护理质量标准培训前首先应确定重点人群，低年资护士是发生护理差错的高危人群，应给予重点关注。对新护士的岗前培训一开始就要以规范的质量标准来约束护理行为，让他们知道护理质量标准是什么，如何做才能达标。对临床护理人员的在职培训或继续教育要考虑到实际可操作性，对新增或修改的护理质量标准可以以单行点状知识的形式、阶段性地输入。

临床护理专业的发展要求护理标准不断更新，因此标准的学习也需要与时俱进。护理部主任作为医院护理质量标准的制订者，同时也是地区、行业、国家卫生标准的执行者，同样需要接受系统的管理标准、规范理论的学习。

**（二）护理质量标准执行——没有执行力就没有一切**

在中国企业家高峰论坛上，一名企业家向一知名 CEO 提问："为什么我们大家知道的差不多，但结果差别那么大？" 结果该 CEO 回答了这样一句话："你们知道的，我们做到了。" 事情其实都很简单，用心做都能做好，但问题往往在于我们知道该怎么做，却没有在行动上实践，或者说坚持不了这些实践。简单来说，执行力就是把想法变成行动，把行动变成结果。

对于护理部主任来说，护士的素质可以提高，能力可以培养，但更重要的是让每个护士都自动自发地去履行自己的职责和义务，这就是执行力。护理质量标准的有效落实取决于护理人员的执行力，护士执行力与工作态度及意愿、工作能力及素质有关。保证护士执行力主要从以下三方面进行要求：

1. 监督到位　监督就是依据标准进行实际督查，检查标准是否落实于临床或临床护理人员是否按照要求执行。制订监督制度和检查细则不仅要明确监督的目的、计划，质量检查的人员、时间、项目，以及所采取的方式、方法等，而且要实施重点科室重点监督、重点内容重点监督。

2. 考核指标合理　考核指标是指根据检查结果进行的评价、量化、分级和反馈。考核指标形式包括绩效反馈、管理质量排名反馈等。监督与考核两者关系互不可缺，只检不考，检查缺乏力度，只考不检，考核便失去依据。

3. 奖惩分明　建立护理质量管理的激励和约束机制对提升护士执行力也是十分必要的。质量管理机制可以帮助护理人员进一步明确医院护理部门在护理质量方面提倡什么行为、约束什么行为，实现护理质量管理的期望目标。

护理部应针对以上三方面让护理人员从思想上和观念上愿意执行，在执行过程中形成一种"慎独精神"，让"强制"的行政管理变为护理人员良好的执业"习惯"。

### （三）制度管理为执行标准保驾护航

护理质量标准执行全过程的质量受到人员、设备/工具、材料、方法、环境（man，machine，material，method，environment，4M1E）诸多因素的影响。健全的管理机制和制度则可以为标准的执行保驾护航。对护理质量整个执行过程进行全方位把握和全流程监控的具体内容和功能包括以下方面：

（1）人：科学设置护理岗位，实行按需设岗、按岗聘用、竞聘上岗，建立分层培训制度和合理的用人机制。

（2）财：绩效管理制度、激励机制，实现同工同酬、多劳多得、优绩优酬。

（3）物：药品物资供应制度、后勤保障制度，让护理工作能够顺利进行、增加临床护理人员直接护理患者的时间。

在保证制度有效落实的同时，护理职能部门还要注意了解一线护士的需求和困难，积极协调各方面的资源和支持，与相关部门保持积极的合作关系，保证护理质量标准的顺利执行。

## 三、护理质量指标监控——护理质量评价的重要抓手

《吕氏春秋·用民》中写到："壹引其纲，万目皆张"，后多引作"纲举目张"。这两句常用来比喻要抓住主要环节，带动次要环节，在护理质量管理中同样适用。护理部主任在质量管理方面的一项重要的工作就是按照护理质量形成的过程和规律，对构成护理质量的各要素进行的一种过程管理。临床护理工作细致，项目繁多，质量控制应选择对完成工作目标有重要意义的关键标准和指标，重点放在容易出现偏差或偏差造成的危害较大的环节。护理质量指标是科学评价护理质量的关键，对护理管理工作起着导向性作用。在现代医院高效管理模式下，管理者越来越关注反映护理工作量大、风险高、成本高、问题多发的指标，称之为敏感质量指标。关注敏感质量指标，监测护理质量状况，分析质量现状、影响因素，确定改善目标和对策，评价改善效果，修订相关制度和流程，是国际上常用的、有效的质量管理手段。

### （一）护理质量指标的遴选

护理质量指标可分为结构指标、过程指标和结果指标；也可以分为通用指标和专科指标。选择的护理质量指标应以符合临床需求为导向，根据专科临床患者需求，以患者安全为切入点，以科学、实用和方便为原则。

### （二）护理质量指标的说明

质量指标需要进行科学界定和详细说明，包括指标的定义、意义、类别、来源、监测范围、统计周期、公式及计算细则、指标采集与分析频率等。

### （三）护理质量指标的应用

指标数据的重要意义在于能够让管理者“心中有数”“用数据说话”。因此，在指标的监测过程中，要杜绝不真实、不持续、不改进的误区，要“始于理解，终于执行；始于监测，终于改进”，用数据来客观监控质量变化趋势、呈现主要质量问题、发现管理薄弱环节，有针对性地进行质量改进和效果评价，最终实现质量的持续改进。

## 四、护理质量反馈——护理质量改进的不竭源泉

有效的护理质控信息反馈是临床不良护理行为改正的依据，也是保证护理质量持续改进的关键。反馈控制要抓住三个要素：①结果要准；②信息要灵；③反馈要及时。护理质量反馈一般分为自上而下和自下而上两种形式。护理职能部门向相关责任科室进行反馈检查结果属于下行反馈；科室内部常规护理质量监控，定期将质控数据、结果和改进措施向护理部汇报属于上行反馈。护理科室发现重点问题、风险问题首先应上报上级系统，然后分析原因、确立整改方案，经过培训落实后的有效性分析，形成重点问题和风险问题的追踪路径。反馈方式如下：

1. 现场反馈　主要指针对现场质量督查进行的反馈，这是非常重要也是最为快捷的方式。护理部在督查过程中发现护理质量问题并现场指导解决。

2. 电话反馈　电话是医院护理质量反馈信息平台中最方便、最常用的平台。临床科室通过电话反馈能够第一时间将信息传递给相关部门或分管人员。尤其是遇到重大事件，如严重的护理不良事件、重大意外事件等。

3. 书面反馈　是护理质量传统反馈方法之一，反馈内容比较具体、详细，利于深入分析。但是在临床实际操作中，比较费时费力，反馈周期较长。

4. 会议反馈　是护理部最常使用的信息反馈形式。通过职能部门与临床护理单元面对面的讨论，及时交换信息，可以增强反馈的有效性。护理部可以进行定期质量分析讲评，重点讲评护理工作质量、存在问题整改意见，同时布置下一步工作任务和要求。通过护理质量反馈会议，使临床各种质量问题得到及时的、预见性的处理和防范。

5. 信息平台　集上报、分析、咨询为一体的信息共享平台有利于对护理安全不良事件实时监控、实时分析、定期汇总、及时反馈。帮助护理职能部门和临床护理人员及时发现质量问题并有效整改，实现护理安全不良事件管理资源有效集中、信息快速传递和反馈。同时，质量信息分析可以提高护理人员对错误的识别能力，降低不良事件的发生率等，进而提高护理质量。

**国家护理质量数据平台**

国家卫生计生委医院管理研究所护理中心于2016年自主设计构建了“国家护理质量数据平台”(以下简称数据平台)。全国千余家医疗机构首次尝试按照统一的指标定义和统计口径采集护理质量相关数据,测算质量指标,分析质量问题。“数据平台”主要功能为采集数据、分析数据、反馈信息、日常管理和资源分享。反馈功能是“数据平台”建设的核心。一是向各医疗机构反馈国家、所在省份各指标管理方面的现况,便于各医疗机构进行纵向比较,查看其质量管理的水平或存在的问题;二是通过对“结构—过程—结果”三个维度指标的年度趋势、区域比较等描述性分析及相关指标的关联分析,分析行业在护理结构布局、过程管理等方面的管理现况或存在的问题,为医疗机构制订护理质量改进的目标及措施提供客观、科学的依据;三是对平台数据真实性、及时性、完整性等方面进行反馈,针对相关问题提出解决方案,以指导医疗机构规范工作的开展。

## 第三节 护理质量持续改进法则

质量改进是质量管理的灵魂。为保证患者安全,护理质量管理必须坚持质量持续改进的原则。作为一名护理部主任,您是否面对护理不良事件的发生、患者的投诉、护理质量改进措施治标不治本而手足无措呢?您是否为如何有效提高护理质量,使之处于持续改进的状态而苦不堪言呢?《论语·卫灵公》中写到:“工欲善其事,必先利其器。”希望下列有效的质量管理工具为您指点迷津,帮助您开拓护理质量管理新局面,持续提升质量管理效率。

### 一、FOCUS-PDCA——循序渐进地改善工作质量

#### (一) FOCUS-PDCA 概述

PDCA 又叫质量环或戴明环,是美国质量管理专家爱德华兹·戴明博士提出的,是全面质量管理所遵循的科学程序。PDCA 循环应用了科学的统计观念和处理方法,以“大环套小环,小环保大环,推动大循环”“阶梯式上升”“科学管理方法的综合运用”作为基本特征,通过“四个阶段”“八个步骤”和“七种工具”,PDCA 目前已成为推动工作、发现问题和解决问题的有效工具。

质量工具

PDCA 循环中常用“七种工具”介绍

直方图(histogram)又称柱状图、质量分布图。是一种统计报告图,由一系列高度不等的纵向条纹或线段表示数据分布的情况。一般用横轴表示数据类型,纵轴表示分布情况。

控制图(control chart)就是对生产过程的关键质量特性值进行测定、记录、评估并监测过程是否处于控制状态的一种图形方法。

鱼骨图(cause & effect/fishbone diagram):问题的特性总是受到一些因素的影响,通过头脑风暴法找出这些因素,并将它们与特性值一起,按相互关联性整理而成的层次分明、条理清楚,并标出重要因素的图形就称为特性要因图。因其形状如鱼骨,所以又称鱼骨图,它是一种透过现象看本质的分析方法。

排列图(pareto diagram)是为寻找主要问题或影响质量的主要原因所使用的图。它是由两个纵坐标、一个横坐标、几个按高低顺序依次排列的长方形和一条累计百分比折线组成。

相关图(correlation diagram)是用来反映两个变量之间相关关系的图,又称散布图。

分层法(stratification)是性质相同的,在同一条件下收集的数据归纳在一起,以便进行比较分析。

统计分析表方法也叫质量调查表方法,是在全面质量管理中利用统计表来收集、统计数据,进行数据整理并对影响产品质量的原因做粗略的分析。

FOCUS-PDCA 程序是基于 PDCA 循环模式发展而来,是一种较为成熟的流程风险管理模式,目的也是促进质量持续改进。FOCUS-PDCA 程序的实施分九个步骤,主要经 FOCUS 共五个环节进行立项后,再通过 PDCA 的四个环节加以落实,从而促使护理管理质量的有效提高。其中 FOCUS 程序部分旨在发现潜在护理问题,PDCA 部分最大的意义在于促进护理管理的持续改进。

FOCUS-PDCA 程序作为 PDCA 循环的进一步细化和延伸,从发现问题到最后解决问题,再发现再解决,形成了一个周期性发现问题和解决问题的方法,**基本步骤如下:**

(1) F(find)——发现:指在实践过程中发现需要改进的问题,作为此次 FOCUS-PDCA 程序的主题。

（2）O（organize）——组织：成立持续质量改善（continuous quality improvement，CQI）小组，包括组长及小组成员，组长负责整个计划的安排和实施，并对实施情况进行监督和改进，各个成员分工明确，保证计划的顺利实施。

（3）C（clarify）——澄清：明确当前问题的现状，通过调查及查阅文献，对问题发生的原因及相关因素进行初步分析。

（4）U（understand）——理解：通过鱼骨图等研究工具进一步分析导致此问题的原因。

（5）S（select）——选择：CQI 小组成员通过头脑风暴，根据原因选择改进措施。

（6）P（plan）——计划：根据前期程序的实施结果，进一步确立计划和实施方案，制订规章制度，为程序的进一步发展提供理论依据。

（7）D（do）——实施：实施计划所规定的流程及方案。

（8）C（check）——检查：对 FOCUS-PDCA 程序实施前后进行调查，分析此次 FOCUS-PDCA 程序是否达到预期效果、问题是否解决。

（9）A（action）——执行：如果检查结果显示达到预期效果，说明此模式切实可行，可制订相关标准化流程，进行进一步推广应用，并积极发现新的问题，进入下一个程序的循环，进行持续质量改进。

### （二）FOCUS-PDCA 在护理领域中的运用

近年来，FOCUS-PDCA 程序在国内的发展已经趋于精准化，在护理管理、护理教学、临床护理等领域得到广泛运用。比如运用于住院患者呼吸机相关性肺炎管理、老年人跌倒、非计划性拔管等临床护理安全与院感控制管理实践；急救物品管理、对护士职业病的防护、降低出院患者失访率、病区环境管理、家庭护理等优质护理管理；以及临床护理教学与护士培训管理等。

**管理案例**

#### 基于 FOCUS-PDCA 程序的护理管理模式在重型颅脑损伤患者中的应用

某学者将 FOCUS-PDCA 程序的护理管理模式应用于重型颅脑损伤患者中，于 FOCUS 环节发现患者出现并发症的潜在因素与类型，分析风险，制订干预方案，再加强持续改进措施，并评价护理管理实施效果。

（1）发现（find，F）：结合护理人员工作经验，通过文献回顾性研究，发现评价重型颅脑损伤患者护理管理效果的指标包括并发症（便秘、呼吸道感染、下肢深静脉血栓、消化道溃疡及颈部压力性损伤）发生情况、生存质量及满意度。

(2) 组织(organize,O):组建护理管理小组,定期召开会议,对护理管理工作情况进行总结与反馈,制订并完善护理管理流程。

(3) 澄清(clarify,C):明确会对重型颅脑损伤患者护理管理效果产生影响的因素。

(4) 理解(understand,U):分析上述情况发生的主要原因。

(5) 选择(select,S):根据患者情况选择科学、可行的管理措施,以PDCA法展开护理管理工作。

(6) 计划(plan,P):由护理管理小组共同制订护理计划,改善相关护理工作流程,对相关制度流程及护理新方法进行培训,定期召开小组会议,进行数据收集整理汇总分析,总结护理管理计划的执行情况,并分析护理管理工作中存在问题,针对不足制订下一阶段工作计划和整改措施。

(7) 实施(do,D):由护理管理小组根据计划对重型颅脑损伤患者进行护理管理。

(8) 检查(check,C):护理管理计划实践环节,结合患者临床表现及病情变化情况分析是否存在问题,小组内讨论并寻找改进措施。

(9) 执行(act,A):通过加强对患者的护理管理,予以口腔及呼吸道干预,严格执行无菌操作,定期拍背,予以鼻饲补充纤维素含量丰富的水果及蔬菜营养液,进行腹部按摩,使用干毛巾对患者颈部进行保护,将软枕放置于下肢处,并定期补水,防止并发症的发生。

## 二、品管圈

品管圈(quality control circle,QCC)是由相同、相近或互补之工作场所的人们自动自发组成数人一圈的小圈团体(又称QC小组,一般6人左右),然后集体合作、集思广益,按照一定的活动程序,活用品管圈七大手法,来解决工作现场、管理、文化等方面所发生的问题及课题,它是一种比较活泼的品质管理形式。

1. QCC实施步骤及每个环节的具体说明　见表8-1。

表 8-1　QCC 实施步骤及每个环节的具体说明

| 步骤 | 说明 | 工具和资料 |
|---|---|---|
| 组圈 | 确定圈名、圈徽；圈员人数；圈长的人选；圈长应具备的条件；圈的登记；定期召开圈会 | — |
| ↓ 选定主题 | 从质量方针目标、关键程序、护理服务的薄弱环节和患者需求四个方面入手 | 质量计划、工序图、头脑风暴法 |
| ↓ 现况分析 | 运用不同的 QC 工具从日常报表或现场调查中获取对比性强的数据 | 各类生产报表、调查表、排列图、折线图、柱状图、直方图 |
| ↓ 设定目标值 | 依据相关文件、数据确定合理的目标值，目标值尽可能可量化、可达到和可考核 | 上级指令、客户需求、行业对比、问题的预测分析 |
| ↓ 分析原因 | 针对问题反映出的现象，找出问题发生的根本原因 | 鱼骨图、关联图、系统图 |
| ↓ 确定要因 | 将鱼骨图、关联图、系统图中的末端因素收集起来，根据关键少数和次要多数的原理，进行排序，从中找出主要原因 | 要因排列表 |
| ↓ 制订对策 | 确定主要原因后，应用头脑风暴法或 5W1E 制订对策 | 头脑风暴法、5W1E |
| ↓ 实施对策 | 依据对策进行改善；组员要定期或不定期地跟踪实施效果并记录；如发现问题，要及时处理 | 对策实施记录表 |
| ↓ 确认成效 | 将实施前后的数据进行对比，计算经济效益和社会效益，确定最终效果；必要时可进行二次循环改进 | — |
| ↓ 巩固措施 | 达到预定目标值时，表示课题已经完成，小组成员应将改进措施标准化，形成文件 | 标准操作规程（standard operating procedure，SOP）、改进记录 |
| ↓ 总结和计划 | 总结成果，提高工作水平；成果交流会，奖励；将遗留问题纳入下一个循环 | PDCA 循环 |

2. 品管圈运行过程常见的问题　①找不到时间或找不到地点而久久未开；②圈员不想开会、出席率低、会上不发言；③圈长主持方式不佳；④圈长演独角戏；⑤上次开会分配之工作没有执行；⑥会而不议，议而不决，决而不行。

3. 品管圈应用范围　现代的 QCC 管理内容和目标突破了原有的质量管理范围，向着更高的技术、工艺、管理方面扩展。在医院系统，品管圈如今已广泛应用于病房管理、专科护理、健康教育等护理质量管理的各层各面，实现了护理质量管理以物为中心的传统管理模式向以人为中心的现代管理模式的转化,体现并强调了全员、全过程、全部门质量控制的全面质量管理理念,对持续改进临床护理质量,促进护理人才队伍发展亦有重要实践意义。

## 三、追踪方法学——从个人和系统因素进行补救和追踪

追踪方法学是一种常用的管理方法,主要针对个人和系统两个方面挖掘不良事件发生的原因,并进行补救和追踪。追踪方法学在护理质量管理中的应用详见表8-2。

**表8-2　追踪方法学在某三甲医院护理安全管理中的应用**

| 步骤 | | 说明 |
|---|---|---|
| 个案追踪管理 | 成立追踪管理小组 | 各片区推荐有丰富临床经验、责任心强、敢管善管、高职称、高学历的护理骨干,经护理部全面考核审定(8人) |
| | 收集个案发生的相关原因 | 利用鱼骨图等工具,从人为因素、设备因素、可控制及不可控制的外在环境因素、其他因素等方面全面罗列不良事件原因,再通过查看病历、工作流程、物证资料等收集资料验证此原因 |
| | 追踪个案的处理方法 | 结合医院实际情况,在查阅文献的基础上,采用头脑风暴法编制护理不良事件实时自救流程和三级补救流程 |
| | 追踪个案补救效果及反馈 | 追踪管理小组通过对护理不良事件补救措施实施的实时监控及对补救全过程的跟踪,及时了解个案补救的效果,协助修正补救环节。同时将补救成功的案例汇总,建立补救数据库,分析、总结、发现补救实施过程中的问题和改进点,完善补救数据库,使护理不良事件造成的损失降低到最小 |
| 系统追踪管理 | 根据事件危险程度针对性处理 | 对患者造成重大损伤的事件采用根本原因分析法,寻找系统漏洞和薄弱点,引用和借鉴相关经验,有的放矢地从根本上采取防范措施,以降低同类型护理不良事件的发生率;对某些频繁发生的事件采用屏障分析技术,从物理屏障和管理屏障识别现有可阻断患者安全影响因素的屏障,然后应用头脑风暴法、根本原因分析法从系统上寻找屏障失效的原因和关键因子,制订加固屏障的方案,重新设计缺如的屏障 |
| | 增订或修改完善制度 | 追踪管理小组针对系统的缺陷,及时修订完善现有制度或增订新制度,并上报护理部质控网络管理小组,小组开会共同对增订或修改的制度进行讨论,确定是否可推广和实施 |
| | 护理人员培训及效果评价 | 组织全院护士学习新增订或修改完善的制度;护理部通过护理不良事件再次发生的频度,评估培训效果。若效果明显,则将各种增订或完善的制度固化,形成标准流程,编印成册,护士人手一册;若效果不显著,则由追踪管理小组重新修订制度、讨论,再次培训和评价,如此循环,直至达到明显效果 |

## 四、6S 管理——开展现场管理的系统方法

临床护理工作中护士常常会遇到这样的问题：注射器为什么用完了呢？这些药都哪里去了？新入科护士紧急情况下找不到抢救物品；护理部主任花费很多时间来找文件或物品的事也时有发生。6S 管理可以帮助临床护士和护理管理者有序开展工作，提高效率。6S 现场管理模式源于日本企业，是一种实用性强的现场管理系统方法，其核心是通过集中统一的行为方式，从最基本的环境空间管理，向更深层次的人的管理演变，最终促进医院文化构建。6S 包含整理（seiri）、整顿（seiton）、清扫（seiso）、清洁（seiksu）、素养（shitsuke）、安全（security）六大要素。

1. 整理（seiri）　对病区内的药品、设备和仪器等初步整理，记录在档，按照使用频率区分整理，清除不常用的东西。

2. 整顿（seiton）　科学布局，腾出空间，必需品分区放置，通过贴标签法、颜色归类法、颜色区域划分法等明确标识，确保物品取用快捷、准确、高效。

3. 清扫（seiso）　清除垃圾和污垢，美化环境，并防止污染的发生。建立清扫责任区，隔一段时间对经常使用的物品进行检查、清扫、整理，保证工作环境整齐、清洁。

4. 清洁（seiksu）　制订监督检查表，护理人员之间相互监督，形成良好的习惯，维持前 3S 的成果，令整理、整顿、清扫成果更持久，将行为制度化、规范化，贯彻到底。

5. 素养（shitsuke）　护士长定期召开交流讨论会，不断解决工作中的问题，养成良好的习惯，提升整体素质，促进护理服务质量发生质的飞跃。

6. 安全（security）　分析护理过程中的安全隐患，增强护理人员的安全意识，促进用药安全、护理措施安全、紧急处理安全，鼓励护理人员参与安全培训，增强安全知识，提升预判能力，确保工作生产安全。

6S 管理是针对现场开展管理，是在领导带头下全体人员共同参与，是每天的日常工作而不是运动，是通过量的积累以达到质的变化，是通过每人每件事情操作到位提升整体水平。6S 并非一时之事，它是一个需要长期坚持、维持和改进工作场所的有效方案。

## 五、6 Sigma 质量管理

6 Sigma 的管理核心理念是以“最高的质量、最快的速度、最低的价格”向患者提供服务。

### （一）6 Sigma 质量管理的基本步骤

6 Sigma 管理的特点在于它提出了一套科学严谨的用以支持过程绩效改进的方法论，其中被广泛认同并使用的是用于对现有过程进行改进的 DMAIC 方法，由定义（define）、测量（measure）、分析（analysis）、改进（improve）和控制（control）五个阶段构成，也被称为五步循环改进法。

1. 定义阶段　确定患者的关键需求，识别需要改进的服务或过程，成立项目组。根据改进工作涉及的主要范围明确质量关键点，通过流程图的方式，确定项目改进目标。

2. 测量阶段　通过对现有服务过程的测量，确定服务过程期望达到的目标，并对测量系统的有效性做出评价。护理服务过程在很大程度上是由人员来驱动的，因此在收集数据之前，首先必须建立一套测量体系。要将 6 Sigma 应用于服务，就要对四个关键绩效指标进行考察：准确性、周期时间、成本、服务对象满意度。

3. 分析阶段　通过数据分析确定影响护理服务输出的关键因素。每个分析结论必须体现“依据数据和事实决策”的管理原则。项目组成员可以通过“头脑风暴”列出导致事物结果的可能原因，通过鱼骨图等方式对所有原因进行分类，同时对原始数据运用帕累托图进行分析，找到影响力大、最可能的并且自己有能力解决的一些问题。

4. 改进阶段　寻找优化输出、消除或减小关键因素影响的方案，使护理服务过程的波动或缺陷（或称为变异）降低。针对分析阶段得出的结论，制订改进计划并实施。

5. 控制阶段　促进改进后的服务或管理过程程序化，并通过有效的检测方法保持过程改进的成果。服务质量改进措施实施一段时间后，对数据进行第 2 次采集，并进行数据比较分析，验证实施方案的正确及有效。如果项目实施结果达到项目设计的假设目标，数据显示明显的改进，改进方案将作为工作要求和考核标准以保持改进效应的持续性。

**管理案例**

**应用 6 Sigma 质量管理体系提高急诊输液室输液质量及患者满意度**

某学者在研究中采用 6 Sigma 管理法对急诊输液室输液质量进行管理干预。将急诊输液室环境、输液质量、患者等待时间及护理素质作为目标定位，对其进行问题测量，找出问题原因，并对此进行讨论分析，制订相应措施，提高环境质量、减少患者等待时间、丰富患者疾病相关知识、提高护理人员工作效率及专业素质，从而达到提高输液质量及患者护理满意度效果。结果显示，干预后观察组护患沟通、技术水平、输液质量及护士素质评分均显著高于对照组，观察组护患纠纷发生率显著低于对照组，观察组患者对急诊输液室环境、护士服务态度、等待输液时间及注意事项交代的满意率均显著高于对照组。说明采用 6 Sigma 管理方法对急诊输液室输液质量进行管理干预，不仅提高了护理和输液质量，还提高了输液患者满意度。

### （二）成功实施 6 Sigma 管理的关键因素

从上述案例中，可以发现成功实施 6 Sigma 管理的关键因素主要包括以下几个方面：

1. 数据说话　6 Sigma 改进模式的核心是对质量现状进行科学测量分析，数据量化找到质量问题原因和构成结果之间的函数关系，应用数据对问题做出正确的统计推断。更为重要的是筛选“关键少数决定性因素”，寻找质量改进的切入点，从而采取针对性的方案以解决问题。数据测量的结果，是分析和决策的依据。

2. 持续改进　6 Sigma 方法重点是将所有的工作作为一种流程，采用量化的方法分析流程中影响质量的因素，找出最关键的因素加以改进从而达到更高的合格率或满意度。6 Sigma 质量目标的实现是靠过程的不断优化，而不是靠严格检验把关。要达到护理质量最优化、患者满意度最高化、效率和效益最大化，这就需要工作的持续改进，使护理工作的输出与患者要求之间的偏差最小化，最终达到护理过程变异或缺陷为 3.4% 的 6 Sigma 水平。

3. 反馈控制　6 Sigma 项目的开展不能满足于项目的完成。优化的护理工作流程和有效的改进措施确立后，应认真进行过程控制和评定，避免回到旧的习惯和程序，保持改进工作的持续效应。在实施过程要将方法与组织的目标与计划联系起来，建立护理绩效跟踪、度量和报告系统。监控过程中期要督促检查、考核；后期要制度化、逐渐成为自觉行为。

4. 选择工具　在实施 6 Sigma 管理中，运用正确的支持工具能够帮助管理者正确客观全面地分析问题，科学决策，提高质量改进成效。上述护理质量管理案例中，项目采用了多种管理工具：在测量、分析、改进阶段均运用头脑风暴法；通过项目成员广开思路、群策群力，对测量系统运用信度和效度分析；应用亲和图(KJ 图)、失效模式分析和多变量分析等确定引起感染的主要因素,并通过统计数据得出科学结论,因此制订的改进方案科学有效。常用的工具还有标杆对比法、分类法、控制图、直方图等。

5. 组织培训　6 Sigma 是一种变革,必将对原来的流程和管理制度有所冲击,因此它实施成功的关键是领导的支持。领导的参与,对人、财、物等给予大力支持,可以保证整个项目顺利进行以及新流程和规范实施。同时,要对参与项目的每个层次、每一个成员进行统计工具和问题解决工具的使用培训。当然,持续强化与奖励也是十分必要的。

## 六、其他质量管理工具

### (一) 失效模式与效应分析(failure mode and effect analysis,FMEA)——前瞻预控风险

在护理质量管理工作中,通常有三道控制缺陷的防线:避免或消除不良事件起因、预先确定或分析不良事件、减少不良事件的影响和后果。失效模式正是帮助护士从第一道防线就将缺陷消灭在摇篮之中的有效工具。失效模式与效应分析实际上是故障模式分析(failure mode analysis,FMA)、故障影响分析(failure effect analysis,FEA)的组合。失效模式是一种基于团队的、系统的及前瞻的分析方法,是一种"事前的行为",而不是"事后的行为"。失效模式对各种可能的风险进行评价、分析,以便在现有技术的基础上消除这些风险或将这些风险减小到可接受的水平。失效模式与效应分析在护理质量管理中的应用详见表 8-3。

表 8-3　FMEA 在某三级医院护理质量管理中的应用

| 步骤 | 说明 |
|---|---|
| 选择程序 | 找出静脉置管各个流程中可能存在的感染因素,降低感染风险 |
| 组建团队 | 组建了由护理部主任、护士长、护理骨干及公司职员等共 11 人组成的项目团队 |
| 绘制程序流程图 | 通过头脑风暴法对目前静脉置管的各个流程、步骤进行分析,绘制 5 个核心步骤及 40 个流程输入的静脉置管各流程中感染因素的 KJ 分析图 |
| 危害分析 | (1) 列出潜在失效模式,计算风险优先数(risk priority number,RPN),即对每一失效模式的严重性(severity,S,障碍发生后造成的后果)、发生率(occurrence,O,障碍发生的可能性)和侦测性(detectability,D,障碍发生前被检测出来的机会)进行评估,计算公式如下:<br>风险优先数 RPN= 严重性 S× 发生率 O× 侦测性 D |

续表

| 步骤 | 说明 |
|---|---|
| 危害分析 | (2) 对于S、O、D的等级评量,FMEA团队可根据具体情况选择,然后通过FMEA团队共识来给每一等级赋值(即每一个分值代表什么)。本案例S、O、D的等级为1~10分,等级分的赋值均由项目组成员充分讨论而定<br>(3) 列出先后次序,结果显示**风险数(PRN)最大值前6位为:导管固定、操作方法、接口消毒、导管固定材料、消毒范围、手消毒**,即这些为引起静脉置管感染的主要原因 |

| 流程步骤 | 流程输入 | 潜在失效模式 | 潜在原因 | 失效影响 | 影响严重性(SEV) | 失效出现频率(OCC) | 探测失效水平(DET) | 事先风险数(RPN) |
|---|---|---|---|---|---|---|---|---|
| 日常护理 | 固定方法 | 导管移位 | 操作不规范 | 感染 | 9 | 5 | 8 | 360 |
| 日常护理 | 接口消毒 | 接口消毒不彻底 | 无规范遵循 | 感染 | 9 | 5 | 6 | 270 |
| 日常护理 | 导管材料 | 材料黏性不佳 | 选材不当 | 导管移位 | 6 | 6 | 5 | 180 |
| 日常护理 | 导管材料 | 贴膜太小 | 选材不当 | 感染 | 6 | 6 | 5 | 180 |
| 置管 | 消毒范围 | 消毒范围过小 | 意识不强 | 消毒不彻底 | 6 | 4 | 7 | 168 |
| 日常护理 | 手消毒 | 未洗干净 | 意识不强 | 创口感染 | 9 | 2 | 9 | 162 |
| ⋮ | ⋮ | ⋮ | ⋮ | ⋮ | ⋮ | ⋮ | ⋮ | ⋮ |

| 步骤 | 说明 |
|---|---|
| 制订并执行措施及评价结果 | 根据静脉置管感染的6大主要原因对现有静脉置管操作流程和置管后护理方法进行改进,**包括选择透气性好、黏性强的贴膜;穿刺置管及置管后护理时操作者手的消毒;固定导管及更换贴膜时皮肤消毒范围应大于贴膜范围;更换贴膜时操作者必须用手固定导管,防止导管移动等**。改进前后静脉置管感染发生率经统计学分析,差异有统计学意义 |

### (二)屏障分析技术——挖掘安全隐患

“人非圣贤,孰能无过”,护士在护理实践中存在发生差错的概率。护理部主任可以组织职能部门采用多重屏障技术达到预防和减少人误,保证临床护理安全。

护理质量屏障分析旨在辨识出在护理活动或护理质量管理中缺少或失效的屏障以及它们之间的因果关系,展示出成功的屏障和阻止了问题再出现导致更严重后果的屏障,适用于安全管理研究。

护理质量屏障分析技术包括以下六个步骤:

1. 辨别患者的危险因素,确定护理安全目标。
2. 识别所有可能使护理安全目标失效的“屏障”。

3. 评估患者安全屏障的效果，确认屏障是否有效。

4. 分析患者安全屏障失效的原因，找出各种可能影响的相关因素。

5. 对患者安全失效屏障的起因作用进行评估，决定是否是直接原因、贡献因子或是根本原因。

6. 制订加强患者安全屏障的方案，并在实施过程中不断完善。

除了上述护理质量持续改进工具之外，较常用的还有 RCA、五常法等。作为护理部主任，要根据医院或部门特点及实际情况有的放矢选择运用护理质量管理工具，持续提升护理质量。

### （三）目视管理

当临床护理人员遇到以下问题就说明护理信息缺乏或者不可见。如患者是需要更多检查还是直接出院？患者同时输入几路液体如何确认哪路是高危药物？患者青霉素过敏吗？这些问题产生的根源是信息不足或不可视。这也是实施目视管理的原因。

在临床导管护理中，对于危重症患者同时放置数根导管，为防止拔错导管给患者带来的伤害，可应用目视管理中的颜色管理。病房可将导管分为“红、黄、绿”三种颜色，尤其让护理人员在日常的导管护理中一眼就能分辨出各种导管或引流管的重要性，不仅节省了大量的时间及人力，也大大减少工作失误的发生率。

在日常活动中，大家是通过“五感”（视觉、嗅觉、听觉、触摸、味觉）来感知事物的。其中人的行动的 60% 是从“视觉”感知开始的。

因此护理管理也强调各种管理状态、管理方法要清楚明了，达到“一目了然”，从而使护理人员容易明白、易于遵守，让护士自主性地完全理解、接受、执行各项工作，给护理管理带来极大的好处。目视管理是使问题“显露化”的道具，“效率高、不易错”正是很多情况下目视管理所带来的结果。但是，仅仅使用颜色，不依具体情况在“便于使用”上下功夫，是没有多大意义的。因此，发挥全员的智慧，下功夫使护理团队成员“都能用、都好用”是实施目视管理的重要之所在。

**目视管理法在某三甲医院护理安全管理中的运用**

某三甲医院率先根据目视管理原理，针对临床护理服务的关键环节开展了以促进患者安全为目标的“三原色警示标识”管理方法。即用红、黄、绿三种颜色来标识药物的危险度、环境洁净度、不同治疗方法等，以此表达风险的高低，警示护士及患者。例如，根据留置导管的危险度将导管分为Ⅰ、Ⅱ、Ⅲ类导管，在导管外壁贴红黄绿三种颜色的标识。应用绿色贴纸标识Ⅲ类导管（如鼻导管等）；黄色贴纸标识Ⅱ类导管（如胃管、导尿管等）；红色贴纸标识Ⅰ类导管（如胸导管、动脉留置管等），因为此类导管一旦滑脱，会引起气胸及大量出血等危象，须加强固定及巡视观察，使用"红色"来提高护理人员注意强度，严防非计划性拔管发生。"三原色警示标识"使护理人员在治疗时一目了然，不仅节省了大量的时间及人力，也大大地减少了工作失误。

目前三原色警示标识广泛应用于临床，包括环境安全、输液安全、导管安全、用药安全、高危患者监控、分级护理等。自实行以来，护理工作不良事件及护理纠纷的发生率明显下降。

### （四）护理质量评价模型

目前也将其他相关行业已经运行较为成熟的理论模型应用于护理质量管理与评价。SERVQUAL（service quality）和 SERVPERF（service performance）是目前服务管理中使用较为广泛的感知服务质量评价方法。SERVQUAL 即"服务质量模型"，是一种根据期望和感知的差距来衡量服务质量的常用评价模式，将服务质量分为有形设施、可靠性、响应性、保障性、情感投入五个层面，一般通过调查问卷方式，让患者对每个问题的期望值、实际感受值及最低可接受值进行评分，该模式能通过护士、患者的期望与感知两个层面对护理服务质量进行全面评估。SERVPERF 即"绩效感知 - 服务质量模型"，是一种从消费者角度评价服务质量的方法，顾客在表达自己实际感受到的连续性服务时，已将自己的感受与原来的期望在心里做了一番比较，顾客感知的服务就是对所提供的服务最客观、公正的评价。SERVPERF 主要包括保证性（assurance）——护士所具有的知识、礼节以及表达出自信和可信的能力，响应性（responsiveness）——回应患者并迅速提高服务的愿望，关怀性（empathy）——关心并为患者提供个性化服务的能力，可靠性（reliability）——可靠、准确地履行服务承诺并帮助患者的能力四个维度，旨在了解患者感知的护理服务质量现状及其相关影响因素，能够为护理干预措施的实施提供参考依据。

目前护理研究人员也通过数学模型预测某一临床实践发生发展趋势。预测模型是用数学语言或公式描述事物间的数量关系，在一定程度上揭示了事物间的内在规律性，预测时把它作为计算预测值的直接依据，对预测准确度有极大的影响。特异性较高的风险模型，预测效果较好，可为临床医护人员及时对高危患者采取预防性治疗和护理提供参考。目前常用的预测模型是回归预测模型。回归预测模型是根据自变量和因变量之间的相关关系进行预测的。自变量的个数可以一个或多个，根据自变量的个数可分为一元回归预测和多元回归预测。同时根据自变量和因变量的相关关系，分为线性回归预测模型和非线性回归预测模型。一般运用 ROC 曲线下面积检验模型的预测效果。

**管理案例**

某学者选取某三级甲等医院神经内科收治的急性缺血性脑卒中患者，收集患者的一般资料、疾患相关信息及相关实验室指标等，通过二分类 Logistic 回归模型分析相关数据，应用 ROC 曲线下面积检验模型的预测效果，并选取 35 例患者进行模型预测效果的验证。多因素分析的结果显示，入院 NIHSS 评分（$OR$=1.130；95%$CI$=1.057~1.209）、总卧床时间（$OR$=1.020；95%$CI$=1.001~1.039）、血浆 D- 二聚体（$OR$=1.054；95%$CI$=1.019~1.090）、甘油三酯（$OR$=1.497；95%$CI$=1.033~2.169）及高密度脂蛋白（$OR$=0.500；95%$CI$=0.264~0.948）是深静脉血栓发生的独立影响因素，并依此构建了首次发作的急性缺血性脑卒中患者深静脉血栓的风险预测模型，为 $a$=−3.296±0.122× 入院 NIHSS 评分 +0.02× 总卧床时间 +0.052× 血浆 D- 二聚体 +0.693× 甘油三酯 −0.403× 高密度脂蛋白。本模型的 ROC 曲线下面积为 0.876，敏感度为 0.889，特异度为 0.793。将 35 例急性缺血性脑卒中患者代入模型进行风险预测，ROC 曲线下面积为 0.798（95%$CI$=0.687~0.901；$P$<0.001）。由此得出，深静脉血栓是急性缺血性脑卒中患者院内常见的严重并发症之一，构建的首发急性缺血性脑卒中的患者发生深静脉血栓的预测模型预测效果良好，是针对脑卒中人群深静脉血栓预警的特异性模型，可为临床医护人员及时对高危患者采取预防性治疗和护理提供参考。

## 第四节　护理质量精益管理法则

随着医疗模式、观念的改变，我国医疗体制改革也在逐步深化，护理服务质量成为医院管理关注的重点之一。社会经济的发展，人们生活质量的提高，患者及家属对护理服务质量的期望值不断增加。在内外部环境的变化下，医院须应用先进的管理理念提高管理效能，提升护理服务质量。精益管理自引入护理领域以来，取得了良好的效益。对于医院护理部主任而言，管理最大的挑战是在降低成本的同时实现高效优质的护理质量，这就需要主任在质量管理方面转变观念，使护理质量粗放管理逐步走向精益管理。精益管理是一种管理方法，更是一种先进、系统、科学的文化理念。事实证明，在临床护理中实施精益管理，能够以制度、流程、管理手段消除各项护理管理中的部门隔阂，在各个护理环节以患者为中心满足患者需求，最终实现护理环节的优化、护理质量和患者满意度的提高。本节主要讲述的是通过循证护理与临床信息化手段助力精益管理，保障护理质量与安全。

## 一、精益管理的基本理念

精益管理源于精益生产。精益生产（lean production，LP）是美国麻省理工学院教授詹姆斯·P. 沃麦克等通过“国际汽车计划”对 17 个国家 90 多个汽车制造厂的调查和对比分析，认为某汽车公司的生产方式是最适用于现代制造企业的一种生产组织管理方式。自 2000 年精益思想被引入医疗领域以来，逐渐在医院中得到认可和普及。在护理管理中运用精益管理，对各项护理流程进行全面优化，有助于使护理人员将更多的护理时间用于患者，提高护理质量。

## 二、循证与精益管理

循证护理实践是以循证研究为基础和导向，是高级护理实践的核心内容。循证研究在护理领域中具有重要意义，其中包括强化护理专业知识，利用科学研究改善临床护理程序及规则。循证护理实践从提出临床问题开始，在相关问题中找出可以进行研究的课题，然后进行文献检索去寻找研究问题的答案；根据研究结局，评判性地评估这些数据的可信度、质量、具体性及是否被广泛推广使用；评估结束后，再把具有信度及高质量的研究结论与专业临床经验及机构资源相结合，从而有效地应用于临床，提高护理质量。以循证研究为基础和导向的护理实践是有利于患者、医务人员和医疗机构的，它可以加强临床决策的透明度，从而有利于加强监控，使医务人员对自己的行为负责。它所带来的转变使护理实践更具专业性和可信度，更重要的是患者能够得到高质量的服务。如果仅凭传统经验去提供服务不仅会造成护理程序和护理模式的不一致，还会极大地增加医疗失误的机会。循证护理实践由于结合证据和专业判断，因而更能有效地改善患者结局及提高护理成效，从而获得更佳的医疗成本效益，与精益管理相得益彰。

1. 循证是一种科学的管理方法。要实现精益管理，必须建立科学量化的标准和可操作、易执行的作业程序，以及基于作业程序的管理工具。

运用循证护理这一管理工具可帮助护理人员建立严谨的、科学的、实事求是的专业态度和工作方法，促进科学的护理实践活动。循证护理强调护理人员的知识和经验在寻求科学证据过程中的价值，并与临床实际问题相结合，因此，循证护理可促进理论与实践有机结合，弥补理论与实践的"断层"。循证护理挑战常规和某些习惯性的护理活动，提倡护理人员将临床经验与系统的研究证据相结合，以获得科学的护理方法，这对提高护理学科的地位和独立性有着积极的意义。

2. 循证也是一种管理理念，体现了组织对管理的完美追求，是组织严谨、认真、精益求精思想的贯彻，可帮助护理人员更新专业观。

从循证护理产生的哲学基础上分析，循证护理是一种观念、理念。所谓观念是指导个体思维方式和行为方式的价值观和信念。循证实践来源于实证主义的哲学观，因此循证护理作为循证实践的分支之一，可改变护理人员以往按照习惯或凭借经验从事护理实践活动的方式（例如，剃毛备皮是目前我国绝大多数外科术前备皮所习惯采用的方式），强调在做出临床判断时（例如，决定术前采用何种方式进行备皮时），遵循来自研究结论的、有效的、科学的证据，并强调不要盲目接受已经发表的科研文章的结论，而要对文献进行审慎、明智、明确地评审，同时将科研证据与护理人员的临床专业经验以及患者的需求和愿望相结合，转化为临床证据，而做出最后的临床判断。例如关于术前备皮的方式问题，目前文献报道术前备皮的方式有剃毛、剪毛、脱毛、局部皮肤清洁等。决定采用哪种方式时应考察报道各种方式文献的科学性和严谨性如何，采用各种方式的适应证如何，对术后发生伤口感染的影响如何，成本和效益之比如何，所在病房的条件适合于采用哪种方式，患者是否接受这种方式。只有经过这样的"循证"过程，所作出的临床判断才最有利于患者的康复。因此，循证护理是一种指导临床决策、指导临床思维的观念和理念，应用循证护理可帮助护理人员更新专业观和思维方式，改进工作方法。

3. 循证的最终解决方案是通过训练达到组织成员素质提升来实现的。

开展循证护理时，护理人员必须具备对临床问题的敏感性，这与丰富的临床经验和熟练的临床技能密切相关。有丰富经验和实践技能的护理人员往往能够应用其临床技能和以往的经验判断患者个体或群体的健康状况、面临的问题、需求和喜好、干预活动的潜在益处等，并为患者和家庭提供他们所需要的信息，提供支持性的舒适的环境。

临床护理人员是实施循证护理的主体，因为许多患者的处理和对疾病的诊治都是通过护理人员去实施的，护理人员是否能够敏感地觉察临床问题，能否将文献中的证据与临床实际问题实事求是地结合在一起，而不是简单地照搬照套，很重要的前提是护理人员有丰富的临床经验、敏锐的思维能力以及熟练的实践技能，这些经验和技能都是解决临床问题的突破口。因此，护理人员扎实的医学基础理论知识、牢固的护理知识和技能以及丰富的临床护理实践经验尤为重要，其中临床流行病学的基本理论和临床研究的方法学是实施循证护理的学术基础。因此，护理人员需要不断更新自身观念，丰富自己的理论、知识和技能，并将个人技能和临床经验密切结合，这是开展循证护理的前提。

“工欲善其事，必先利其器”，21 世纪的卫生保健系统必须适应社会发展的需求。循证护理是受循证医学的影响而产生的护理学科新领域、新工具，其核心思想是审慎地、明确地、明智地应用最新最佳证据，对不同的个体患者的护理做出不同的决策，其内涵广于“以科研为基础的护理”，它要求护理人员在计划其护理活动过程中，将科学证据与临床经验及患者需求相结合，获取证据，并根据获得的证据，制订临床护理决策计划，为患者提供科学的、经济的、有效的护理服务。循证护理强调从临床问题出发，因此，它的广泛开展将最终带动护理服务质量的提高，改变护理工作者单凭经验工作的现状。

## 三、信息化与精益管理

护理是医院服务中的重要环节，护理质量关系着整个医院的医疗服务水平。随着互联网时代的到来，护理信息呈暴发式增长，然而目前护理信息化平台功能仍比较单一，并未有效利用大数据资源。护理信息化建设是提高护理质量的关键手段，加强医院护理信息化建设成为当务之急。

此外，护理人员通过将大量临床护理信息数据化、标准化，对其进行深入挖掘得到有效信息并转化为知识用于指导临床护理活动，还可以对群体性的疾病发生、发展趋势进行判断和预测。通过对零散数据的整合和处理、加工，建立护理质量指标信息大数据平台，开展护理方面相关研究，同时也可以结合循证护理实践，对护理问题进行更深层次的分析。

1. 提升护理质量　目前提高护理质量方面的问题一直备受国内外专家

关注，而提高护理信息系统的作用被认为是解决这一问题的最佳途径。一项关于检验医疗信息技术对护理实践影响的横断面研究，结果显示医疗信息技术的使用对护理服务缺失产生负面的影响（$t$=-4.12，$P$<0.001）且减少护理提醒的次数，提高护理质量。护理信息系统添加科学的管理或评价工具，或者融入多学科的管理知识以简化操作流程，促使护理信息系统更加易用，能有效减轻护士工作负荷。要提高护理质量，契合精益管理，应充分利用信息化降低管理成本、提升数据收集及时性和精确性，将质量评价标准纳入信息化平台，建立以数据为基础的质量监控模式，护理管理者可通过数据挖掘、可视化、人工智能等大数据分析技术使护理质量管理流程更加科学化，建立护理质量监测、检查、追踪、持续提升机制。以护理信息数据为主要依据，发现护理中出现问题的规律，规避风险因素，采取个性化和精确护理方式，提升护理质量。

2. 保障护理安全　医护人员及患者的流动性大，确保护理安全已成为卫生保健服务中最具挑战性的问题之一。为保障护理安全，国外建立有不良事件处理系统、跌倒风险评估系统及高危药物监管系统等信息平台。如美国建立电子药物管理记录系统，有效降低药物潜在风险，提高患者的安全性。欧洲委员会也开发内部市场信息系统，用于与护理监管机构进行及时有效的信息交流，以促进患者的安全。同时通过内部市场信息系统，欧洲护理监管机构联盟将改进其护士的电子数据库，以允许国家护理监管机构交换必要的信息，用于识别护士的教育、专业资格和能力，这一过程既促进专业人员的流动性，又确保护理工作的质量。此外，有研究通过问卷调查比较了使用护理信息系统前后对患者进行抽血、护理过程、给药、条码扫描、换班交接、信息沟通整合等结果和数据，结果显示引入护理信息系统提高了患者的安全性和护理效率。医疗机构要在竞争环境中为患者提供高质量的服务，保障护理安全，就必须不断完善护理信息系统，在护理安全信息标准化建设的基础上，结合本国国情，加快建设全国统一的、规范化、精益化、科学化、便捷化的护理安全信息系统。

精益中有一个格言："解决问题前，必须先找出浪费。"然而，你在一个系统中工作得越久，就越难发现身边的浪费。开展针对浪费的现场观察是一个重新发现浪费的好办法。针对浪费的现场观察是一个针对工作实际出发地点而特别设计的巡访，去观察发生了什么，并记录发现的浪费。某三级甲等医院急诊科通过信息化手段减少了浪费：患者节省时间 29~81 分钟；护士节省时间 300 分钟；医生节省时间 405~675 分钟，详见表 8-4。

表 8-4 急诊预检信息化在某三级医院护理管理中的应用

<table>
<tr><th>流程</th><th>用信息化系统前</th><th>时间（前）/min</th><th>用信息化系统后</th><th>时间（后）/min</th><th>信息化优势</th></tr>
<tr><td>问诊</td><td>护士轻问诊</td><td>1</td><td>AI 问诊、生命体征测量</td><td rowspan="3">3</td><td rowspan="3">省去进入急诊科关键的前 7min 患者时间；省 1~2min 护士时间；完成原来护士不做的生命体征测量，智能推荐检验、检查</td></tr>
<tr><td>分级、分诊</td><td>护士分级、分诊</td><td>1</td><td rowspan="2">AI 分级、分诊、挂号、建议检验、检查</td></tr>
<tr><td>挂号</td><td>患者挂号</td><td>8</td></tr>
<tr><td>候诊</td><td>候诊</td><td>30~60</td><td>AI 二次分级、分诊，建议检验、检查，患者检验、检查付费，患者去做检验、检查</td><td>30~60（按不同分级）</td><td>把患者焦虑的候诊时间，变成 AI 二次分级、分诊，密切观察病情变化，提高医疗质量和患者满意度，可以把候诊时间去付费做检验、检查，省去一次见医生的候诊时间</td></tr>
<tr><td>就诊</td><td>就诊</td><td>5~8</td><td>AI 就诊，自动产生结构化电子病历，推荐检验、检查</td><td>2~4</td><td>省 3~5min 患者时间；省 3~5min 医生时间，同步化数据，避免重复输入病史，全专科辅助诊断，自动医嘱</td></tr>
<tr><td>检验、检查付费</td><td>患者检验、检查付费</td><td>10</td><td>患者检验、检查付费</td><td></td><td>患者采用系统推荐检验、检查时，在分诊后第一次候诊时就可以把这步骤做完</td></tr>
<tr><td>做检验、检查</td><td>患者去做检验、检查</td><td>10~60</td><td>患者去做检验、检查</td><td></td><td>患者采用系统推荐检验、检查时，在分诊后第一次候诊时就可以把这步骤做完</td></tr>
<tr><td>回诊</td><td>回诊</td><td>5</td><td>回诊，自动产生结构化电子病历</td><td>5</td><td>同步化数据</td></tr>
<tr><td>药房付费</td><td>患者药房付费</td><td>10</td><td>患者药房付费</td><td>10</td><td></td></tr>
</table>

## 四、其他技术工具

在全面推进管理精益化过程中，相继研究应用了很多有效有力的管理工具，如看板法、6S 管理、改善法、防差技术和目视管理。实施任何精益工具的目标都是解决工作场所的问题，减少组织中扰乱工作的因素和护理患者的浪费。因此，护理部主任应重视将精益和循证管理整合为医院可持续性管理系统，推动管理质量持续改进。医院常用精益工具见表 8-5。

**表 8-5　医院常用的精益工具**

| 精益工具 | 定义 |
|---|---|
| 看板法 | 在日语中意为“信号”，一种库存管理方法，可被译作“信号”“卡片”“招牌” |
| 6S 管理 | 减少员工的时间和走动浪费，让问题更容易展现出来的组织方法 |
| 改善法 | 在日语中意为“持续改进”，强调以员工为主体的生产现场改进 |
| 防差技术 | 降低错误发生次数的流程设计和改进方法 |
| 目视管理 | 让问题可视化，提供快速应对策略和问题解决方案的方法 |

护理部主任要实现精益管理首先需要建立诸多措施：护理人员接受规范化培训具备良好技能；灵活并日趋信息化的设备；有效的环境布局；明确可行的工作标准；高效严谨的流程；管理的充分授权和质量的持续改进等，都是实施精益管理的基础。这些基础可以帮助护理管理以最小资源的投入，获得最大的组织效益，实现由“精”到“益”的管理转变。在实施精益管理过程中，坚持以患者为中心，围绕患者需求进行护理流程优化，以方便、快捷、高效的护理服务，打造卓越的护理管理模式。精益管理要求尽可能压缩不必要的护理环节，通过循证及信息化手段，重新构建优化科学有效的流程，以降低成本、提高安全、减少缺陷为目标，不断提高护理工作品质和护理工作效率。

（施雁）

## 护理部主任质量管理能力自测

### 一、护理部主任质量管理能力自测

根据本章内容，仔细反思自己在理解质量内涵、保障护理质量与安全方面是否还有提升空间？进步的措施有哪些？

### 二、护理部主任质量管理能力自测

请根据下列描述选择最符合个人实际情况选项，选择没有对错之分。

1. 能够引导护士积极参与护理质量管理

A. 几乎不　　B. 偶尔　　C. 频繁　　D. 总是

2. 能够鼓励护士及时参与护理质量信息的反馈

A. 几乎不　　B. 偶尔　　C. 频繁　　D. 总是

3. 能够鼓励护士努力实现具有挑战性的目标

A. 几乎不　　B. 偶尔　　C. 频繁　　D. 总是

4. 能够激励护士使他们加强团队协作精神

A. 几乎不　　B. 偶尔　　C. 频繁　　D. 总是

5. 能够引导护士使用质量管理工具提升护理质量

A. 几乎不　　B. 偶尔　　C. 频繁　　D. 总是

6. 能够以开放的态度鼓励护士参与安全文化建设

A. 几乎不　　B. 偶尔　　C. 频繁　　D. 总是

7. 能够鼓励护士基于患者需求持续改进护理服务质量

A. 几乎不　　B. 偶尔　　C. 频繁　　D. 总是

8. 能够将护理管理理论运用到护理质量管理中

A. 几乎不　　B. 偶尔　　C. 频繁　　D. 总是

**自测结果说明见附录八。**

# 第九章

# 护理优质服务法则

## 困惑与反思

一位做了多年的护理部主任，遇到了很多与护理服务有关的问题，如：患者投诉护士的服务不到位，护士抱怨患者的需求难满足、领导的管理太生硬等。如何有效解决这些服务问题深深困扰着她，思考一直在进行，思路逐渐清晰，护理优质服务的实现应需求与评价并重、过程与结果兼顾，离不开以下几点：应以人为本，尊重人、理解人、关心人，始于需求，终于满意；应打造先进服务文化，发挥引领示范作用，以先进理念为指导，和谐发展；应从高效率、全过程、个性化入手，打造缜密流程，服务无小事；应卸包袱、下力气去发现隐于深处的资源，找准关键点，开启无限潜能；应深入解析服务反馈，用心体会服务感受，己所不欲，勿施于人；应有效转动服务价值链创造价值，要做就做最好，持续改进无止境。

2010 年卫生部办公厅印发了《2010 年“优质护理服务示范工程”活动方案》，作为深化医疗卫生体制改革，落实科学发展观的重要举措，通过切实加强基础护理，改善护理服务，提高护理质量，保障护理安全，进一步规范了临床护理工作。《全国护理事业发展规划（2021—2025 年）》中提出“十四五”时期需要加大护理服务供给，推进优质护理服务资源合理配置，提高基层护理服务能力，为全面实现小康社会奠定健康基础。2010 年至 2020 年是优质护理服务不断持续和深化的十年。十年间，护理工作又肩负新的责任和使命，护理管理者又面临新的问题和挑战。如何建立优质护理服务的长效机制？如何推动优质护理服务持续健康发展？如何全方位地诠释优质护理服务内涵？如何将优质护理服务覆盖基层医院，使优质护理服务的成果惠及更多患者？问题的导向就是护理管理者努力的方向,本章将提供优质护理服务管理法则,帮助护理管理者开阔解决困扰问题的思路、加快追求完美服务的步伐。

## 第一节 以人为本法则

以人为本,是科学发展观的核心。以人为本,就是以实现人的全面发展为目标,从人民群众的根本利益出发谋发展、促发展,不断满足人民群众日益增长的物质文化需要,切实保障人民群众的经济、政治和文化权益,让发展的成果惠及全体人民。以人为本,是要回答生活的这个世界上,什么最重要、什么最根本、什么最值得我们关注的问题。新发展观明确把以人为本作为发展的最高价值取向,就是要尊重人、理解人、关心人,就是要把不断满足人的全面需求、促进人的全面发展,作为发展的根本出发点。护理部主任对服务的认识将直接影响所带领团队的服务热情与质量,而谈到服务则离不开服务对象,临床护理服务的对象是患者,护理管理服务的对象是护士,患者及护士对服务的预期与所接受服务的现状二者间的差距决定其对服务的评价,因此,服务要充分体现以人为本。

### 一、以服务对象为中心原则

“以患者为中心”的基础和本质,是以人为本的原则在健康和医疗领域的具体化。护理服务工作的开展同样要体现“以人为本”,无论是做了多年的护理部主任,还是刚走上护理部主任岗位,首先要明确患者是护理服务的对象,并在各项护理工作中践行“以患者为中心”,全心全意为患者提供优质、高效、安全的人性化护理服务。

护理服务要“以患者为中心”的基本点和出发点是提倡和要求护士在服务中用患者的眼光理解护理服务,提供护理服务,要换位思考。换位思考是人对人的一种心理体验过程,将心比心、设身处地是达成理解不可缺少的心理机制,客观上要求将自己的内心世界,如情感体验、思维方式等与对方联系起来,站在对方的立场上体验和思考问题,从而与对方在情感上得到沟通,为增进理解奠定良好的基础。

“以患者为中心”既是一种理解,也是一种关爱。作为护理部主任,如何带领护理团队成员在完成好繁重的护理工作的同时,提供优质护理服务,是值得探讨和亟待解决的问题。作为护理带头人要引导护士始终牢记全心全意为患者服务的宗旨,时时处处“从我做起”,始终把工作的着眼点放在患者身上,真正在思想上尊重患者、感情上贴近患者、工作上为了患者。做到“以患者为中心”不是停留在口号上，更主要的是体现在对患者的人文关怀上，贯穿护理服务的全过程，渗透在护理服务的细节中。

护理工作固然很辛苦，但是当患者康复出院时微笑着跟护士打招呼，谢谢周到的照顾与优质的服务时，护士的脸上也洒满了幸福的笑意，以患者为中心的护理工作状态得到了形象的展现——“累并快乐着”。

护理部主任也要给护士更多的关注，护士在临床一线为患者服务的同时，也应该受到护理管理者的贴心服务，护士是护理团队的基石，护士职业思想的稳定与职业素养的提高将有效提高护理团队的服务能力。作为护理部主任要把握好为护士服务的度，不是一说为护士服务，就是摒弃了管理，而是应站在管理的高度看问题，在护士言行符合制度要求的基础上将人性化理念融入日常管理实践，管理中以护士为中心，多与护士沟通，重视护士感受，最大限度激发护士积极性，给予护士不遗余力发挥作用的机会，增强护理团队凝聚力，让护士感受到爱与温暖，给予护士全心全意为患者服务的空间。

## 二、以满足需求为导向原则：确定服务方向

随着我国经济社会发展进入新常态，人口老龄化加剧、新型城镇化加速推进，供给侧结构性改革进一步释放了群众多层次、多样化的健康需求。加快发展护理事业，将护理服务内涵与群众健康需求密切对接起来，是推进经济结构转型、扩大社会就业、提高群众健康水平的新课题。

患者对护理的需求是多维度的，要始终关注患者的心与身之感受。患者作为护理服务的需方，所需要的服务主要有以下三个方面：

1. 核心服务　是护理服务含义的最基本层次，也就是患者需求的物质或服务的利益。核心服务为患者提供最基本的效用和利益，表明了护理服务的实质。

2. 形式服务　即护理服务的形式，也就是患者需求的护理服务实体或外在质量。如护理服务的项目、技术水平。

3. 附加服务　是护理服务各种附加利益的总和，也就是患者需求的护理服务延伸部分与更广泛的护理服务，如护理知识的介绍、咨询。

企业在制订营销策略时把如何满足顾客的需求摆在第一位，认为“哪里有顾客的需要，哪里就有市场”，企业应该“按需生产”，这种营销观念称为“顾客导向”。护理工作中的“顾客导向”具体表现为把如何满足患者的需求摆在第一位，应按患者需求提供护理服务，即“以患者需求为导向”。经济社会发展和老龄化进程加速对护理事业发展提出新课题，以需求为导向主要体现在

丰富护理专业内涵，大力发展老年护理、慢病管理、康复促进、安宁疗护等服务，满足人民群众多样化、多层次的健康需求。

护理部主任要带领护理团队成功地以患者需求为导向提供优质护理服务，应注重评估、逐项落实、持续改进，在护理服务中践行“患者至上，真诚关爱”，不断提升护理服务水平。

作为护理管理服务对象的护士，其需求是不尽相同的，护理部主任应该时刻想着如何关心护士，如何更好地满足护士的需求。护理部主任需要了解护士的想法，要站在护士的立场，想一想如果是自己的话，会怎么想、怎么做。**一位护理管理者如果对于人的因素不能保持热情，终将一事无成**。人是差异化的，有的人重金钱，有的人重机会，有的人重肯定，护理部主任必须明确服务方向，以护士需求为导向，有针对性地开展个性化激励举措，让护士感受到管理者的关爱，才能做到事半功倍。要给护士搭建可以发挥其个人优点和特长的平台，为护士提供雪中送炭的帮助，给予护士足够的重视，满足护士所需，这种情感交融、充满人性的管理符合护士的期待，符合社会发展的需求。

## 三、以达到满意为目标原则：衡量服务效果

如何衡量服务水平？这个问题是护理部主任关注的焦点，找到最佳衡量标准才能够以客观量化的结果来准确评价服务并根据评价结果来改进服务。满意是一种心理状态，是服务对象的需求被满足后的愉悦感，是服务对象对服务的事前期望与实际使用服务后所得到实际感受的相对关系。如果用数字来衡量这种心理状态，这个数字就叫作满意度了。“金标准”是指当前临床医学界公认的诊断疾病的最可靠、最准确、最好的诊断方法，也称标准诊断方法。满意度是服务对象满足情况的反馈，是对服务性能，以及服务本身的评价，给出了(或者正在给出)一个与满足感有关的快乐水平，包括低于或者超过满足感的水平，是公认的衡量服务水平的最可靠、最准确、最好的方法，即满意度是衡量服务水平的金标准。

护理部主任作为服务的提供者不能闭门造车，留恋于自己对服务态度、服务质量等指标是否优化的主观判断上，而应考察所提供的服务与服务对象期望、要求等吻合的程度如何。以服务对象的评价为主导的系统化考核管理体系，可能是我国目前最适用和最有效的现代化医院管理手段。护理部主任应高度关注临床护理及护理管理服务对象，即患者及护士的满意度，可以通过服务对象满意度调查来进行。

患者满意度如何评价呢？心理学家认为情感体验可以按梯级理论划分若

干层次，相应可以把患者满意度分成七个层级，管理专家根据心理学的梯级理论对七梯级给出了参考指标。

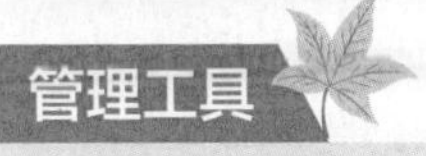

管理工具

### 患者满意度七层级指标

1. 很不满意　行为特点为愤慨、恼怒、投诉、反宣传。患者不仅企图找机会投诉，而且还会利用一切机会进行反宣传以发泄心中的不快。

2. 不满意　行为特点为气愤、烦恼。患者尚可勉强忍受，希望通过一定方式进行弥补，在适当的时候，也会进行反宣传。

3. 不太满意　行为特点为抱怨、遗憾。患者虽心存不满，但想到现实就这个样子，别要求过高吧，于是认了。

4. 一般　行为特点为无明显正、负情绪。患者没有明显情绪的状态。也就是对此既说不上好，也说不上差，还算过得去。

5. 较满意　行为特点为好感、肯定、赞许。患者内心还算满意，但按更高要求还差之甚远，而与一些更差的情况相比，又令人安慰。

6. 满意　行为特点为称心、赞扬、愉快。患者不仅对自己的选择予以肯定，还会乐于向亲朋推荐，自己的期望与现实基本相符，找不出大的遗憾所在。

7. 很满意　行为特点为激动、满足、感谢。患者的期望不仅完全达到，没有任何遗憾，而且可能还大大超出了自己的期望。这时患者不仅为自己的选择而自豪，还会利用一切机会向亲友宣传、介绍推荐。

患者对护理服务的评价是对护理工作最客观、最公正的评价。患者满意度是衡量临床护理服务的最可靠、最准确、最好的方法，是金标准。临床护理工作中，护理部主任应引导护士及时了解患者的满意程度，细化满意度调查中护理服务的各个维度内容，使评价结果更有针对性，应采取积极策略增强护士的观察能力与逆向思维能力，根据患者的行为特点判断满意程度并动态调整护理措施，尤其是当患者对护理服务满意度不理想时，要分析患者对服务的事前期望在实际使用服务中没有得到满足的原因，将问题解决在萌芽中，争取通过努力来重塑满意，传递正能量。如何“以患者为中心”“以患者需求为导向”“以患者满意度为金标准”，保证始终为患者提供优质高效的服务，努力达到护理服务满足甚至超越患者期望与要求，是护理工作持续改进永恒的主题。

护士满意度是指护士对其工作特征的认知评价，是护士通过比较实际获得的价值与期望获得的价值之间的差距后，对工作各方面满足与否的态度和情绪反应。只有满意的护士才有满意的患者，哈佛大学的一项调查研究表明，员工满意度每提高3个百分点，顾客满意度就提高5个百分点。任何一位护理管理者都不可以借口太忙而不去倾听护士的问题或抱怨。护士之所以产生满意的感觉，往往是因为实现了目标，或是需求得到了满足，影响护士满意度的关键因素为公平性，集中反映在薪酬、绩效和职业发展三个方面。护士满意度是对护理管理工作的一种真实评价，一定程度上，它反馈的信息对以后的护理管理工作的开展有很大的帮助。护士满意是患者满意的基础，满意的护士心情愉悦，产生归属感、责任感，只有护士满意了才能为工作投入更大的热情，从而获得更高的患者满意度，才能保证持续发展。护理管理者要实现护士用心对待患者目标的最佳办法是管理者用心对待自己的护士。

## 第二节　护理服务创新法则

随着医学模式的转变，护理工作内涵与外延都在不断拓展，对于护理服务品质提出了更高要求，要从患者入院到出院为其提供全程化、全面化、专业化的无缝隙的护理服务，优质护理服务成为关注的焦点，建立长效机制成为探索的主题。面对机遇与挑战，护理部主任是否会常常陷入沉思？如何才能有效应对？首先要对优质护理服务有正确的认识，铸造起一种持久的服务精神，这离不开理念熏陶和文化沉淀。护理服务文化是以护理服务价值观为核心、以患者满意为目标、以形成共同的价值认知和行为规范为内容的文化。文化是服务之根、服务之魂，是服务的最高境界。服务文化应突出以人为本，把服务思维升华为理念，把服务做法升华为制度，把服务要求升华为习惯，以文化提升服务，成为打造核心能力的重要环节。护理服务文化应以患者为中心，以诚信的态度对待患者，以规范的行为满足患者需求，以先进的手段方便患者，以高尚的品位感动患者。

### 一、形成先进服务理念

先进服务理念的形成离不开创新，护理部主任要以强烈的危机意识、责任意识善于创新、敢于创新，从固有的工作思维模式中解脱出来，认真找准服务的结合点、切入点和着力点，才能够形成先进的服务理念，以服务对象为中心，整合资源，求真务实，适应服务对象需求的变化，在满意中体会服务的真谛。

理念系统是服务文化的建设基础，是服务文化的精神内核，是影响服务中一切问题的根本。理念是意识层面的东西，它是理性的思维，而不是感性的直觉，是经过深入思考，具有系统性、全面性和深刻性的意识，要具有一定的预见性和前瞻性。理念是一种对未来深入思考、系统谋划、科学预见的理性思维。

服务理念体现了人们对服务内涵的理解、认识以及所形成的观念。服务理念指导服务文化的实施，有什么样的服务理念，就有什么样的服务态度和行为。护理服务理念是从文化高度规范护理人员的服务行为，形成一种发自内心、形于外表的自然过程，贯穿护理服务全程，有利于恒久保持护理服务质量，不至于波动很大，甚至下降趋势显著，对服务形象产生重要影响。

对于护理服务，大家会有这样那样的理念，但什么样的理念才具有先进性，才是先进的护理服务理念呢？顾名思义，所谓先进，指的是一事物与其他事物相比较而特有的长处和优势。护理服务涉及两个基本特征：程序特性和个人特性，每个特性对于提供护理服务、对于先进的护理服务理念来说都是至关重要的。

**护理服务的两个基本特征**

1. 程序特性　指提供护理服务的方法和程序。
2. 个人特性　指在与患者打交道时采用怎样的态度、行为和语言技巧。

护理部主任不妨换位思考一下，作为一名患者需要什么样的护理服务？需要科学的服务方法与规范的服务程序，需要符合患者个性特点的服务态度、行为和语言技巧，需要护士的耐心、细心、爱心、责任心，需要护士微笑着进行沟通、交流，需要护士的全程、无缝隙的整体护理等，这些都是先进的护理服务理念的源泉。作为护理部主任要引导护士如何看到过程的细节，如何在护理实践中依靠护士自身来解决问题，而非依靠护理部主任来告诉他们究竟去做些什么。先进的护理服务理念可引领护理专业内涵的持续健康发展，作为护理部主任要充分认识到其重要性，结合护理服务的两个基本特征，深入理解护理服务内涵，引导护士在护理实践中灵活运用合适的方法，使尊重患者、关爱患者、方便患者的人文精神在护理服务的全过程中得到体现，更好地满足患者的需求。

## 二、构建和谐服务氛围

氛围指围绕或归属于一特定根源的有特色的高度个体化的气氛，服务氛围是影响服务提供者服务行为和服务对象感知的服务质量的一个重要因素。护士是护理部主任护理管理服务的对象,同时也是为患者提供临床护理服务的提供者,每名护士都有接受管理者服务的经历,但感受可能截然不同,有时候会因服务到位而心情舒畅,但有时候也会因服务差强人意而很不愉快。每名护士都有为患者服务的经历,但服务行为可能有很大差距,有时候会因服务主动热情而得到患者的高度赞誉,但有时候会因服务过程缺乏关爱而引起患者的不满甚至投诉。服务氛围对于服务水平有着极大的影响,在和谐的氛围中,服务提供者的潜能会被有效激发,提供更加到位的服务,服务对象会以积极的心态感知服务质量并给予客观评价,产生后续的正性效果。其实人人都渴望拥有一个和谐的服务氛围,希望能够享受服务的过程,把服务提升到一个新的高度,作为护理部主任应积极构建和谐的服务氛围,这对于提高护理工作效率和舒缓患者可起到事半功倍的作用。

护理部主任该如何增加正能量、引导护理队伍构建和谐的服务氛围？第一,引导护士主动积极、奋发向上,营造良好的工作环境,调动一切积极因素,为护士搭建充分展示的平台。第二,用人格魅力影响护士,用榜样力量激励护士,掀起比服务、比优质、比贡献,为护理工作添光彩的热潮。第三,增强护士服务意识,以患者为中心,效率优先,勤于沟通,为患者的康复提供最大的方便。以上几点对于营造和谐的服务氛围至关重要,利于最大限度实现护士行为优化,提升患者满意度,促进护理工作的良性发展。

## 第三节　护理服务精益管理法则

医院服务流程是指患者享受到的、由医院在每个步骤和环节上为患者提供的一系列服务的总和。护理服务流程化管理是以患者为导向,将护理服务分解为不同的流程,制订每个流程的标准,然后通过流程节点的连接,使整个护理服务过程形成一个系统的一种管理方式。优化流程不仅仅指做正确的事,还包括如何正确地做这些事。优化服务流程是对现有服务流程梳理、完善和改进的过程。当前,优化护理服务流程成为医院关注的焦点,也成为护理部主任的聚焦对象,护理服务流程的制订需要体现管理者的独具匠心,从高效率、全过程、个性化入手,做好细节管理,持续改进,实现优质护理服务。

### 一、打造高效率服务流程

护理部主任需要具备高效率的职业素养,并将高效率融入护理实践中,带动护士工作效率的提高，以同样的成本创造出更多的价值，以同样的努力取得更佳的效果，避免资源浪费、人浮于事、拖拖拉拉。服务流程的差别会带来截然不同的结果，如办理入院时入院流程各环节间未紧密衔接或先后顺序不合理，会造成患者等待时间延长，护士忙乱无序，严重影响满意度甚至引起纠纷，作为护理管理者一定要充分认识到问题的本质，这时高效率入院流程的建立已迫在眉睫。提高效率就是在单位时间里做更多的事，或者说，做同样的事用比别人更少的时间。在如今这个高速运行的社会，患者不仅希望所得到的诊疗是准确的，还非常注重诊疗的高效率，护理服务的效率已成为影响服务质量的关键点，作为护理管理者，可以通过流程优化工具来提高护理服务效率，打造高效率服务流程，更好地满足患者的需要。

流程优化工具：ECRS 技巧。ECRS 技巧是指取消（elimination，E）、合并（combination，C）、重排（rearrangement，R）和简化（simplification，S）四种技巧，指**通过“取消 - 合并 - 重排 - 简化”四项技术形成对现有工作流程的持续改进**。

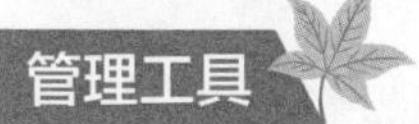


**流程优化的 ECRS 技巧**

1. elimination——取消　对任何工作首先要问为什么要干？能否不干？取消所有无附加价值的工作流程；减少工作中的不规则性。

2. combination——合并　如果不能取消，则考虑是否能与其他工作流程合并。

3. rearrangement——重排　根据需要对工作的顺序进行重新科学排列。

4. simplification——简化　指工作流程的简化。

在优化服务流程中灵活运用上述四种技巧，可以消除服务过程中多余的工作环节、合并同类活动，使服务流程更为经济、合理和简便，从而提高效率。

“十三五”时期，信息化技术的快速发展为护理事业发展创造了有利条件，云计算、大数据、移动互联网、物联网等信息技术快速发展，必将推动护理服务模式和管理模式发生深刻转变，为优化护理服务流程、提高护理服务效率、改善护理服务体验、实现科学护理管理创造有利条件。

某国内知名三甲医院借用信息化手段构建多维化智慧护理管理系统，通过各种智能终端与医院信息系统（hospital information system，HIS）交互，打造全智能化护理病房：床旁办理入院登记、住院充值、出院结算一站式服务；诊疗过程中可进行检查预约、报告查看、服药提醒、个体化健康教育推送等。同时将患者的床边诊疗活动情况，实时回传至护士站的护理看板，动态监测患者诊疗行为。通过智慧护理实现流程改造，为患者和医护人员提供了智能、便捷、安全、高效的住院体验。

## 二、把握全过程服务流程

服务本身就是一个过程，对服务质量感觉的好坏，是通过整个过程体验出来的，其结果是对整个服务过程的概括。全过程服务强调的是“民有所呼，我有所应”的实质，护士在提供护理服务的全程密切关注患者的期望与需求，让服务贯穿于患者就诊的整个过程，使患者体验到全过程优质服务。

党的十八届五中全会以及全国卫生与健康大会明确提出要推进健康中国建设，树立大卫生、大健康的观念，把以治病为中心转变为以人民健康为中心，关注生命全周期、健康全过程。护理服务于人的生老病死全过程，在满足群众身体、心理、社会的整体需求方面发挥着重要作用。

全过程服务流程应不断拓展护理服务领域，护士应根据患者需求，为其提供连续、全程的护理服务，促进护理工作更加贴近患者、贴近临床、贴近社会。如推进老年护理服务，为老年人提供治疗期住院、康复期护理、稳定期生活照料、安宁疗护一体化的健康养老服务；发展社区护理服务，为长期卧床患者、晚期姑息治疗患者、老年患者等人群提供护理服务；开展延伸护理服务，为出院患者提供形式多样的延续性护理服务，将护理服务延伸至社区、家庭，保障护理服务的连续性。

服务流程涉及方方面面，致力于提供全程化、无缝隙护理：从产前检查到临终关怀贯穿于人生命的全程；从门诊、病房到社区大力开展护理延伸服务；从基础护理、专科护理到内涵拓展覆盖护理工作各领域，只要是患者需要的，都能从护士处获得帮助，为患者提供全方位、全天候、全过程护理服务。服务流程做好衔接，抓住关键点，把握重点环节，让患者感受到关爱和重视，大大提高患者的归属感。护理工作不分大小，而在于到位，用心服务患者，真诚对待患者，落实好全过程服务流程，取得患者的信任，促进优质护理服务迈上新台阶。

## 三、遵循个性化服务流程

个性化护理服务是一种有针对性的服务方式，根据患者的设定来实现，依据各种渠道对资源进行收集、整理和分类，向患者提供和推荐相关信息，以满足患者的需求。从整体上说，个性化护理服务打破了传统的被动服务模式，能够充分利用各种资源优势，主动开展以满足患者个性化需求为目的的全方位护理服务。冰山理论告诉我们，在日常生活中“人们只说出了 10% 的需求，是冰山一角，还有 90% 的需求是隐含需求”。为患者提供个性化护理服务的关键不仅仅是满足患者能够表达出的需求，重点在于是否满足了患者 90% 的隐含需求。护理服务的精髓在于要通过自身诚信、精心、尽心的服务精神来为患者提供亲情化的服务，给他们创造一个让其觉得“安心、便利、真诚、温暖”的氛围。

个性化服务流程强调服务流程的灵活性和有的放矢，这样面对不同特点的患者，面对瞬息万变的情况，可以因时、因地、因主客观条件，注意每一个护理过程，认真分析，从个性化服务流程入手，采取灵活的服务技巧，设身处地为患者提供有针对性的个性化服务。某知名企业执行董事说过“没有精细的局部，就没有波澜壮阔的全局”。在住院过程中，只要有让患者感到不满意的事情发生，就会带来负面而深刻的影响，所以护士只有做好护理服务中的每一个点，才能成为一个完美的面。作为一名护理部主任，要关注服务细节，做好动员与培训，把握关键环节，用心呵护、有效沟通、营造温馨环境，整合各种资源打造缜密服务流程，从人力、财力、物力多方面全方位支持，以最小的成本打造最合理的护理服务流程，获得最佳的护理服务效果。细节是个性化服务流程的质量和水平的体现，在落实个性化护理服务流程过程中，充分调动护士的积极性和创造性，由被动服务变为主动服务，关注细节，从关键点切入，护理措施体现人性化和个性化。如注重“出院后”关键点，认真进行患者随访，将各类患者就医的主要服务需求进行分析统计，分类整合，总结出规律，制订适合临床护理工作的个性化护理服务流程，根据临床实践情况持续改进该服务流程，以期达到最好的服务效果。

### 故事与思考

#### 一马失社稷

“失了一颗铁钉，丢了一只马蹄铁；丢了一只马蹄铁，折了一匹战马；折了一匹战马，损了一位国王；损了一位国王，输了一场战争；输了一场战争，亡了一个帝国。”这是一个故事。1485 年英国国王理查三世在波斯沃斯战役中被击败，所有的损失都是因为少了一个马蹄钉，理查三世失去了整个英国，一马失社稷，帝国亡于细节。

护理服务中细节同样重要，不要轻视服务过程中的任何一个局部，护士一次劣质服务带来的坏影响可以抵消 100 次优质服务所产生的好影响，即使只是一个不经意的负性表情的流露，可能就会让患者对护理服务的良好体验就此终结。

## 四、落实全覆盖服务流程

《全国护理事业发展规划（2021—2025年）》提出的2025年发展目标中，明确要求将优质护理服务覆盖面不断扩大，延伸至县级和基层医疗机构，将责任制整体护理服务模式全面推行。促进优质护理资源下沉，提高社区护理服务能力，是持续深入推进优质护理、提高护理质量、满足人民群众日益多样化健康需求的关键举措。推进优质护理资源下沉的模式有很多，例如院会协作、区域联动等方式，模式依托当地卫生健康部门、医院协会或医、护学会等平台，实现"共享专家资源"的创新。

国内某医院采用的院会协作模式是以医院协会牵头为背景，以基层医院为基地，以开展管理和技术指导为抓手，充分发挥医院协会的资源和技术优势，定期对基层二级医院进行医院管理和医疗技术指导，推动医院技术水平和管理能力全面提升的一项活动。具体地，可从确定协作机构、选定指导专家、医院协会与基层医院签订协作协议书、确定协作服务内容、建立定期考核机制等几方面逐项落实。院会协作是开展技术帮扶的有效形式，根据协作单位的需求，定期到协作单位进行点对点、面对面的跟踪指导，让二级医院相关人员学到三级医院护理专家管理经验和技术服务方法，促进医院护理管理和服务水平的提高，让患者在基层医院也能得到三级医院的优质护理服务。

国内某医院采用的区域联动模式利用市质控中心平台开展优质护理资源向基层医院辐射工程，通过技术合作、人才流动、管理支持等多种方式，对基层及社区医疗机构的护理人员进行规范化培训，提升其专业照护核心能力。首先，确定实施医院，将该市护理质控中心专家所属的17所三级综合医院作为实施医院，实施医院在所属区域中自行选择10所基层医院，包括社区服务中心和老年护理院等为辐射帮扶对象；然后制订具体实施内容，如开展包括专题讲座、护理查房、护理会诊等帮扶内容，接受对口基层医院护理人员进修学习任务；接下来制订工作要求，对启动时间、项目意义、实施过程、效果评价、各实施医院具体方案的提交及审核评价等事宜进行规范性的要求。辐射方案实施后，通过区域联动优质护理资源的下沉，提高了医患满意度、带动了基层护理服务能力的提升、创建了优质护理服务项目品牌、提升了护理风险管理能力、促进了护理服务业发展。

## 五、形成可持续改进的管理

持续改进项目是精益管理的精髓和推进精益管理的最有效管理手段之一。医院质量管理是现阶段衡量不同医院的服务质量和医疗水平的重要指标之一，持续质量改进是现代质量管理的核心，它是在全面质量管理基础上发展起来的一种持续性管理方法，比传统方法更注重过程管理、质量控制及预防改进，旨在提高临床一线员工自主发现问题与解决问题的能力，有效提升护理质量，更体现了全院参与、从上至下共同管理的理念。持续质量改进主要通过一线员工发现并解决来源于医院整体运行环境中高风险、高频率、易出错的问题和环节点，针对质量问题不断优化，持续质量改进只有起点没有终点。

能够达到质量持续改进的方法有很多，关键问题是医院及护理管理者对质量改进的重视程度及对质量改进持续性的保证，只有如此才能保证护理服务的优化。持续改进项目要在院内实施，大多经历如下步骤：

1. 引进持续改进项目　首先医院要从上至下贯彻优质护理服务的理念，认识到提高护理质量的重要性。通过走出去、请进来等方式引进先进的质量管理方法，带领全院护士进行质量持续改进专业知识及正确使用方法的培训。

2. 开展持续改进项目　由包括护理部在内的院行政部门负责持续改进项目活动，科室可根据各自特点确定不同主题的持续改进项目，定期开展讨论，提出问题、选择问题、解决问题，鼓励人人参与。对已完成的项目要进行跟踪，保证活动的可持续性。

3. 推广持续改进成果　在持续改进项目结束后，要对活动结果进行进一步的标准化。

4. 评选优秀持续改进项目　科室或护理部可组织评选活动，评选出优秀的持续改进项目成果，创造机会对项目成果进行展示，医院给予奖励，鼓励优秀成果外出参赛，以激发参与人员的积极性和主观能动性。

无论是三级甲等医院评审标准或是国际医疗卫生机构认证联合委员会均把质量管理的精益求精作为永恒的目标，所以，更优质高效的质量管理工具对任何一家医院都有学习借鉴的价值。

# 第四节　护理服务拓展法则

作为护理部主任，是否常常在思考怎样通过增加人员配备、改善硬件设施来提升服务水平？其实如果换一个角度，从挖掘服务潜能方面入手，就会带来意外的收获。在外部条件不变的情况下，深入挖掘人力与物质潜能，会给服务水平带来翻天覆地的变化。如何开启潜能是个关键的问题，这就好像虽然车内的引擎动力十足，却因被刹车制约而无法发挥力量，只有刹车松开时，引擎的作用才得以体现，车才能够加速前进。护士身上蕴藏着巨大的能量，这是保持服务竞争优势的一种重要资源，但很多能量并未得到充分使用，因为至今为止还没有找到"松开刹车"的有效方法，也就是说没有挖掘出无限的服务潜能。潜能是潜在的能力，潜能是一种尚未显现的能力，它一旦外化，与活动联系起来并影响活动效果，就变成显在能力，即通常所讲的能力。国内外学者都用"海上冰山"理论形象地说明人类潜能的巨大。人的能力好似一座浮在海面上的冰山，在水面之上的部分如同人类已知能力——显能，这里是很小的一部分，而沉没在水面之下的未显露部分却是显露部分的 5 倍、10 倍、20 倍、30 倍甚至更多倍，当中隐藏着达·芬奇式的人物，通过训练，有人会具有达·芬奇那样的聪明才智。

## 一、深入挖掘人力服务资源

什么是人力服务资源呢？首先，知道服务是指为他人做事，并使他人从中受益的一种有偿或无偿的活动，不以实物形式而以提供劳动的形式满足他人某种特殊需要。美国管理学家彼得·德鲁克在《管理的实践》一书中提出"人力资源"的定义，它是指人的知识、技能、体力等各种能力的总和。随着世界经济的发展，服务业逐渐发展成熟，开始走向更专业的人力服务资源道路，护理工作也面临着同样的机遇与挑战。

优质护理服务强调夯实基础护理，提升专科护理水平，需要充足的护士人力服务资源并需要深入挖掘，使护士有足够的时间回归到患者身边。目前各个医院都意识到了护士人力配备的重要性与必要性，因而从护士总数来说各个医院都能够达到要求，但可能存在如科室、岗位分布不均衡等原因所致的人力服务资源的浪费与短缺，人力服务资源的潜能没有得到充分挖掘，不利于护理服务水平的提高，护理部主任需要不断探索挖掘人力服务资源的有效方法。

作为护理部主任，是否感觉护士并不少但总觉得还是有一些护理服务无人落实？是否经历过因患者数量及病情的变化而使护理工作杂乱无序、应对无效？以下介绍几种策略供选择：

1. 实施岗位管理，发挥正向激励作用　岗位管理是护士成长舞台的设计和管理，岗位管理有着清晰的流程，包括岗位设置、岗位分析和岗位评价三个环节，通过过程控制，实现因岗择人，在人与岗的互动中实现人与岗、人与人之间的最佳配合，以发挥人力服务资源的作用，谋求劳动效率的提高。岗位设置原则具体体现在最低数量、目标任务、责权相等、有效配合，应按需设岗，按能设岗，人尽其才，人尽其用。医院护理岗位可分为护理管理岗位、临床护理岗位和其他护理岗位。护理管理岗位中正/副主任岗位可依照医院总体规模设置，科护士长岗位依照每名科护士长负责护理人员和病区为基础设定编制，护士长依照科室护理人员设置编制。临床护理岗位的设置将在护理活动上花费的时间量结合体力、智力消耗及护理活动的风险度、技术难度作为配备和调配护理人力的依据。国内通常将护理工作时间作为衡量护理工作量的重要指标。在科学合理设置护理岗位的基础上，做到将合适的护士放在合适的位置上，并通过岗位管理与绩效管理的有效衔接，体现优劳优酬、多劳多得，通过提高护理科学化管理水平，正确引导护士的工作动机，使护士积极性得到进一步调动。与此同时，建立“以需求为导向，以岗位胜任力为核心”的护士培训制度，切实提高护理专业素质和服务能力。

2. 实行弹性排班，鼓励认领班次举措　弹性排班，简单点说就是根据服务对象的高低峰进行灵活调配工作人员，避免出现高峰人手不足，低峰人员空闲的情况。弹性排班是深入挖掘人力服务资源的有力措施，也是人性化管理的具体体现。各个护理单元可根据科室特点采用不同的排班模式，如12小时排班、APN排班等。12小时排班模式下护士按白(day，D)晚(night，N)两班各12小时开展工作，APN排班就是将一天24小时分成A班(上午班)、P班(下午班)、N班(夜班)三班开展工作的方式。首先在排班模式上满足科室工作量分布时段对于护士人力的总体需求，在此基础上，根据工作强度的动态变化实施弹性排班，在强度下降时段安排人员弹性休息，避免浪费人力，在强度增加时段安排备班人员弹性支援，避免人力短缺而影响质量与安全。通过弹性排班灵活合理安排护士的工作时间，利于更好地满足服务对象的需求，利于护理人力服务资源的深入挖掘，护士积极投入工作，在提升患者满意度的同时，提升护士满意度。护士自身满意度的提升是护士关爱患者的力量源泉，提倡护士认领班次，规范申请流程，了解护士需求，如在排班表上设立护士信息区，护士可将班次需求写入该区域，护士长会予以关注并考虑，尽量找到工作安排与护士个人意愿的最佳结合点，体现管理者对护士的关爱，使护士始终保持对工作满腔的热情，使“要我上班”变成“我要上班”，在护理队伍中形成尊重、理解、关爱、支持、感恩的护理文化，营造积极的工作氛围、和谐的职业环境，利于最大程度挖掘护理服务人力资源潜能。

3. 建立机动护士库，动态调配护理人力　机动护士是指在医院护理队伍中设立的隶属于护理部统一调配管理，具有一定灵活性、应急性强的较高素质的护理人员。机动护士库的建立为动态调配护理人员提供技术及专业保障。目前各个医院都意识到了护士人力配备的重要性与必要性，因而从护士总数来说各个医院都能够达到要求，但是在护士总数达到要求的情况下，会存在因各护理单元工作负荷的改变而出现的护士数量相对增多或相对不足的问题，即因护士在各护理单元分布不均衡而造成人力资源的浪费与短缺。护理部建立机动护士库，机动人员经过认真培训、考核与选拔，能够承担临时调配的工作任务。在非应急状态下，机动护士库人员在各自所属护理单元正常工作，当出现应急事件需要调配人员时，可根据各护理单元护患比情况，从机动护士库中调配工作负荷小的单元的机动护士前去支援，满足应急状态对护理人员的需求，在全院的层面上动态弹性调配护理人力资源，最大限度地充分使用护理人力服务资源，提高效率，在不增加总体人力成本的前提之下，通过内部的调整来达到人力的最佳配置，保证护士有足够的时间回归到患者身边，以患者的需求为导向，为患者提供全程、连续的优质护理服务。

## 二、充分开发物质服务资源

物质服务资源作为护理工作的要素之一，同样是护理部主任管理的内容，需要对物质服务资源进行科学计划、组织、控制、决策、协调，以更好地完成护理工作。但说到物质服务资源，很多护理部主任会感觉摸不到头脑，认为物质资源无非就是临床护理工作的硬件配置，怎么能当作一种服务资源进行开发呢？物质资源是指一定时期内可供经济和社会发展需要的、符合一定品种和质量要求的物资的数量和来源，包括组织拥有的土地、建筑物、设施、机器、原材料、产成品、办公用品等。就临床护理工作来说，物质服务资源不仅包括常规的医疗器械，还包括诊疗环境、信息化服务平台、护理用具创新等，护理服务水平的提高，也有赖于上述物质服务资源的充分开发及使用。

1. 营造温馨诊疗环境，提升患者自然治愈力　人从伤病中自然恢复的能力就是“自然治愈力”，护理部主任应充分考虑患者的自然治愈力，认识到创造优质就医环境的重要意义，要从患者就诊需求出发，本着以患者为中心的服务理念，充分体现人性化，整合现有资源，合理设置区域、有序陈设物品、规范统一标识，为患者提供明亮、清洁、整齐、舒适、温馨、安静的诊疗环境。精心设计布置休闲区，创造身心放松的空间；完善便民服务措施，结合各科室患者特点有的放矢；搭建有效沟通桥梁，增进护患沟通；强化患者的社会支持系统；挖掘并提升患者的自然治愈力，促进患者早日康复。护理部主任要起到引领作用，护理管理最终依靠的是大家，鼓励护士们多看多想多做，努力开发物质服务资源。

2. 搭建先进信息化平台，体现护理服务精细化　信息化是指培育、发展以智能化工具为代表的新的生产力并使之造福于社会的历史过程。信息化是提高护理服务质量和患者满意度的有效途径，护理部主任要具备进行护理信息化建设顶层设计的能力，构建好基本架构，并不断拓展。护理部主任一定要先进行认真的论证与可行性分析再提出信息化需求，需求也要尽可能细化、完整，充分考虑后续发展空间，否则随意提需求，护理信息化建设只能是毫无章法，无法整合，甚至相互矛盾。可持续发展的信息化建设对护理工作起到了重要的支撑作用，信息化引领着精细化的护理管理，先进的信息化平台多角度全方位保证了把时间还给护士，把护士还给患者。如移动护士站功能的拓展和开发，简化烦琐过程、减少错误机会、掌握重点信息、回归患者身边，护理服务精细化理念在探索中诠释，有效促进了护理服务水平的提升，体现了医院信息化建设为护理工作服务、为患者服务的本质和初衷。

3. 鼓励创新护理用具，拓展护理服务内涵　创新是发展的源泉与动力，护理发展离不开创新。创新型护理部主任是建设创新型护理队伍的核心力量。护理部主任本身要有创新精神，否则护理工作只是在简单重复，护理队伍的生机就会停止。护理部主任还要激励创新，只有跳出思维定式、拓展思维视角，护理专业才会良性发展。作为日常护理工作中不可缺少的护理用具，承载着对患者的关怀，展现着对护士的关爱，鼓励发现细节问题，勇于改革与创新。如临床护理工作中最常应用的治疗车的改良，最大程度地开发使用空间，最大限度地挖掘潜在功能，把创新精神融入细节，用创新成果指导实践，以患者受益为落脚点，以护士满意为着眼点，立足本职，延伸护理服务内涵，拓展物质服务资源，切实提升服务能力，推动护理专业持续健康发展。

护理服务资源挖掘是护理服务水平可持续发展的源泉，也是护理部主任综合能力的一种体现，须高度重视，从人力、物质积极推进开发进程，力争取得满意效果。

## 第五节　护理服务体验改善法则

个体对外界所有的理解和认知、经验的累积，都是基于感受。个体是理性和感性的结合体，在接受服务时，不仅仅是为了满足生理需要，解决基本问题，更重要的是为了满足心理需要和社会归属感的需要。服务感受带有一定的不确定因素，个体差异也决定每个个体的真实感受是无法完全模拟的。服务对象不仅评价服务的最终结果，而且评价服务传递的过程。护理部主任要关注服务对象的评价，积极收集反馈意见，用心体会服务感受，可以换个角度思考一下，服务对象是否会乐于接受这样的服务？看似平凡而普通的服务感受，其本身蕴藏着丰富的内涵和价值，要高度重视感受的解析。

## 一、主动收集服务反馈

没有信息就不能决策，没有反馈信息就不能改善决策。护理服务的持续改进同样离不开护理服务的反馈，作为护理管理者，应主动采取有效途径畅通反馈渠道，广泛征求意见，深入沟通，了解患者对护理服务的评价及对护理服务的需求。

收集护理服务反馈的主要途径如下：

1. 管理者深入临床一线收集意见和建议。
2. 关注出院随访中护理服务方面的情况。
3. 聘请监督员进行实地调查和巡访。
4. 设立意见箱，公布举报电话和二维码，护理人员挂牌上岗，接受监督。
5. 正视患者投诉，重塑满意。

护理管理者通过多种形式听取患者的心声，解答患者的疑问，可以应用服务反馈评价表等工具了解患者对护理服务的总体评价与具体评价，内容涵盖护理服务全程，服务的各个环节，涉及的所有人员、设施、方法等都可以作为评价对象，以全方位及时把握患者服务反馈动态，有的放矢地持续改进护理服务质量。

## 二、综合分析服务质量差距

护理服务质量是护理服务本身的特性与特征的总和，又是患者感知的主观反应，由患者感知质量与患者预期质量的差值构成。

服务质量差距模型，也称5GAP模型，是20世纪80年代中期到90年代初，美国多位营销学家提出的。分析服务质量时，必须考虑的要素之间有五种差异，即5GAP，分别为：不了解服务对象的期望（差距1）、未选择正确的服务设计和标准（差距2）、未按标准提供服务（差距3）、服务传递与对外承诺不相匹配（差距4）、服务对象差距（差距5）。5GAP模型专门用来分析质量问题的根源，护理部主任可以通过5GAP模型发现护理服务质量存在的差距，分析每种差距产生的原因。

**服务质量差距模型五个差距**

1. 不了解服务对象的期望(差距1) 管理者对服务对象的期望质量的感觉不明确。

2. 未选择正确的服务设计和标准(差距2) 服务质量标准与管理者对期望质量的认识不一致。

3. 未按标准提供服务(差距3) 在服务过程中员工的行为不符合质量标准。

4. 服务传递与对外承诺不相匹配(差距4) 沟通行为所作出的承诺与实际提供的服务不一致。

5. 服务对象差距(差距5) 服务对象期望与服务对象感知的服务之间的差距——这是差距模型的核心,产生的原因可能是众多原因的组合,要弥合这一差距,就要对其他四个差距进行弥合。

护理部主任常常会产生一些关于服务的困惑,为什么护士服务热情很高,但效果并不理想?为什么面对同一患者的相同护理问题,护理措施间的差异会如此大?为什么服务标准是统一的,但服务效果却截然不同?为什么出现服务承诺与实际服务之间的不相符?为什么患者对护理服务不满意,认为护理服务水平与期望值相去甚远?服务质量差距分析将有助于护理部主任深刻剖析护理服务质量问题的根源。不了解患者期望的原因可能是护理管理者认识的差距,差距的大小决定护理工作成功与否;护理服务标准不正确的原因可能是护理服务计划不充分或目标不明确;护士未按标准提供护理服务的原因可能是标准太复杂、护士对标准有不同意见或管理不到位;服务承诺与实际提供的服务不一致的原因可能是护理团队内部沟通不畅。这些原因均可引起患者期望与感知的护理服务之间的差距,患者满意程度降低,影响护理服务质量。服务质量差距分析可以作为护理服务过程控制的起点,为改善护理服务质量提供依据,探讨如何才能有效地弥合这些差距,积极采取措施,保证护理服务质量。

## 三、有效解决服务问题

正如南丁格尔说:“医疗服务的对象不是冷冰冰的石块、木头、货币,而是有热血和生命的人类。”为此,要有效解决护理服务质量存在的问题,弥补患者期望与患者感知的服务之间的核心差距,必须坚持“以患者为中心”,可围绕服务质量差距模型来寻找对策，有的放矢地持续改进护理服务质量。主要护理服务问题及应对举措如下：

1. 不了解患者的期望　如何提供符合患者期望的护理服务、满足不同患者的护理需求，是提高护理服务质量的主要途径，也是维持医院可持续发展的重要手段。护理管理者应有正确认识，引导护士收集准确的患者期望信息并及时进行深入分析。

2. 未选择正确的服务设计和标准　了解患者期望后，要利用这些信息来制订适当的护理服务标准，作为护理部主任，应高度重视，明确目标，护理部主任及护士共同参与制订标准。服务标准应该易于理解，便于操作，清晰具体，护士可以此为有效工具提供患者满意的服务。

3. 未按标准提供服务　选择了正确的服务标准后，在护士提供护理服务的全过程中是否严格按照服务标准执行将直接影响到服务效果，护理管理者应加强管理，最大限度促使护理服务水平达到服务标准，甚至超越服务标准。

4. 服务传递与对外承诺不相匹配　应以患者的最大利益为出发点，加强团队内部协调性，坦诚宣传，真诚服务，设身处地地为患者解决实际问题，以名副其实的优质服务不断提高患者满意度。

服务质量差距模型是破解难题的利器，护理部主任可通过认真分析发现服务问题的根源，设法减少甚至消除差距，提高服务质量。服务质量差距模型为护理管理者指明了提高服务质量的方向，可以发现服务提供者与接受者对服务观念存在的差异，明确这些差距是制订服务策略、保证期望服务质量和现实一致的基础。护理部主任在护理管理服务中同样可运用服务质量差距模型，应积极思考作为护理部主任，了解护士的需求和期望吗？通过何种渠道收集护士反馈？定期做护士满意度调查吗？与护士的沟通顺畅吗？护理部主任应积极评估护士的期望，提高护理服务意识、规范护理行为、拓展服务功能，对服务质量产生更全面和更深刻地认识，更迅速地发现服务中的问题，并找出产生问题的原因，从而弥合差距，使护士给予服务质量积极评价，有效提高护士满意度，以优质的服务赢得肯定与喝彩。

优质护理服务可从合理配置护理人力资源、夯实基础护理、提升专科护理水平、拓展护理服务内涵入手来努力，主要举措如下：

（1）以客观数据为依据，配置护理人力资源　保证一线护士配备是护理工作的一个重点内容。将科学测算结果作为进行各优质护理服务试点病房人力资源配置的依据，可以真正做到以需求为导向来配置护士。遵循扁平式的护理责任分工模式，减少层级，实行护士包患者，有效保证护理质量与安全，最大程度发挥护士的主动性与积极性，最大限度地满足患者的需求。

（2）评估患者需求基础上，夯实基础护理　通过开展优质护理服务，可以把原来被弱化了的基础护理工作做好，并不一定非得需要很多的成本，应该多从细节入手，重要的是在患者需要时能够提供他所需的护理服务。

（3）以患者受益为目标，培养专科护士队伍　高度重视专科护士的特点与潜能的发挥，积极探索护理专业化发展的新路径，加大专科护士培养力度，使患者真正受益，得到所需的高水平的专科护理服务，促进护理专业化进程。

（4）注重服务对象自身能动性的发挥，拓展护理服务内涵　与服务对象的互动有利于服务提供者更加深入地了解需求，不断拓展护理服务内涵，开展适合不同服务对象的特色服务，在参与中拉近距离，舒缓患者的身心痛苦，激发护士的工作潜能，护士及患者参与热情高，参与过程投入，以独特的方式对特色护理服务给予积极的回应。

**（范玲）**

## 护理部主任为护士服务的能力自测

护理部主任护理管理服务的对象是护士，护理部主任为护士服务的能力会反映护理部主任的专业水准，突出护理部主任的内在素质，会对护理部主任的服务效果产生极大影响，那么，护理部主任为护士服务的能力如何呢？做完下面的题目就知道了，请选择符合自己情况的答案。

1. 能够随时了解护理部主任为护士服务方面的信息

   几乎不（　　）　偶尔（　　）　频繁（　　）　几乎总是（　　）

2. 能够不断地改善方法，以满足并超越护士的期望

   几乎不（　　）　偶尔（　　）　频繁（　　）　几乎总是（　　）

3. 能够识别护士的需求

   几乎不（　　）　偶尔（　　）　频繁（　　）　几乎总是（　　）

4. 能够对工作流程中的绩效与外部最好护理团队的绩效进行比较

   几乎不（　　）　偶尔（　　）　频繁（　　）　几乎总是（　　）

5. 能够通过仔细倾听护士的声音来改进流程

   几乎不（　　）　偶尔（　　）　频繁（　　）　几乎总是（　　）

6. 能够不断地寻找更好的标准来赢得为护士服务方面的优势

   几乎不（　　）　偶尔（　　）　频繁（　　）　几乎总是（　　）

**自测结果说明见附录九。**

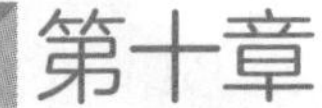

# 第十章

# 绩效管理法则

困惑与反思

随着管理的深入，大多数护理部主任的管理不自觉地进入了一个误区。在一次研讨会上，几位资深的护理部主任谈到自己如何进行绩效管理，一位说："我每天都下病房去检查工作成效，发现问题立即纠正，减少差错事故，但是往往事与愿违。"另一位说："我建立了一个绩效督查组，天天循环式检查，结果与奖金挂钩，但是提升绩效的效果却不好。"那么作为护理管理者，究竟应该如何做呢？

毋庸置疑，绩效管理是护理部主任的一项主要工作。然而，把管理的重心放在检查等细枝末节上，是否能真正产生效果，即提升组织绩效？另一方面，是通过检查让护理人员被动遵守规则呢，还是通过激励等科学的管理方法，促使他们主动提升绩效呢？

尽管医院不同于企业，但管理的目的都一样，就是让下属按照组织的目标产生绩效，个人的绩效加起来，就是医院的绩效。因此，护理部主任要从如何调动护士的积极性出发，提升护理队伍的整体绩效。一方面，护理部主任要采取措施调动护士长和护士的积极性和创造性，产生组织想要的绩效；另一方面，要锻炼和提升护士长队伍的绩效管理能力，因为他们的主要任务是调动护士的积极性，提升所管辖护理单元的绩效。

## 第一节　业绩导向法则

所谓管理，就是"管人""理事"。那么"管人""理事"的目的是什么呢？

是为了产出好的结果，即绩效。对于一所医院来说，绩效可能是治疗患者的数量和质量；而对于医院的护理系统来说，绩效可能是护理患者的数量和质量。护理部主任所进行的一系列管理活动，终极目的就是得到更好的绩效，即为患者提供更好的护理。所以，绩效是一个组织的底线和目标，而组织间的竞争归根结底是绩效的竞争。那么绩效是如何产生的呢？靠人的力量。护理部主任通过对护士的管理，充分调动护士的积极性，鼓励护士努力工作，产生医院和部门要求的绩效。

就护理工作来讲，什么是绩效呢？换句话说：什么是医院想要的结果呢？是严格地按照教科书要求的程序进行护理操作？是收治患者的多寡？是上级领导部门的满意？还是社会、患者的满意？这是一个较难回答的问题，但是，护理部主任在管理过程中，要时刻提醒自己：管理的目的就是为了出结果的，是为了提升护理队伍的整体水平，提高护理质量，提升患者、护士的满意度，这就是业绩导向原则。

## 一、苦劳不等于功劳

**没有功劳的驴子**

古罗马皇帝哈德良手下有一位将军，觉得自己应该得到提升，便以他的长久服役为理由，在皇帝面前提到这件事：“我应该升任更重要的领导岗位，因为，我的经验丰富，已经参加过10次重要战役。”

哈德良皇帝随意指着绑在周围的战驴说：“亲爱的将军，好好看看这些驴子，它们至少参加过20次战役，可它们仍然是驴子。”

经验与资历固然重要，但这并不是衡量绩效的标准，完成任务不等于获得结果。事实上，完成任务的过程是没有价值的，只有完成任务的结果才有价值。中国有句俗语：“没有功劳，也有苦劳”，就像没有功劳的驴子一样，再有苦劳也是没有意义的，只有真正做到了有结果，才能有功劳，有业绩，也才真正有价值。

无论是从护理部主任自身，还是从她管理的团队来讲，都要清楚地了解，功劳之于苦劳的区别。在绩效管理的结果应用方面，一般包括薪酬发放、工作调整、员工培训等。以工作调整来举例，医院里常见一种现象，在提拔任用护士长的时候，过多考虑护士长的一些硬件条件：如年龄、学历、职称、从事临床护理工作的年限等，而对于护士长的管理能力、以往的管理业绩却很少做客观的评价分析，这其实就是一种舍本逐末的做法。尽管经验与资历能说明一定的问题，但是绩效管理的过程中，一定是要评估做出了什么成绩，立下了什么"功劳"，而不是论资排辈，论"苦劳"排辈。如果仅是论资历年限，那么大家都不用努力工作了，只要等着轮到自己即可，何谈绩效？

## 二、结果重于过程

医院里常看到这样一些现象：有些护理部主任终日忙碌，沉没在事务性的工作当中，忙着完成上级下达的任务，忙着解决下级提出的问题，却没有工作成果，业绩平平；有些护士长一上班就进入病房中，一直忙到下班，帮助护士做这做那，似乎也很辛苦，她管理的护理单元却总是出问题，护理质量无法提高。

护理管理者们追求的究竟是完成任务的过程，还是完成任务的结果？护理部主任在管理中，始终要牢记两点：第一，管理是为了护理团队获得更好的绩效；第二，绩效是结果，而不是过程，不要埋头于无结果的过程。对结果负责，是对我们工作的价值负责任；而对过程负责，只是对工作的程序负责任。

在临床工作中，存在一种普遍的情况。不论是哪一级的医院，护士的考试都很多，包括基础理论、技能及专科理论、技能，其中有卫生行政部门下达的考核要求，也有医院自己组织的考试。那么，作为护理部主任，是否考虑过：这种考试的形式与内容是否符合医院以业绩为导向的原则呢？如：护士考试要严格按照基础护理的操作程序完成，否则考核不能过关，而临床的实际操作程序又与考试程序大相径庭，那么这样的考试对于提升组织的绩效有什么意义呢？为什么不能在临床实际场景中进行考试，寻找更加符合临床工作的操作程序呢？护理部主任须反思：管理的结果是为了考试呢？还是想通过考试促使护士具备更强的能力，从而获得更好的绩效？如果考试只是得到更好绩效的手段，那么考试的形式和内容一定要为组织想要的结果服务，而不是为了考试这个过程服务。

在基础护理操作中较为常见的一个现象就是：护理管理者常常要求护士按照教科书上要求的程序进行护理操作，顺序不能变，甚至连时间也要规定好。试问，这样的要求是否真的有意义？在护理操作中，有一些必须遵循的基本原则，如保护患者的隐私、无菌操作等，这是底线，也是绩效考核的重要方面；但是其他方面，一定要按照某个既定的程序做吗？以静脉输液举例，护士正确、有效地成功穿刺，患者疼痛不明显、患者满意是管理者要求的绩效，而什么时候撕胶布，固定针头等程序只是过程，过程最终是为结果服务的。管理工作中，我们要的是结果，而不是过程。

## 三、团队绩效高于个人绩效

美国现代行为科学家伦西斯·利克特说过："一个群体的成员越忠诚于这个群体，群体成员达成群体目标的动机就越强烈，群体实现其目标的可能性也就越大。"只要管理有效，团队的绩效总是高于简单相加的个人绩效。护理工作是典型的需要团队协作的工作，护理单元的护士为了共同的目标要互相协作，彼此需要，共同工作。因此，护理单元的管理更应该注意团队绩效，可以从以下两方面提升团队绩效：

1. 提升认同感　现实工作中，存在这样一种现象：有些护理单元的奖金不是最高的，工作可能也十分忙碌，但是这里的护士却愿意在这个团队中工作，不愿意离开，是为什么呢？可能是因为护士长管理有效，可能是因为同事关系融洽，也可能是因为工作环境轻松，但总的来说，都是因为护士对这个团队有认同感，愿意在这个护理单元工作，也愿意为这个组织的发展贡献自己的力量。作为一名护理管理者，如何让护士认同医院的护理工作，让他们以成为该医院的一名护理人员感到骄傲，是值得思考的。这就需要护理部主任从更多的角度和更深入的方面去考虑问题。

第一，护理团队应感受并认同本团队护理管理的文化。这种管理文化是潜在的，但却是影响极大的，比如：团队文化是否和谐？护理人员能否感受到发展的前途与希望？同事之间的关系是否融洽？福利待遇与同等级医院相比如何？对这些问题的肯定回答是促进护理人员团队认同感的一些重要方面，要通过对这些问题的分析，提出合理的措施，加强对组织的依附感，让每一个护士热爱在团队中工作，才能增强敬业度，进而提升组织绩效。

第二，护理团队应建立协作、共赢的工作氛围。医疗护理工作的特点就是协作性强，尽管目前大部分医院都实施了责任制护理，许多工作仍需要几个护士共同合作完成，不同班次的护士也需要交接工作；因此，要在护理团队中树立"相互补台，而不是相互拆台""帮助别人，就是帮助自己"的氛围。同时，建立非惩罚性不良事件上报及管理制度，对于上报的不良事件或者安全隐患，进行客观分析和评价，对于普遍存在的问题，可以修订完善现有的工作标准，警示所有护理人员，避免发生类似错误，可以不断地提升团队绩效。

2. 确保执行力　服从是作为团队成员的重要素质之一。没有服从就没有执行，没有执行就无绩效可谈。一个高效的团队必须是一个服从命令的团队，军人以服从命令为天职，所以军队的效率很高。

有人说过，护理队伍是一支召之即来、来之能战、战之能胜的队伍，这充分说明了护理队伍的特点，就是执行力很强。作为护理管理者，要认识到这个特点，扬长避短，发挥积极作用，达成护理团队的高绩效。服从法则应该从以下两个层面理解：

第一，无条件执行。团队的巨大力量来自于每一个成员的服从精神。在护理团队中，我们更需要这种服从精神；护理部、科护士长、护士长的管理意志通过下属的服从很快会变成一股强大的执行力，迅速提升组织绩效。因此，对于已经确定的工作任务，无须再讨论是否需要执行，而是要坚决、无条件执行。

第二，工作无借口。常有这样一种人，在接到工作任务时，首先想到的是困难；在任务没有完成时，首先想到的是理由。任何工作都会有或大或小的困难，作为护理部主任，首先要做到面对工作要积极，要想方设法完成，同时要锻炼自己的团队有“必须完成”的理念，因为不同的命令要用不同的方法来执行，命令本身不会告诉你应该怎样做。

真正有效的管理，就是用组织、制度或文化来实现执行，请参考以下的 48 字执行真经。

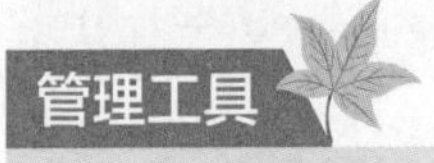


**48 字执行真经**

结果提前，自我退后。
锁定目标，专注重复。
认真第一，聪明第二。
决心第一，成败第二。
速度第一，完美第二。
结果第一，理由第二。

## 四、业绩证明价值

无论是组织间的竞争，还是个人间的竞争，归根到底是业绩的竞争；组织没有业绩，就会因经营不良而最终倒闭；个人没有业绩，最终结果是被有业绩的人取而代之。医院没有业绩，就会没有社会竞争力；护理部主任没有业绩，短期的后果是没法获得较高的薪水，长期的后果则是失去职位或者工作的机会，但这仅仅是个人利益的丧失；更为严重的是，护理部主任没有业绩就意味着护理队伍没有业绩，将会影响医院的整体护理管理，出现护理质量下滑、患者满意度下降、护士收入下降、队伍不稳定等一系列问题，进而影响整个队伍的发展与进步。因此，护理部主任责任重大，要时刻警醒自己把业绩放在一切工作的首位，护理部的所有管理工作都要围绕产生良好的业绩这一目的展开。

在竞争日益激烈的社会中，作为护理部主任，要让护士长和护士们明白一个道理："业绩能够证明我们存在的价值，我们的工资是自己发的，没有业绩就要走人。" 从绩效管理的角度，医院的护士长队伍一般可以分为两类。第一类是兢兢业业的实干者，上班后想方设法做好病房管理工作，检查重点患者护理质量，与护士谈心，加快病床周转；第二类是得过且过者，上班就是应付日常工作，无论病房管理得好与坏，患者满意不满意，只要病房不出问题，待够 8 小时上班时间，下班走人，他认为就挣到了他的工资。第一类护士长明白，管理工作的成果就是他的绩效，所以他在努力地做好自己的工作，用结果换取工资；而第二类护士长则认为，管理的过程就是业绩，只要管了，不论好坏，就该拿到应得的报酬，所以不重视管理的结果。所以，要让护士长们明白，业绩才能证明护士长管理的价值、存在的价值；护理部要让护士长提供的是管理的结果，而不是管理的过程，要时刻倡导业绩导向的管理理念。

那么业绩究竟是什么？这与护理部一段时期的目标是有关系的。但总体来说，业绩不是学历、职称、工作年限或者经验，而是护理的患者数、患者满意度、成本控制率、完成的课题、发表的文章等。如护理部今年的工作目标之一是建设专科护士培训基地，那么针对这个目标的业绩可以是：选派外出进修取得专科护士培训师资资格的护士数量；基地配置的硬件种类和数量；申请基地评审是否通过等。总之，要用事实与结果说话，只有业绩才能证明管理的成果。

## 第二节　目标管理法则

### 一、做正确的事

作为护理部主任，要明确我们所管理的护理队伍的绩效目标，明确自己的个人绩效目标，以及二者之间的内在联系。明确目标比努力工作更关键，因为努力工作让我们正确地做事，而明确目标保证我们在正确的方向上做事；只有在正确的方向上做事，才能达到医院要求的绩效。

护理绩效目标要与医院和部门的整体目标一致。无论是大型综合性医院，还是专科医院、小型医院，一般都有比较清晰的发展思路和战略，有远期发展目标及近期发展目标，并有在此基础上根据外部环境及内部条件制订的年度和季度目标。护理部应根据医院的总体目标和思路，制订部门目标，既要符合医院整体的发展和要求，又要体现部门的特点和创新，绩效管理的目的就是要为实现护理部整体目标服务。

通过制订科学合理的总目标、护理单元目标和护士个人目标，为各个护理单元和护士指明组织的要求和努力的方向。从护理系统来讲，也只有从上到下，从护理管理者到一线护士，明白医院的绩效目标、具体要求以及相应的奖惩机制，才能更积极地努力达成。例如：某医院近年的目标之一是提升科研成果产出与转化，那么护理部的目标也要围绕这一方面，从开展科研合作、申报科研项目、撰写文章、专利申请与转化等方面着手。

## 二、有效订立目标

### （一）目标设置问题思考

确定了绩效方向，护理部主任要问自己以下几个问题：

1. 医院需要你带领护理团队达成什么样的结果？

2. 这些结果要在多长的时间内完成？

3. 为了达到以上要求，你需要做些什么？你应该要求护士长、护士们做些什么？

4. 哪些是关键点？也就是哪些是关键业绩指标？

### （二）目标制订要素

思考了以上问题，就可以制订绩效目标了。制订目标要注意以下几个方面的问题：

1. 订立目标要明确，不要与行为混淆　行为是人们花费时间完成的动作，而目标才是人们追求的结果，即绩效。看看下面的例子，目标与行为有本质的区别，实现组织绩效的过程是实现目标的过程，而不是仅仅做出了哪些行为。

**目标与行为**

| 行为 | 目标 |
|---|---|
| 每天检查基础护理质量 | 基础护理质量合格率达到98% |
| 每月进行护理技能培训1次 | 护士技能操作合格率达到90% |
| 每年撰写核心期刊论文 | 每年发表核心期刊论文2篇 |
| 加强与患者沟通交流 | 患者满意度提升5个百分点 |

2. 绩效目标既要合理可行，又要有挑战性　著名心理学家和行为科学家

维克托·弗鲁姆在期望理论中提出的重要论点之一就是：要激励员工，就必须让员工明确只要努力工作就能提高他们的绩效，说的就是制订目标时要确定在一个合适的位置，要让员工“跳一跳，够得着”。就上一个提升科研水平的例子来说，护理部制订了明年“申报国家自然科学基金 10 项”或者“每人发表 SCI 论文 1 篇”等绩效目标，一旦护士发现他们无论如何也达不到这个目标，就不会努力去完成；反之，如果改为“申报院内科研 3 项”“每个护理单元发表 1 篇国家级期刊文章”，同时根据不同的科室和人员情况分解目标任务，则能制订合理可行的目标。

3. 完成绩效的工作标准要健全、精细　实行绩效管理的终极目的是让员工实现组织的目标和要求，因此，要求护士达到绩效目标所必须遵循的工作标准应清晰、准确，特别是医院的治疗护理工作，不是生产产品，而是为患者提供一种特殊的服务。又如上例，工作标准可以是：要求科研申报及论文第一完成人必须是护理人员，研究的课题必须能够解决临床护理工作实际问题等。

4. 目标数量不宜太多，应有优先顺序　目标的数量太多，不容易实现；如果太少，又无法充分体现组织的绩效，所以应有一定的数量限制。同时，并不是每一个目标都同等重要，一定是有轻重缓急的。所以一般订立 5~10 个目标，并按照优先顺序排序。如护理部的年度绩效管理目标：危重患者护理合格率达到 98%，基础护理合格率达到 98%，患者满意度提升 5 个百分点，全院完成 10 个流程改造，护理核心期刊论文数量较前一年翻一番等。

5. 目标应经过充分的沟通　这是决定绩效管理成功与否的一个关键点。护理部向护理单元，以及护士长向护士分解核心指标及制订关键业绩指标时，一定要征求下属的意见，工作过程中也要及时跟进，主要有三个方面的作用：尽早沟通会使下属在心理上更加支持上级的工作；及时发现下属面临的问题，适当调整标准并提供必要的工作指导和资源支持；让下属清楚地知道组织需要自己做些什么，怎么做。

当与护理人员就目标达成一致后，一定要白纸黑字写下来，便于提醒下属，他需要达成的目标，也便于后期跟进。

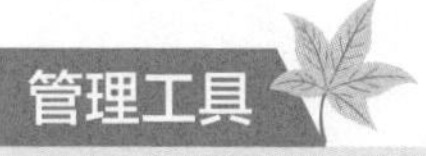


**目标管理备忘录**

1. 进行会谈的日期。
2. 双方所谈意见的要点。

3. 下属同意达到的目标。
4. 他为达到目标会怎么做。
5. 你答应会提供什么样的培训与支持。
6. 下属的绩效接受正式评估的日期。

## 三、积极达成目标

订立目标让护理部主任明确方向,但不能到此为止,还要有达成绩效目标的具体方案,如何去达成目标。

首先,将目标分解为多个具体任务。护理部明确了护理系统的规划和目标后,就要按照整体目标确定科护士长、护士长的分目标,同时分解为具体任务。护理部主任要具备统筹能力,有些任务有先后顺序,有些任务是并列的,要明确如何排列组合才能有效地完成。如:要撰写一项有关慢性病健康管理的科研计划书,任务包括查阅文献、撰写研究背景及意义部分、撰写研究内容和方法、进行经费预算和后期审阅等。任务要分给不同的小组完成。

其次,要为任务的执行制订计划,即具体的时间进度表,注明最后完成的时间,让每一位参与者明确完成绩效的时间段和最后期限,这样的时间表既是目标,又是里程碑。如:上述撰写科研计划书的例子,可以制订时间表如表 10-1。

表 10-1 慢性病健康管理科研计划书撰写进度安排表

| 任务 | 第一周 | 第二周 | 第三周 | 第四周 | 第五周 | 第六周 | 第七周 | 第八周 |
|---|---|---|---|---|---|---|---|---|
| 文献查阅 | √ | √ | | | | | | |
| 撰写研究背景及意义 | | √ | √ | √ | | | | |
| 撰写研究内容和方法 | | | √ | √ | √ | | | |
| 经费预算 | | | | | | √ | | |
| 审阅校稿 | | | | | | | √ | √ |

接下来,要考虑完成任务需要的资源,包括软件和硬件。如上例,文献查阅需要图书馆及电子图书馆资源,你安排的护士是否具备获取这种资源的渠道,他有无文献回顾能力?负责撰写的护士有无电脑,是否需要配置?是否要对他们进行培训?等等。

最后,计划的实施,是最关键的步骤。一定要要求大家按照计划和进度去做,目标就是我们要获得的绩效,要始终记得,我们要得到的结果是一份优秀的标书,而不是撰写的过程。不论你是花了一周还是1小时做这件事,最重要的是拿出满意的结果。

## 第三节　绩效评估法则

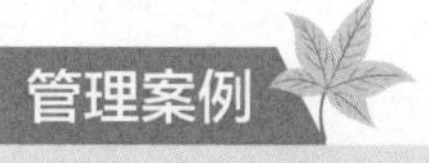


**“积极”的评估结果**

在《哈佛商业评论》上发表的文章中,迪克·格罗特(Dick Grote)引用了美国空军研究实验室案例。实验室的管理者对3 200名科学家及工程师进行了年度评估,结果发现:几乎所有的评估结果都是积极的,没有人“不及格”,只有一个人“刚及格”,格罗特写道:“很显然,在衡量团队成员相对的功劳大小时,这种一团和气的评估结果毫无用处。”

案例中所描述的现象在我们的日常管理中比比皆是,在护理绩效评估中也不少见,护理单元年终考核论资排辈,轮流评优。事实上,只有进行严肃、认真地绩效评估,绩效管理才有价值,否则就会流于形式。绩效评估是针对组织中每个员工所承担的工作,应用各种科学的定性和定量的方法,对员工行为的实际效果及其对组织的贡献或价值进行考核和评价。那么,如何科学、客观地进行护理绩效评估呢?

### 一、绩效评估程序

绩效评估一般都有固定的流程,包含七个步骤。

1. 充分准备　准备阶段须考虑一些问题,为了方便护理部主任,这里列了一个清单,使用时可以查阅。

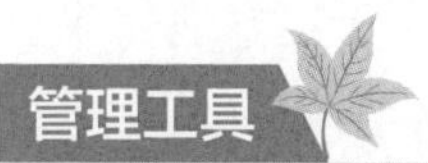


**绩效评估准备清单**

1. 目标是否已经明确?
2. 评估内容包含哪些方面?

3. 评估标准是否明确？
4. 绩效评估的主体是谁？
5. 采用什么绩效评估方法？
6. 是否需要绩效评估表格？

本清单中的内容，确立目标方面已经在第二节中详述，而评估内容及标准、评估主体、评估方法，也将在本节的后续部分详述。总之，在评估开始之前，护理部主任要做好所有的准备，充分考虑绩效评估的细节及可能面临的困难，以便进行有效的评估。

2. 进行沟通　绩效评估是手段，不是目的，是为了督促护士长和护士们达到护理部要求的绩效，所以评估没有必要搞突然袭击。护理部主任在做好前期准备后，要将评估内容、标准等一系列具体要求解读给护士长，这样护士长才知道如何按照护理部要求去做，怎样做好。

3. 正式评估　做足了前期准备，各护理单元也已经按要求开展工作，就可以评估了。在评估中容易进入一种误区，就是泛泛地评价工作的好与坏。护理部主任须注意，评估的重点是护理单元或者护士长对于既定目标的完成情况，确定实际绩效与目标之间的差距。如在评价基础护理方面，合格率是否达到了98%的目标，如有差距，差距是多少？而不是说，这个病区管理得不错，或者基础护理方面做得挺好。

4. 找出差距　对于没有达到的目标，要分析原因。首先让护士长进行自我分析，找出原因；其次，要认真听取他们的分析，一方面可以获得更多的信息，另一方面是看是否找到了深层次的原因；最后，护理部主任自己要从制度、工作流程、人员执行力等多个层次和方面入手进行综合分析，而不是单纯地寻找下属的错误和问题。

5. 弥补差距　前面的步骤已经对绩效作出了评估，明确了差距的根源，接下来就是要如何弥补差距。护理部主任要将主动权交给护士长或者护士，请他们为弥补差距做出计划，这样会增加他们的责任心，以利于更好地完成绩效。但须注意：第一，如果是制度等管理层面的问题，护理部主任应果断地进行修正或主动采取措施；第二，在下属进行弥补差距的计划的实施过程中，要进行沟通与辅导，以确保正确的方向。

6. 重估目标　这是新一轮的绩效评估，要对护士长们新制订的绩效目标和完成情况进行考核，重复第三至第五步骤，这也标志着一个新的管理周期的开始。也是通过这样的方式，使得绩效管理水平不断向前推进。

7. 跟踪进展　护理部主任对于护士长们的绩效表现应该做到心里有数，并进行适时的跟踪。对于存在绩效问题的护士长，要给予更仔细的监督，根据计划检查其工作进展，必要时要采用跟踪会谈的形式，以确定他们需要辅导、帮助时可以提供。

## 二、绩效评估内容

《关于深化医药卫生体制改革的意见》要求建立以服务质量及岗位工作量为主的综合绩效考核和岗位绩效工资制度，有效调动医务人员的积极性。护理部主任在考虑绩效评估的内容方面，要强调能够实现以下几点功能：绩效评估要强化护理管理体系的职能；要符合护理工作的特点；考核内容要以护理单元为主体，涵盖护理工作的重要方面，如护理工作的数量、质量等；要与近期护理部的整体目标相一致。

护理部对于下属的绩效评估，主要包含对护士长和护士的考核，而对于这二者的考核，主要来源于其绩效结果。绩效结果体现在哪里了？首先要从护理单元的团队绩效评估。那么，护理部如何进行护理单元的绩效评估呢？哪些内容能够较为全面、科学地反映护理单元的绩效呢？下面就某综合医院护理单元的绩效评估体系为例，做个简单的介绍。这不是放之四海而皆准的体系，而是给护理部主任一个思路，考虑在你工作的医院中，如何设计绩效评估的内容。

护理单元绩效评估包含工作数量、工作质量及成本控制三个方面。第一，工作数量，主要是代表护理单元完成的整个工作量情况，在评估体系中所占比重最大。体现工作量指标很多，可筛选如等级护理工作量、治疗护理工作量、占床天数、床位使用率及抢救人数等指标。第二，工作质量，主要是代表护理工作完成的质量、护士及患者满意度，可根据每月重点，选择内部满意度、患者满意度、危重患者护理合格率、基础护理合格率、急救物品合格率、不良事件上报率、压力性损伤发生率等指标。第三，成本控制。由于护士长承担了病区财务和经济管理的很多工作，所以护士在病区高效低耗运行、成本管控方面担负十分重要的作用，应将成本控制作为一项护理绩效评估的内容，具体可以选择成本效益比、水电等相对用量比作为评估指标。

确定了评估内容，还要在此基础上，制订明确、客观、量化的评估标准，并力求公开公正。以护理工作数量中的占床天数为例介绍：设定评估标准为每占床 1 天得 1 分，每出科一人得 1 分。骨科某患者住院 10 天后出院，骨科占床日数得分为：占床天数（10）+ 出科人数（1）=11 分；普外科有 5 名患者分别住 2 天后出院，普外科占床日数得分：占床天数（10）+ 出科人数（5）= 15 分。此例说明，患者周转增快，护理工作量就会增加，绩效评估分相应增加。

同时，不同的评估内容和指标，要根据其特点和重要性，赋予不同的比重。如本例中，工作数量和工作质量部分可各占整体评估的 40%，成本控制可占 20%；在工作数量下设指标中，等级护理工作量、治疗护理工作量、占床天数的比重又可各有侧重，但均应与护理工作总体目标一致。

## 三、绩效评估主体

绩效评估的主体就是组织和进行绩效评估的人，通俗来说，就是谁来评估？一般来说，主体可分为上级评估、自我评估、同事评估、下属评估、患者评估及 360° 评估。

### （一）评估主体选择的要求

评估主体的选择对于实施有效的评估作用十分重要，合格的绩效评估主体应具备以下条件：

1. 了解被评估者职位的性质、工作内容、要求。
2. 熟悉绩效评估内容及标准。
3. 了解被评估者的工作表现，最好是就近工作者。
4. 能够公正客观地进行评估。

### （二）评估维度

1. 上级评估　指上级主管对下属的评估，如护理部主任对护士长、科室主任对护士长、护士长对护士的评估，是较常采用的一种方式。这种自上而下的评估，能较准确地反映被评估者的实际状况，也能消除被评估者心理上不必要的压力。但有时易受主管领导的疏忽、偏见、感情等主观因素的影响而产生偏差。

2. 自我评估　指护士长或护士本人对自己的工作实绩和行为表现所做的评价。这种方式透明度较高，有利于被评估者在平时自觉地按评估标准约束自己。但普遍有“倾高”现象存在，特别是评估结果与薪酬等实际利益有关时，很难做到客观。

3. 同事评估　指同级人员间互相评估，护士长之间或护士之间互相进行评估。这种方式体现了评估的民主性，但评估结果往往受被评估者的人际关系的影响，如存在竞争时，较易产生偏差。

4. 下属评估 指护士对护士长、病区护士长对科护士长、护士长对护理部主任进行的评估。一般选择一些有代表性的护士，用比较直接的方法，如直接打分法等进行评估，评估结果可以公开或不公开。此方法存在的问题是，部分问题下属有可能因为受到严格的管理，不能做出客观评价。

5. 患者评估 患者是能够在病房一直观察护士工作绩效的人，所以，患者的满意度是很好的绩效信息来源。在患者评估方面，应注意，设置问题不宜过多，问题应该简单明了，选用针对护理工作绩效相关的问题。如：您入院后护士能否向您介绍住院须知、主管医生、责任护士及病区环境？您对护士的服务态度是否满意？您对护士的操作技术是否满意？护士能为您介绍用药、输液和饮食的相关知识吗？

6. 360° 评估 是指由员工自己、上级、下属、同事甚至患者等从全方位、各个角度来评估人员绩效的方法。由于以上评估主体各有优缺点，所以从不同角度全方位进行评估，就能更加客观、真实地反映绩效。如对护士长的绩效评估，可采用科主任、科护士长及护士每季度评估一次，这样既保证每季度都进行评估，又能从不同角度进行评估，且频率不太高，易于执行。

## 四、绩效评估方法

确定了绩效评估的内容和标准，明确了由谁来评估，接下来就要选择适合的评估方法，下面介绍几种常用的方法。

1. 等级评定法 给出不同等级的定义和描述，由评估主体针对每一个评价要素或绩效指标，按照给定的等级进行评估。此方法较容易操作，也因此被普遍采用。等级评定法是对 N 件事物排出一个等级顺序，最小的等级序数为 1，最大的为 N，也可以用汉语描述直接分等级。如：护士长对科室护理工作计划性，可分为强、较强、一般、差四个等级。

2. 相对比较法 是对护士进行两两比较，任何两位护士都要进行一次比较。两名护士比较之后，工作较好的护士记“1”，工作较差的护士记“0”。所有的护士相互比较完毕后，将每个人的成绩进行相加，总数越大，绩效评估的成绩越好。相对比较法一般用于对相同职务的人员进行评估，且每次比较的人数不宜过多。相对比较法应用时，要确定一些具体的评价指标，不要盲目比较护士个人；另外，此种方法效率不高，护理管理实践中应用较少。

3. 强制比例法 根据正态分布原理，优秀的护士和不合格的护士的比例应该基本相同，大部分护士应该属于工作表现一般的护士。所以，在评估分布中，可以强制规定优秀人员的人数和不合格人员的人数。比如，优秀护士和不合格护士的比例均占20%，其他60%属于合格。目前，一部分医院在年终绩效考核时常采用强制比例法。强制比例法可以有效地避免由于评估人的个人因素而产生的评估误差，也可以避免本节开始提到的“积极”效应，但仅适用于最终的绩效评估结果。

4. 关键事件法　是由上级记录下属日常工作中的关键事件，并记入相应的绩效评估的方法。关键事件是从领导、员工或其他熟悉职务的人那里收集一系列职务行为的事件，一种是做得特别好的，一种是做得不好的，然后，做好书面记录，最终形成评估结果。护理部在对护士长的评估中，可以结合关键事件法，请参考下列清单。

**护士长日常工作绩效评估项目**

1. 加分项目

（1）对临床护理工作提出合理化建议被护理部采纳后酌情加2~5分。

（2）成功开展新业务、新技术一项加5分。

（3）开展管理创新、流程再造一项加5分。

（4）积极配合完成医院临时应急任务酌情加1~3分。

2. 减分项目

（1）护理不良事件不及时上报者，每次扣5分。

（2）各种报表上报不及时每次扣1分，填写不正确或不清楚每次扣0.5分。

（3）日常工作迟到一次扣1分，不请假随意补休一次扣2分，脱岗一次扣5分。

（4）参加护士长会议及业务学习，迟到一次扣1分，无故不参加者扣3分。

5. 综合法　顾名思义，就是将各类绩效评估的方法进行综合运用，以提高绩效评估结果的客观性和可信度。护理部主任在临床管理实践中，很难单独采用一种评估方法来实施绩效评估工作，而是要结合各类方法，扬长避短；还应注意，为了增强绩效评估的客观性和准确度，不同的评估主体、客体、周期，均可采用不同的方法，做到评估利益的最大化。

## 第四节　绩效沟通法则

绩效沟通是管理者与下属共同参与的一个持续性互动过程。在这一过程中,上下级讨论有关工作进展情况及存在的困难和问题,解决问题的办法及措施,下属取得的成绩以及下一步计划,管理者如何帮助下属等信息。绩效沟通贯穿于整个绩效管理的始终,包括绩效计划沟通、绩效实施沟通、绩效评估沟通和绩效改进沟通。

### 一、绩效沟通功能及意义

绩效沟通的过程,伴随着绩效管理的全过程,是绩效管理成功与否的关键环节。护理部主任要充分运用绩效沟通环节,与护士长们建立良好的工作关系,经常就目前存在和可能存在的问题进行讨论,前瞻性地发现问题并在问题出现之前解决,达到共同进步和共同提高,进而实现高绩效的目的。具体来说,绩效沟通对于绩效管理,有以下积极的作用和意义:

1. 向护士长提供建议和意见,帮助改进绩效,及时进行协调调整。不仅要告诉他们护理部要求的急救物品合格率,而且告诉他们要如何做:急救车内需要哪些物品药品,如何摆放等。让护士长既明白需要做什么,还清楚应当怎样做。

2. 给予护士长指导,帮助他们合理的开发知识和技能。绩效目标的实现,是需要具备一定的知识和技能的,如:通过绩效沟通,不仅要重申学科建设方面的目标,还要告诉护士长需要补充哪些知识,从哪里获取这些知识。

3. 为护士长提供支持,了解护士长工作时遇到的困难,以便发挥护理部的作用,帮助解决困难,提高绩效。及时有效地掌握他们的工作情况和工作心态,当他们需要护理部主任的帮助时,主任能够及时出现,在关键点给予帮助,这对于提升团队绩效也有积极的意义。

4. 适时追踪反馈护士长的工作绩效,同时提高参与感,调动工作积极性和满意度。通过适时沟通反馈,使护士长保持好的绩效,纠正不良绩效,帮助他们建立持续提升个人绩效的能力与信心。

绩效沟通要有助于把绩效反馈转化为结果,通过反馈,使得实施绩效计划的过程成为更有效的管理,通过将绩效实施的过程控制在可控范围之内,才能使绩效结果不出太大的意外。在绩效沟通过程中,关键行为与主要作用间有如下关系(表 10-2):

表 10-2　**绩效沟通关键行为与主要作用**

| 关键行为 | 主要作用 |
|---|---|
| 制订开发目标 | 提供建议 |
| 提供反馈 | 给予指导 |
| 诊断绩效问题 | 提供支持 |
| 激励员工 | 赋予信心 |
| 开发员工 | 提升胜任能力 |

## 二、绩效沟通流程

本节一开始提到，绩效沟通贯穿于绩效管理的各个环节，是绩效管理成功与否的关键，主要可以从四个大的方面去考虑。

1. 绩效计划沟通　即在绩效管理初期，护理部主任与护士长就周期内（一般为年度或季度）绩效计划的目标和内容，以及实现目标的措施、步骤和方法所进行的沟通交流，以达到在双方共识的基础上顺利高效开展工作的目的。这部分在本章第二节目标管理法则的订立目标部分已经做了较为详细的解读，请参考。

2. 绩效实施沟通　即在绩效管理活动的过程中，根据护士长在工作中的实际表现，护理部主任与护士长围绕其工作制度、流程与标准、方法等方面进行沟通指导，以达到及时肯定或纠正、引导的目的。实施过程的沟通，是一种最佳的实时控制过程。如：各护理单元正在按照护理部的要求实施岗位管理，并按照岗位管理的要求制订新的奖金发放办法；为避免部分护理单元制订办法过程中出现偏差，护理部应适时与护士长们进行沟通，答疑解惑，减少问题发生，而不是等到办法都制订出来以后再改正。

3. 绩效评估沟通　即对护士长在某个绩效管理期间的综合工作表现和工作业绩等方面进行的全面评估的沟通与交流，并将评估结果及相关信息反馈给护士长本人的过程。医院内每月常规进行的绩效评估，应在评估结束后将所有情况反馈给护理单元及护士长，让护士长明白自己的绩效结果，还存在哪些差距，差距的原因是什么，以便于进一步改进。

4. 绩效改进沟通　即护理部主任针对护士长在某个绩效考核期间存在的不足提出改进指导建议后，随时对护士长改进情况进行交流评价、辅导提升。此沟通可在绩效管理过程中随时进行，也可以在周期末绩效评估后进行。这部分沟通也是新的绩效管理周期的开始，护理部主任要耐心听取护士长关于绩效结果的理解、解释、认识等，听取的过程是一个接受、了解的过程，然后在此基础上，对护士长的绩效提升提出意见和建议，这样更容易被接受，也更能起到积极的作用。

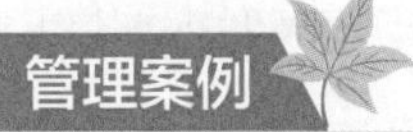


**如何有效开展绩效沟通**

**主任：**“你好，晓平护士长。今天想和你谈谈这个月你的绩效评估情况。你不要拘束，随时可以谈你的想法和意见。有问题的话，也可以随时问我。”

**护士长：**“好的，主任。”

**主任：**“这个月你在管理业绩评估方面成绩不错，你的科室在基础护理质量和急救物品合格率方面都达标了。谢谢你的努力工作。”

**护士长：**“这是我应该做的。”

**主任：**“但是你还有两项临床教学指标没有达到，护理人员理论和技能培训合格率都没有达标。”

**护士长：**“主任，我已经尽力了！我们科里的护士基本素质太差，我已经努力培训他们了，但是他们考不好，我也没有办法。”

**主任：**“晓平，我不是要责怪或者批评你，而是想跟你讨论，看看有没有什么改进的办法，这样下个月临床教学方面就能达标，也不至于影响你科室和你个人的绩效评估。”

**护士长：**“我真的已经很努力在做了。”

**主任：**“我知道你很努力，我自己以前在病房工作时也深有体会。你看我们能做些什么，来共同帮助你达到这两个目标呢？你需不需要借助其他科室的培训资源呢？”

**护士长：**“主任，我觉得我每天太忙了，临床工作很多，我都没时间抓护士的培训。”

**主任：**“是这样。那我们来分析一下你都是如何安排你的工作时间的。”

……

通过以上对话，护理部主任是如何消除护士长的防御心理呢？首先肯定了护士长在有些绩效方面做得好；鼓励她发表自己的意见和看法；强调了谈话的目的是改善未来的绩效；最后护士长终于开始谈自己的困难；接下来他们就可以展开讨论，找到改进绩效的方法了。所以，通过这样一个比较成功的绩效沟通的开场，建立了交流信息和意见的良好渠道。

## 三、绩效沟通方式

在绩效管理中采用的正式的沟通方式一般有会议沟通、一对一面谈、书面沟通等。每种沟通方式都有其优缺点，护理部主任在沟通中，要根据沟通的内容、沟通对象的人数、时间、当时的情境等采用合适的方式。

1. 会议沟通　是一种直接、有效的沟通形式，主要用于满足团队交流的需要。在护理绩效管理中，一般可以利用护士长例会的形式进行会议沟通。会议沟通中需要把握以下几个原则：

(1) 针对不同层级的下属召开不同的会议，如科护士长会议、护士长会议要分别召开，因为议题和反馈的内容可能大相径庭。

(2) 会上反馈大部分护理单元普遍存在的绩效差距或者问题，并提出整体的改进措施和方案。

(3) 不针对某个护理单元或者个人进行批评，个别性问题采用面谈等其他沟通方式。

(4) 如果需要讨论弥补绩效差距的措施，应有意识地营造开放式的沟通氛围，提供讨论、发言的机会，鼓励护士长们发表意见。

(5) 合理安排时间，注意会议的频率，以不影响正常工作为宜。

2. 一对一面谈　面谈是绩效沟通中比较常见的一种方式。面谈的优点有：护士长会有受到尊重和重视的感觉，比较容易建立融洽的关系；面谈的内容可以保持在两个人的范围内，适合谈论不便公开的观点；主任可以通过比较深入地沟通，了解绩效管理中存在的一些深层次的问题；可以具体了解护士长的处境和特点，因人制宜地给予支持和帮助。但由于面谈花费时间、精力较多，一般用于对绩效重点人员、绩效管理重点环节的沟通。

3. 书面沟通　是绩效管理中比较常见的一种正式沟通的方式，是使用文字和图表的形式对绩效的进展、结果、变更、问题分析等进行报告的方式。书面沟通是对会议、面谈等口头沟通形式的有益补充。对于护理部主任来说，由于每个月要反馈大量的绩效评估信息，而且有一部分信息是需要准确无误的，所以必然要采取书面沟通的形式。某医院采用了护士长手册，对每月护理单元的绩效结果进行背靠背的反馈，使得该护理单元的护士长清楚所有本单元存在的绩效问题，绩效评估得分，在全院所有护理单元的排名，与第一名的差距，并由该护士长本人书写改进措施，再反馈给护理部。采用背靠背的形式，可以让护士长清楚自己的情况，又不知道他人情况，避免非建设性地比较、对照。

在绩效沟通中，不仅要合理地选择沟通的方式，更要注意沟通的一些技巧;护理部主任在日常工作中,要有意识地锻炼和提升自己在这方面的能力。下面列举了有效的绩效沟通的一些要点,请参考。

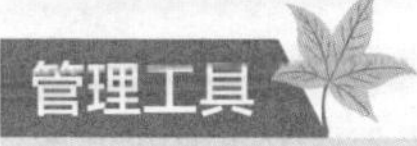


**有效的绩效沟通**

1. 及时。
2. 经常。
3. 具体。
4. 可验证。
5. 前后一致。
6. 保护隐私。
7. 说明后果。
8. 先描述,再评价。
9. 描绘绩效渐变程度。
10. 确定不良绩效模式。
11. 对员工有信心。
12. 提出建议和办法。

## 第五节　结果应用法则

### 一、评估结果的使用

进行绩效管理,其根本目的并不是要在护理单元或者护士长之间分出高下,因为我们得到的绩效评估结果是面向过去的,区分优劣好坏本身没有意义。从护理系统发展的战略高度,绩效管理体系是面向未来的,其着眼点在绩效的不断提高和改进。因此,如何合理有效地运用绩效评估结果尤为重要。一般来说,绩效评估结果有四个主要的用途。

1. 持续提升绩效　护理绩效管理的终极目的是引导护士长不断改进绩效,进而提升整体绩效。绩效评估的结果,要进行系统分析,而不是为了评估而评估。护理单元的绩效没有达标,要分析存在的差距是大多数护理单元的问题,还是个别问题。如果是大多数的问题,要从护理部整体管理入手,从制度、流程、硬件等方面进行分析,必要时修改制度、流程,更新设备、硬件等。如果是个别问题，则要针对性地进行沟通、分析，帮助护士长提出改进措施，提升绩效直至达标。通过护理部对护士长的绩效管理，护士长对护士的绩效管理，各个层级逐级改进，不断上升，达到推动护理队伍整体绩效的目的。

2. 薪酬及奖金发放依据 把对护理单元以及个人的绩效评估结果和其所获得的经济报酬紧密联系在一起，是目前越来越多的医院在运用绩效评估结果时广泛采取的手段。它能够体现多劳多得，优绩优酬，更加有效地激励护士积极努力工作。将评估结果用于发放薪酬时，须注意以下几点：

(1) 适当拉开不同绩效护士的经济收入差距，但要掌握好尺度，因为护理工作的团队协作性特点，差距过大不利于团队和谐。

(2) 护理部层面应制订基本的原则和要求，所有绩效奖金制度应在规定的要求之内。

(3) 给予护士长一定的灵活度和自由权限，以便结合不同护理单元的工作性质，更好地为绩效管理服务。

3. 工作调整依据 绩效评估结果可以作为工作调整的参考，使得工作调整更加客观、理性。工作调整的核心在于使护士长本人的素质和能力能够更好地与相应的工作相匹配。以护士长为例，工作调整一般分为晋升、淘汰、轮换三种主要形式。但是在应用时，护理部主任应明白，护士长之间所存在的绩效差异，除了他们自身的努力外，还和所处的工作系统本身有关系，如同事关系、工作本身、设备、硬件、患者等外部环境条件，这些要素在很大程度上不在自己的掌控之中，在工作调整时要充分考虑这方面的因素。对于绩效非常好的护士长，可以通过晋升的方式给他们提供更大的舞台和机会，帮助他们获得更好的业绩；对于绩效不佳的护士长，主任应该认真分析原因，确实是个人不努力工作、消极怠工，则可以采取末位淘汰的方式；另外，如果是护士长所具备的素质和能力与现有的科室不匹配，可以考虑进行工作轮换。

4. 培训依据 护理部通过绩效评估，除了发放薪酬，提供工作调整的参考外，还有一个很重要的功能，就是通过分析绩效评估的结果，针对性地进行培训，来提升护士长及护士的知识、技能和能力。护理部主任的一项主要的工作就是进行人员的开发与培训，但是，究竟应该培训什么内容呢？有这样一个例子，有一个企业制订了一个激励大家学习、积极参加培训的制度，如果员工用业余时间读书，公司可以给报销一定比例的学费。但是他们忽视了一个问题，即为什么而学习？学什么东西？结果员工学什么的都有，甚至有学美术、音乐还有中医的，试问这对于提升组织的绩效有何帮助？当护士绩效不良或者不达标时，主任要分析是否是护士缺乏完成工作所必需的技能和知识导致的；如果是，就要考虑是否可以通过培训来改善他们的绩效水平，而且应有针对性地制订培训的内容。

## 二、有效的绩效激励

影响绩效的主要因素有员工技能、外部环境、内部条件以及激励效应。在这四个因素中，外部环境、内部条件和员工技能都是客观因素，只有激励效应是最具有能动性的主观因素，可以在较短的时间内进行提升；另外，只有人的主动性和积极性提高了，员工才能想办法改变内部条件，提升自身技能甚至外部环境等其他因素，从而进一步影响绩效。

因此，绩效管理的核心就是通过适当的激励机制激发人的主动性、积极性，激发组织和员工争取内部条件的改善，提升技能水平进而提升个人和组织绩效。那么，护理部主任如何通过对人的激励，充分发挥人的主观能动性，做到事得其人，人尽其才，才尽其用，以实现组织的目标绩效？究竟如何激励才能起到事半功倍的作用？

自二十世纪二三十年代以来，国外许多管理学家、心理学家和社会学家结合现代管理的实践，提出了不少激励理论。一般说来，主要的激励理论有三大类，分别为内容型激励理论、过程型激励理论和行为修正型激励理论。其中内容型激励理论重点研究激发动机的诱因，以“需要层次论”“双因素理论”“成就需要理论”等为代表；过程型激励理论重点研究从动机的产生到采取行动的心理过程，以上文提及的“期望理论”“公平理论”等为代表；行为修正型激励理论重点研究激励的目的，以“强化理论”“挫折理论”等为代表。无论是哪种理论，都是从某个方面或某几个方面反映激励的方法，脱开理论研究和学习的层面，护理部主任作为护理管理的实践者，主要应遵循一些基本的法则。

1. 按需激励法则　激励的起点是满足员工的需要。因此，护理部主任常常需要思考的问题是：我的护士长需要什么？我的护士需要什么？这个貌似简单的问题，其实是较难回答的，需要用心体会。因为下属的需要因人而异、因时而异。例如：一名刚刚走上工作岗位的护士可能需要更多的培训学习的机会，一名即将成家的护士可能需要更多物质上的帮助，一名稳定期的护士可能需要职位提升的机会，一名年资很高的护士可能需要更多的尊重等。上个例子讲的是护士在不同职业发展阶段的需求，而不同的人需求也不一样，有些护士将护理作为谋生的手段，有些护士将护理作为毕生追求的事业，显然他们的需求也有很大的差别。另一方面，一名护士可能同时存在多种需要，只有满足最迫切的需要，激励强度才大。因此，护理管理者一定要善于观察、深入了解，不断了解护士队伍需要层次和需要结构的现状以及变化趋势，有针对性地采取激励措施，才能收到实效。

2. 信守承诺法则　绩效激励的关键点就是：有绩效就有激励；也就是说，只要员工按照组织要求达到了绩效，就一定要进行激励，才能保持不断正强化。中国古语就有“一诺千金”，作为护理部主任，不要轻易许诺，若是许诺，就一定要考虑清楚，既要能满足护士的需要，又是护理部主任可以做到的，或者有把握说服院领导做到的。如护理部通知：今年全年基础护理合格率达到98%且无差错事故的科室，明年绩效工资上浮20%。且不说指标选择的合理性，就“绩效工资上浮20%”这个激励因素来讲，对于大部分护士长和护士是有激励作用的，但是上浮奖金不是小事情，还要与医院整体政策相符，护理部是否与院领导沟通过？如果年底有些科室达到了这个目标，而护理部没有兑现承诺，试想新的一年公布的要求，又有几个科室会努力开展呢？

3. 及时性法则　把握好激励的时机，是激励作用最大化的一个重要环节。强化理论认为，越及时有效的反馈，越能进一步提升绩效。“雪中送炭”与“锦上添花”“雨后送伞”，虽然所花费的时间、精力、金钱都是一样的，但效果却相去甚远。所以，在绩效管理中，激励越及时，越能满足需求，越有利于将护士的激情推向高潮，使其创造力连续有效地发挥出来。例如，目前部分医院的绩效评估结果是在第二个月甚至第三个月公布的，公布后再依此发放绩效奖金；等到那时候，护士们已经记不清奖金与上个月的绩效评估结果有什么联系了，那些好的与不好的工作方式，他们也记不清了，这样很难强化好的行为、弱化不良的行为。

4. 针对性法则　有针对性地对员工的某个行为或者绩效结果进行激励，比泛泛而谈的奖励更直接，也更有积极的作用。心理学专家提到，表扬一个人时不要泛泛地表扬他的整体特长、优点等主观因素，而应有针对性地表扬他所完成的某个成果或者取得的某项成绩；这样的表扬更加真诚，受表扬的人也容易受到感染。如护理部主任在绩效评估结果反馈时，应该常说的是：“调查发现某病区的患者满意度较头一年有20%的提升。”“某护士长带领护士完成了一项国家级课题，发表文章若干篇。”“某护士懂得许多与患者沟通的技巧，比如她说……”而不是说：“某病区管得很好。”“某护士长科研能力很强。”“某护士沟通能力很强。”有针对性地进行表扬，获得的激励效果比大范围的、无针对性的表扬获得的激励效果更有效，也更容易被模仿、学习。如：每逢“5·12”护士节时，许多医院要选拔优秀护士并给予奖励，这是一个良好的传统，选举的时候，护理部会列出一系列优秀护士的条件。试问，如果把这个综合奖分解一下，改成技能奖、带教奖、态度奖等，是否更有针对性，对于绩效结果的产生，有更积极的作用呢？

## 第六节　公平管理法则

### 一、公平与公平感

作为护理部主任，如何在护理绩效管理过程中尽可能地保持公平，营造公平的氛围，同时最大程度地实现公平感呢？可以说，护理部主任所管理的群体有许多特殊性：人力密集型，具备一定的知识水平，工作以团结协作为主，绩效结果较难考核，外部比较的参照对象是医生等。正是基于以上的特点，在护理队伍中实现公平与公平感有一定的难度。

公平，是一个心理学范畴的概念。一般可以划分为两个层面，一是公平的客观状态，是指通过不断地改善和发展各种组织制度、建立相应的程序及措施来达到组织公平，但绝对的公平是很难实现的；二是公平感，即员工对组织公平的一种主观感受。在绩效管理实践中，公平感更为重要，因为公平感更容易影响员工的心理，进而影响员工的工作表现，理论上也更容易实现。

公平是影响绩效管理成功与否的一个重要因素，因为公平对护士的态度和行为会产生重要的影响，而护士的态度和行为会显著影响绩效结果。公平有利于信任感的产生，使得护士自愿努力实现组织目标，即绩效的结果；反之亦然。保持公平或公平感对于建立护士对组织的信任感、忠诚度，进而提升护士的工作绩效具有重要作用。

在管理学的发展过程中，部分管理学家提出了公平原则。1911 年，管理学家弗雷德里克·温斯洛·泰勒在《科学管理原理》一书中提出的要付给员工公平的工资、和蔼公平地对待下级，至今都被广泛地采用。1961 年，管理实践家亨利·法约尔在《工业管理和一般管理》一书中提出的 14 条管理原则中的第 11 条是公平原则，意思是管理者应当和蔼和公正地对待下级。随着现代企业越来越多地雇佣脑力劳动者以及现代管理理论的发展，绩效管理中更加注重公平原则，通过充分地尊重职工，鼓励职工的敬业精神，满足职工自我实现需要的内在激励，达到在价值观上取得共识，提升组织绩效的目的。

### 二、程序公平：绩效制度

在临床护理管理中，各个医院都会下发制度、规定、流程，有些甚至编撰成册，印发给所有护理单元。护士们常常抱怨，觉得这个制度不合适，那个流程不合理，执行起来也颇多微词。那么如何能够让护理人员更好地接受和执行呢？要做到程序公平，在绩效管理制度的制订、执行以及进一步完善的过程要公平。具体来讲，要注意以下几个方面：

1. 从绩效管理制度的建立、修订完善到确定，都要广泛地征求护士长及护士的意见及建议，并提供修改完善的机会；要按照医院、护理部的目标建立涵盖全面、分工准确、职责分明的岗位责任制。近年来，医院都在推行责任制护理。责任制护理不仅是患者的治疗护理责任到人的问题，同时要在护理单元设置明确的岗位及岗位职责，如：责任护士的工作时间、工作内容、权利和义务等。并在此基础上，建立具有可操作性、有效的评估标准，并努力使标准变得比较具体、量化、易把握。这样，在进行绩效考核时，就有章可循，有"法"可依。

2. 建立的评估制度要有一致性，即评估程序对不同的护士、护理单元，以及在不同的时间应保持一致，不能朝令夕改；要在护理队伍中树立"法治"意识，营造公平氛围。有些医院崇尚"人治"文化，管理者随心所欲，绩效评估一个人说了算。这就是人管人和制度管人的差别，医院以及护理部要通过科学严格的制度进行规范管理，绩效评估要做到"一把尺子量到底"。

3. 绩效评估执行过程中，要注意方法以促进公平。如前所述，从评估主体的角度，要采用360°评估法，请护士的上级（护士长）、同事（医生、护士）、下级（低级别护士）、患者进行全面的评估；要尽量采取科学、严谨、多方位的评估方式，尽量采用量化评估方法，必要时采用"定性"与"定量"相结合的方式。如：对护士长的评估可分成两部分，一部分是主观评估，包括护理部、科主任、科室护士、同级护士长的评价；另一部分是客观评估，包括对科室的管理业绩、指令性任务和创新性任务的完成、科研成果、合理化建议的提出等方面。用数据说话，能够提高评估的客观性和准确性，在一定程度上满足员工的公平感。但是护理部主任要明白，护理工作的对象是患者，护士提供的很多医疗护理服务的质量都很难量化，如：静脉穿刺的疼痛感？病房管理是否严格？健康教育是否准确、全面？因此，可以采用一些方法将主观指标客观化，如：采用患者满意度问卷、回访记录等了解静脉穿刺情况。

## 三、互动公平：绩效沟通

互动公平有两层含义：一层是"人际公平"，指在绩效管理执行程序或决定结果时，权威或上级对待下属是否有礼貌、是否考虑到对方的尊严、是否尊重对方等；另一层是“信息公平”，指在绩效管理的整个过程中是否给员工传达了应有的信息，即要提供一些解释，如为什么要采用某种形式的程序或为什么要采用某种特定的方式，以保证信息的对称性和可及性。

互动公平是实现组织公平感的重要保障，也是绩效沟通的重要体现。试想：即使做到了程序公平，但员工没有得到相应的信息，即没有达到“互动公平”，员工也很难认可。这里再次提到沟通，而且是尊重、有礼貌的沟通。

前文说到，及时进行沟通和绩效辅导是决定绩效管理成功与否的一个关键点，护理部应及时与下级部门沟通组织目标；其实在绩效管理制度的制订、执行和评价过程中，沟通同样重要，这会让护士感觉到自己与其他所有人一样，完全了解了相关的信息，进而认为自己得到了公平的对待。因此，及时、有效、礼貌的沟通对于保持“人际公平”和“信息公平”十分重要。

## 四、人格公平：绩效评估

随着近年来人事制度的改革，护理队伍的结构也在发生着相应的变化。在20世纪80年代以前，护士职业被称为“铁饭碗”，拥有事业单位正式编制；90年代以后，随着用工制度的变革，医院护理队伍的“正式职工”越来越少，所谓的“聘用护士”越来越多；到了21世纪，大部分医院的编制护士比例已经远远低于聘用护士了。先不讨论这种称谓的来源、正确与否，就绩效评估来说，对于以上二者是否能保持公平公正呢？

在一些医院，聘用护士似乎是一个被遗忘的群体，且不说工资福利，就是每年的旅游休假、培训学习、年终评先等也基本上都与他们无关；聘用工即使干得再好也无法改变待遇低下的现状。这样的状况，必然会给护理队伍的稳定与发展带来负面的影响。作为护理部主任，护士代言人，在绩效评估中应该切实考虑这个群体的利益，须知医院护理队伍的明天就是要靠大家共同努力的，不应该在护理专业内区分三六九等。

在绩效管理的过程中，对不同的人员或在不同的时间应保持一致，避免因人而异或者因时而异。而且，在绩效管理中要尽量去除偏见和个人因素的影响。中国古训就有，不“任人唯亲”，要“任人唯贤”之说。护士感受到了不公正的待遇，比其真正受到了不公正的待遇，负面影响和作用要更大。随着医疗卫生事业的发展，许多综合医院的护理部主任动辄管理千人以上的队伍，管理的护理单元有几十个，这样一个庞大的队伍，如何一视同仁地对待？

如前所述，既然没有绝对的公平，那么如何在绩效管理的过程中实现相对的公平，营造公平的氛围，从而减少不公平感带来的负面影响？管理实践中，常有护理部主任以个人喜好评判护理单元及护士长的工作，这是一定要杜绝的现象。在制度制订、绩效评估、结果反馈等过程中，要对事不对人，尽量采用客观结果，尽量采用大家的意见，不论资排辈，是一些基本的原则。同时，在重要问题的决策过程中，多征求不同层次护理人员的意见，成立部分管理委员会、项目委员会、专科小组等协助开展工作，帮助进行制度制订，不仅有利于更好地推动工作，也有利于营造公平的氛围。

## 第七节　高效业绩法则

高效率产生高绩效，是显而易见的道理。但是，由于人员众多、层级过多，导致令而不达、达而不行，也是许多护理部主任面临的问题。如何规避护理队伍人员众多带来的问题，提高工作效率呢？应把握好以下几个法则。

### 一、冠军法则：做最擅长的事

冠军法则的要义就是做自己最擅长的事和发挥别人最擅长的方面。作为护理管理者，要对自己有正确的认识和评价，要在管理上下功夫，发挥和主动锻炼这方面的长处；同时，对于自己不懂、不擅长的方面，要主动寻求帮助，这样既能得到他人的尊重，又能使管理效益最大化。

另一方面，要用人之长，用对的人。近年来，护理人员的职业生涯规划有了较大的进步，许多医院将管理型人才和专业型人才分开培养，根据个人爱好和特点培养护士长队伍和临床护理专家，这有助于护理专业的长足发展。具体工作中，将最适合的人用在最适合的地方，需要护理管理者用心去观察和了解护士，掌握护士的特点，也掌握他们的需求，做到人尽其才，才尽其用。还要注意，“最适合的人”，不一定是学历最高或工作经历最丰富的人。

### 二、效率法则：做最重要的事

作为护理部主任，是不是整日淹没在事务性的工作中，无暇思考？只要我们坐在办公室里，就不断有访客或者电话？是否有一种感觉，似乎这些事情不重要，但是我们又必须处理？究竟是什么偷走了我们的时间和精力？我们常犯的错误是把紧急的事情当成重要的事情，所以被许多急迫的琐事如接电话等占去了大量的时间。

那么，什么是最重要的事情呢？请参考下面的清单：

**什么是最重要的事情?**

1. 完成这些任务可以使我更接近自己的主要目标。
2. 完成这些任务有助于我为实现组织、部门的整体目标作出大贡献。
3. 我在完成这一任务的同时,也可以解决其他问题。
4. 完成这些任务能使我获得短期或长期的最大利益。
5. 这些任务一旦完不成,会产生严重的负面作用。

因此,在任何时候都应有“要事第一”的观念,只有重要而不紧急的事情才需要,也值得花大量的时间去做。也许有人会问,我只做了重要而不紧急的事情,那么其他重要而紧急的、不重要而紧急的以及不重要也不紧急的事情怎么办呢? 总要有人做吧。所以有许多护理部主任选择了加班加点的工作。加班加点也是一种敬业的精神,但是如果每天如此忙乱,工作就会像洪水一样向你扑来,任何人最终都会被击垮。而且太过忙乱的工作,会减少思考的时间和空间,最终导致的也是工作的低效。

所以,护理部主任要学会授权。授权是一门艺术。首先,要从培养下属的角度,而不是从推卸责任的角度授权。要明确告诉被授权者工作的职责是什么,权力的范围有多大,要承担什么责任。一般来讲,下属在护理部主任的授权下开展工作,主任应当承担由此产生的后果。也就是说,如果工作做好了,要表扬下属付出的努力和获得的成绩;如果结果不好,要勇于承担后果,而不是推卸责任,这样才能鼓励被授权者努力分担工作,产出高的绩效。其次,中国有句古话:用人不疑,疑人不用。授权前要充分考虑,授权后要大胆放手,半信半疑最不利于下属开展工作,也无法达到一个令人满意的绩效和结果。有的护理部主任很少忙于事务性工作,把大量时间花在了学科建设、科学研究、学术交流方面,就是因为很合理地进行了授权,一方面让副主任及科护士长们分担了他的工作,为他们提供了成长和自我展现的舞台;另一方面,主任自己就有时间和精力做更重要和长远的工作。

## 三、精确法则:第一次就把事情做对

2010 年初,全国开始开展优质护理服务工作,某医院接到相关文件后,护理部即通知各护理单元按照上级部门要求开展优质护理;通知下达后,护士长们各自根据自己的理解安排工作,有的加强了生活护理,有的开展整体护理和责任制护理，有的则从专科护理方面着手，工作五花八门；护理部发现问题后，再回头制订方案，纠正不对的做法，花费了很多精力和时间，也浪费了大量的财力。

如果一开始，护理部就结合上级要求，综合考虑护理工作的整体情况，广泛征求意见，制订详细的优质护理的要求和标准，先在某个护理单元试点，然后再在医院范围内全面铺开，就能以最小的投入与成本，把事情做到最好，获得最佳的绩效成果。有时候，盲目追求执行力，而没有在工作开始之初就周密地考虑和安排，可能导致工作反复、低效运转。

因此，第一次就把事情做对、做好、做到位，是高效率创造高业绩的黄金法则。相反，如果第一次没把事情做好，就会忙着改正，改错时又容易出现新的错误，浪费许多不必要的时间、精力、财力，导致管理的效率下降，影响组织绩效。"第一次就把事情做对"是"零缺陷"理论的精髓之一，作为医院护理工作的主要领导者，首先应要求自己"第一次就把事情做对"，同时，护理是一门非常特殊的专业，所谓"健康所系，性命相托"，护理工作者必须无条件"第一次就把事情做对"。

（韩琳）

## 护理部主任结果导向能力自测

1. 迅速确定并停止浪费的或不能产生价值增值的努力

   A. 几乎不　B. 偶尔　C. 频繁　D. 几乎总是

2. 鼓励护士思考：是否他们的全部努力都能带来价值的增值

   A. 几乎不　B. 偶尔　C. 频繁　D. 几乎总是

3. 表现出为了取得结果而持续的热情

   A. 几乎不　B. 偶尔　C. 频繁　D. 几乎总是

4. 识别出取得了好的结果，而不是单纯投入了大量时间的人

   A. 几乎不　B. 偶尔　C. 频繁　D. 几乎总是

5. 公开赞扬在取得好结果的过程中的开创性、创造力和持续性

   A. 几乎不　B. 偶尔　C. 频繁　D. 几乎总是

6. 在高度混乱和模糊的环境中积极有效的工作

   A. 几乎不　B. 偶尔　C. 频繁　D. 几乎总是

**自测结果说明见附录十。**

第十一章

# 项目管理法则

困惑与反思

最近护理部王主任无论参加医院院长主持的办公会，还是参加医疗院长主持的门诊流程优化会议，或者是后勤院长的成本管控讨论会，院级领导、各部门中层都在大谈特谈让王主任听起来似熟非熟的“项目管理”，到底什么是项目管理？如何将“项目管理”在工作中具体化？自己所带领的护理团队怎么样才能在管理“项目”中有出彩的表现呢？

项目管理是为了一个已经设置好的目标去计划、组织、指导和控制资源。进一步讲，项目管理就是利用系统化、流程化的管理方法，将各部门（岗位）的人员安排到一个具体的项目中。在通常理解中，项目管理包括规划、组织、人员配备、控制、指导等职能和原则。通过项目管理可以用更少的资源在更短的时间内实现目标。由于其专业、系统、高效的特点，项目管理自出现开始便得到迅速应用和推广。20 世纪 90 年代，项目管理开始应用于医院管理领域，护理项目管理结合护理管理和项目管理的特点加以融会贯通，经过了近 20 年的探索与实践，逐步形成了系统的管理学科体系。

## 第一节　一事一项法则

护理部主任作为护理学科的带头人，除须负责全院护理工作质量和服务水平的提升，对学科建设进行中、远期的规划，及时引进新理论、新知识、新方法、新技术并组织推广应用；还要深入科室了解全院护理工作中存在的问题，对突发事件进行指导、协调等。在医院这个特殊的工作领域，作为护理管理的指挥调度员，如何在抓好基础护理工作、保证护理质量的同时不断改革创新项目管理，适应医院改革的新形势，是护理部主任面临的难题。未来医院的竞争，不仅是医疗技术的竞争，更是医疗服务的竞争。因此，从患者的实际需求出发，打造适应患者需求的护理流程，不断创新项目管理，才能满足患者日益增长的需求。新型模式的构建、工作质量控制、项目流程优化等都可以通过合理运用项目管理理论，对项目进行科学管理。

## 一、项目管理的基本概念：新瓶装新酒

项目是组织进行的一个暂时性任务的努力付出。在一段事先确认的时间内，运用事先决定的资源，以产出一个独特且可以事先定义的产品、服务或结果。项目经常被作为实现组织战略计划的一种手段，通常在以下情况下启动，立足于医院环境、政策指导、社会需求、患者需求、工作人员需求以及自身发展需求。因此，一般来说，组织医院开展持续的活动来生产同样的产品，或提供重复的服务需要运营管理，而当组织调整战略业务计划，改变其运营、产品或系统时，则需要项目。项目是由各不相同的事件按照时间序列组成的目标为导向的系列行动。项目包括开始的时间和结束的时间，有预算和资金，以及参与完成该项目的人力资源。

项目管理是基于现代管理学基础之上的一种新兴的管理学科，是项目管理者运用各种相关知识、技能、方法与工具，为满足或超越项目有关各方对项目的要求与期望，所开展的各种计划、组织、领导、控制等方面的活动。同每个管理系统一样，项目管理需要具备计划手段、调整手段、管理方法和组织模式等要素。

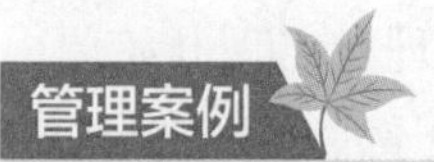


**融入资源整合的创新项目**

**——成功创建首批国内消毒供应集中模式**

某大型综合医院大规模地建设完成，床位增加，就诊患者越来越多，手术患者量也随之日渐攀升，使得手术间极为紧缺，患者等待手术的时间增加，床位的周转也陷入了困境。

为了改变这种状况，医院管理层经过调研决定改建并扩展手术间。手术间的扩展，手术量的增加导致手术室护士严重缺乏，而之前由手术室护士完成的器械清洗、消毒、包装工作又该由谁来完成？庞大的手术物品

供应系统应该如何安放？又由谁来管理？这时，手术器械集中化处理项目被提出来，手术室所用器械清洗、消毒、包装、灭菌和运输工作全权交由消毒供应中心。

医院将项目管理理论运用于医院管理实践，这个传统的运作模式的改变经历了系列周全的项目过程管理。从前期清洗、消毒及灭菌设备等硬件设施的安装调试以及人员的组建培训，双方科室的细节交接，到此次项目的具体运行过程，项目管理者充分运用了项目管理方法，成功完成了消毒供应中心的集中管理模式。该项目的顺利完成，节约了成本，优化了资源配置，减少了手术室污染的机会，使院内感染得以控制；同时减少了手术室护士手术配合外的工作量，使手术室护士有更多的精力和时间从事自身的专业研究。此外，此次项目整合从根本上提高了工作质量，促进了消毒供应专业的发展。尽管传统的管理技术也适用，但是项目管理以明确的目标导向为基础，配置相应的项目管理负责人，对项目进行高效的计划、组织、指导并动态监管调整，能系统地推动项目的实施，及时地进行项目风险的控制。这就是项目管理产生的能量。

项目管理的应用领域不局限于常规事务的管理，而更多地在于以项目为向导，打破常规，对管理流程进行设计和优化，通过流程创新实现组织的变革。创新管理是医疗卫生组织竞争发展的核心，在护理管理中应真正从患者的需求出发，以为患者提供最优质的服务为主导，合理调配资源，优化流程，创新项目管理，以持续推动专业的发展。

## 二、项目管理的主要特征：以事件为抓手

一事一项、一抓到底，项目简单地说就是具有特定目标的一次性任务。它是在一定时间内，满足一系列特定目标的多项相关工作的总称。项目具有一次性、唯一性、多目标性、可变性、生命周期性等特征。项目一次性是指项目无完全程序化的过程可以对照执行，以后也不可能完全按该项任务的过程去完成另一项任务；项目的唯一性是指任何一个项目都具有自身的特点，不可能找到两个完全相同的项目；项目的多目标性是指在项目的实施过程中都具有成果性目标和约束性目标；项目的可变性是指项目实施过程中可能由于条件限制、方向错误或遇到了没有预估到的新问题，则需要变更项目内容、实施策略，甚至项目目标；项目生命周期性是指项目是一次性的任务，具有明确的起点和

终点。项目管理贯穿于项目的整个生命周期,对项目的整个过程进行管理,并充分考虑项目所持有的特征。它是一种既有规律又经济的方法,对项目进行高效率的计划、组织、指导和控制的手段,并在时间、费用和质量效果上达到预定目标。

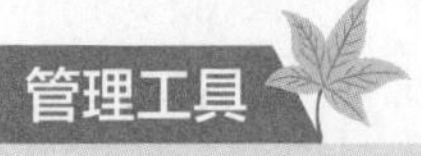


**项目的生命周期**

**阶段 1:定义**。此阶段应着眼于总体,说明该项目存在的问题,明确各种假设与风险,确定项目目标,界定项目的范围,进行项目规划和进度计划,并形成项目计划书。

**阶段 2:计划**。在计划阶段,要考虑总体需要的细节。包括确定设施、设备、人员及其职责、进度表和制订协调方案。

**阶段 3:执行**。项目实施是按照项目启动计划所提出的要求、规划,将项目意图付诸实现,最终形成项目成果的活动。此阶段是真正的工作阶段,是花费时间最长、劳动最密集的阶段。应明确管理风格、建立监控方法、监督项目进展、考核项目计划、及时发布变化情况,识别风险并做出适当变更或调整。

**阶段 4:终止**。是项目计划工作的完成,此阶段是对项目质量的验收,考核项目质量是否达到预期要求;是否符合计划阶段确定的质量目标和水平,并通过验收确保该项目质量。是项目最终成果质量的保证。

项目管理涉及八大知识体系领域。包括项目整合管理、项目范围管理、项目时间管理、项目成本管理、项目质量管理、项目人力资源管理、项目沟通管理、项目采购管理。项目管理是项目过程、管理系统、技术与方法的集合,是有效计划和控制,与项目知识管理有机结合;是对单个项目、大型项目(项目群)、项目组合的管理以及组织层面上的项目化管理。基于项目管理的持续性、复杂性、所牵涉的要素众多,在启动项目时,要合理规划进行战略项目的选择并制订不同阶段的项目计划,同时预评可能存在的风险及应对措施;做好项目团队的组建;在执行阶段充分利用系统原理、PDCA 循环原理,做好项目质量管理并及时查漏纠偏。

随着国家医疗体制的改革及医院诊疗规模的不断扩大,为提高管理水平、开拓实践、促进学科发展,医院应开始项目管理的探索与实践。护理团队管理层应联合多部门,协助建立项目管理组织架构及其职责,制订项目申报、结题等管理流程，制订项目管理绩效考核机制，建立项目管理信息库，负责学科项目总体方案的设计与规划、组织实施、过程监控、人才培养、阶段评审等。项目管埋的核心埋念是“以客户为中心”和“注重计划”。医院管理也应强调“以患者为中心”，在项目设计的时候一定要站在患者的角度考虑问题。所有的工作设计应面向患者，患者所获得的服务质量将作为医院运营的首要指标和绩效评价要素。

## 管理案例

### 以人为本，后延“备皮”
### ——多部门、多专业持续协作项目

一直以来，外科手术的术前准备基本上都是由病房的护士根据患者的手术日程安排在病房完成。术前准备中一项很重要的内容就是术前一天的“备皮”，但是经过近年来大量研究证明，术后感染与患者术前备皮时间有着密切关系，而术前2小时备皮的患者，其伤口感染率明显低于术前1天备皮的患者。在这一结论被学术界广泛认可之后，某大型综合医院的领导班子立即召开全院管理层会议，准备对以往术前一天备皮的流程进行重新设计。综合了各外科病房、手术室医生和护士的意见后，医院决定由护理部来组织协调，保证此次改革的顺利进行。

最后，术前备皮这项工作由原来在病房进行转移到在手术室进行。为了保证患者能够提前进入手术室备皮，手术室、中央运输部与各外科病房达成一致，在时间上共同控制，并在手术室开辟了专门的备皮区域，同时手术室也进行了相应的岗位设置。整个术前备皮流程的改变得到了充分的优化，在一定程度上有效地减少了术后感染的发生，从另一方面来说，手术室具有比病房更为私密的环境，使患者的隐私得到了保护，也避免了一些尴尬。在多学科协作的项目管理中，如何恰当地沟通联系，化解冲突，强化项目团队，是促使项目平稳开展的基础。

从上述案例中可以看出，项目流程优化不仅能解决患者的实际问题，还能较大程度地提高效率，节约成本。而动态管理与流程管理是共同存在、相辅相成的。一般来说，各种规章制度都不应是固定不变的，只要执行就有可能要修改和补充。为了使临床护理工作不断完善，就要将制度落实并适时检查，这也是动态管理的唯一手段。

在实际操作的过程中，大多项目融入了业务流程优化或者业务流程再造的思想。相对而言，业务流程优化强调渐进改良，要分析理解现有流程，在现有流程基础上进行优化并建立新的流程；而业务流程再造强调全新设计法，要求从根本上重新考虑产品或服务的提供方式，在一张白纸上重新设计流程。因此，在一个大的项目中，业务流程优化与业务流程再造是需要结合具体情况来完成的，同时将动态管理运用其中，也使管理的效能机制得到了提升。

## 三、无处不在的护理项目管理：勇于探索，百花齐放

护理的使命和宗旨是在卫生保健事业中担负重要的服务使命，护理管理水平直接影响医院的护理质量和护理工作效率。在人们对健康保健服务需求日益增长的今天，只有改革护理管理的运作模式，重视管理的规范化、科学化，才能满足人们对健康的需求。因此，选择适应社会发展的护理管理方法势在必行。在护理管理的各项任务中，都可以充分运用项目管理的模式，保证护理项目的正常开展、顺利进行。例如，针对过去一年中患者跌倒、坠床、压力性损伤等护理安全事件，护理部在计划次年的工作时，可将"防范与减少住院患者跌倒 / 坠床 / 压力性损伤"作为医疗护理安全管理的一个项目来进行管理。

经过一个世纪的发展，管理学已经发展成为具有庞大知识体系和学科分支的复杂学科，在人类文明进程和知识宝库中占有了重要地位。项目管理是在总结管理发展历史经验和借鉴传统管理模式及工具的基础上，发展而成的一种综合管理方法。它一出现就引起社会的广泛重视并力求付诸实施。20世纪70年代某企业曾把这种方法应用于设备维修项目管理，使维修停工时间由125小时锐减为7小时；20世纪80年代美国人在北极星导弹设计中应用项目管理技术，把设计完成时间缩短了两年，项目管理的重要性已被越来越多的人所认可。项目管理可以将日常工作系统化、临时岗位职业化、例外工作标准化、散乱工作程序化，我们日常工作的大大小小事务都可"项目化"来进行管理，以保证其朝着最终目标，持续、有序、可控地发展。

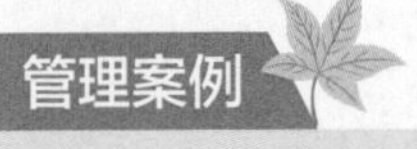


### 践行优质护理
### ——以项目为导向解决急诊患者入院难问题

随着人群疾病谱的变化，某大型综合医院急诊就诊结构发生了巨大变化。直观表现就是其急诊科就诊的病种多，且病情复杂，因此在该医院急诊各个功能分区都滞留了大量的危重患者。在这种情况下，急诊患者

入院管理难度大、任务重。要有效地加强急诊入院流程的管理，必须多角度、多环节入手，重视多学科、多部门的交叉合作。该医院急诊管理小组“确诊”问题立项后，联合多个职能部门，在多个临床科室的配合下提出“跨学科入院管理中心”的管理理念；项目小组以深入开展优质护理服务为指导思想，以医护一体化优质服务创新模式，设立急诊滞留患者入院管理中心，建立公平有序的急诊入院新流程和管理制度，切实解决了急诊患者住院难的问题，保障急诊患者的住院需求。经过持续项目过程管理及改进，该院急诊科入院流程更为清晰高效，一线医护人员为电话联系入院而耗费的时间和精力明显减少。项目管理小组通过电话回访以及调查问卷等形式对临床科室和急诊一线医护人员的满意度调查显示，满意度都得到大幅度提升。

以专业提升为导向，恰当地选择项目，合理地规划项目，严格地控制项目管理过程，为组织的可持续发展提供坚实的基础。护理作为一门独立的学科，在自身专业的发展上需要不断地引入新型管理工具及管理模式。护理项目管理是一个包含着定义、计划、执行和控制的管理过程，通过项目管理得以促进护理质量的提升和发展。

## 第二节　需求导向法则

随着科学技术的快速发展和人类社会工程实践的大型化，项目已普遍存在于我们的工作和生活之中，并对社会发展和我们的工作、生活产生了重要影响。人们渴望项目的成功，不断探寻项目成功之道。项目管理既具有与一般管理共有的内涵，又具有自身的个性需求。项目管理是一种管理活动，即有意识地按照项目规律特点，对项目进行组织管理活动。在项目管理中，尽管一般的管理技术方法也适用，但项目管理是以项目管理人负责为基础的目标管理，是以项目任务为基础来建立，以便实施对时间、费用和质量的控制，并对项目风险进行管理。通常项目管理的对象是指技术上比较复杂，工作量比较繁重，不确定性因素多的任务和项目。在护理管理的众多任务中，都可以充分运用项目管理的模式，保证护理项目的正常开展、顺利进行，以及最终实现护理战略目标。

**困惑与思考**

护理部王主任面对护理质量管理重点、难点，面对各种各样的检查评比，面对医院成本管控的压力，面对人才流失的尴尬……如何充分应用项目管理手段，理清纷繁复杂、千头万绪的常态固化工作，抓住重点，推陈出新？

## 一、明确需要的项目管理：从大局着手，准确定位

项目管理首先应该分析组织所处的周围环境，了解本专业的政策法规、发展趋势，对现状问题或将来发展进行评估探讨后产生。

项目选择是组织计划的核心内容之一，组织之所以要进行项目选择，是因为组织的资源和能力有限，因此要选择能解决实际冲突或问题，适合组织当下或长远发展的项目。作为组织而言，恰当地选择项目管理必须综合考虑短期、长期的多种内部和外围因素，才能取得成功以及符合组织发展的战略目标。

项目管理的第一步就是要确定项目目标，应遵循 SMART 目标管理原则。

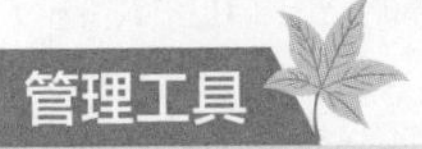


### SMART 目标管理原则

S(specific)**是指目标应是明确的而不能含糊其辞**。如“尽可能减少住院患者坠床率”的目标太笼统；“今年坠床率下降 2% 以上”的目标就比较明确。

M(measurable)**是指可测量的**。目标应该是可以度量或量化的。也就是说，达成目标的数据或信息是可以测量和获取的。如“护士技术操作合格率≥95%”。

A(attainable)**是指可达到的**。目标应该是可执行的、可达到的。如果目标太大不可能实现，人们不断努力却总是无法达成目标，则会挫败其积极性而以失败告终。同时，目标应该具有挑战性，如果目标太简单，很容易达到，就不能迫使人们努力地去实现。总的来说，目标应该是可利用的时间、设备和资金支持等范围内能够达到的。

R(results oriented)**是指面向结果的**。所选择的目标应该是以结果为导向的，应该与组织的愿景相一致。例如，某医院为降低院内感染发生率所制订的项目管理目标是：将全院的院内感染发生率控制在 10% 以下。

**T(target dates)是指目标期限**。人们在设定目标时,应明确完成日期或最终期限,给出清晰的时间范围,使各层次管理者和员工有安排地完成计划。如"将某专业建设成为全国的知名专业或重点学科"的目标是不具体的,应该设立一个目标期限。可改为"力争通过3~5年的努力,将某专业建设成为国内领先,全国一流的知名专业或重点学科",这样目标更加具体。

确定目标后,应对照目标制订项目工作范围,将需要完成的工作进行分析和梳理,列出一份完成目标所需要进行的所有活动一览表,构成项目工作的范围。

总的来说,项目选择是对单个或一组项目进行评估并选择实施对象从而实现组织目标的过程。项目管理就是在充分分析环境、分析组织资源和风险,并结合计划控制把项目付诸实践的过程。在项目管理的众多工作中,前期充分论证,明确需要管理的项目,是计划组织的未来走向,是工作的重要起点。

## 二、项目管理计划的制订:完美的战略部署

为了创建并整合一个完善的项目管理计划,项目领导人必须运用来自项目管理知识领域各方面的信息,即项目整合管理的技巧,与项目团队以及其他的相关人员一起工作来创建项目管理计划,将帮助项目领导人指导项目的执行并理解整个项目。

项目管理计划是项目的主计划或称为总体计划,它确定了执行、监控和结束项目的方式和方法,包括项目需要执行的过程、项目生命周期、里程碑和阶段划分等全局性内容。项目管理计划是其他各子计划制订的依据和基础,它从整体上指导项目工作的有序进行。

项目计划是项目组织根据项目目标的规定,对项目实施工作进行的各项活动做出周密安排。项目计划围绕项目目标评估确定项目的任务安排、任务进度以及编制完成任务所需的资源预算等,从而保证项目能够在计划的时间内,用有限的资源达到更好的效果。

项目计划如同航海图或行军图。

在项目管理过程中,为什么有的项目做得井井有条、忙而不乱,而有的项目却是一团乱麻、主次不分、经常需要"救火";到头来,有的项目能够分期、分批地交付工作成果,最终实现工作目标,而有的项目却迟迟交不出东西,或者

交出的成果质量严重不符，范围与项目目标相去甚远。更为常见的则是项目存在不同程度的延期、超支和质量上不去的问题。为什么会造成这样的结果呢？有人说是项目管理的问题，没错，但究其根源，则是项目计划出了问题！

当然，计划也不是一蹴而就的，任何人也没有料事如神的本事，它是一个由宏观到微观、由粗到细逐渐分解逐渐细化的过程，又称渐进明细。

在护理管理工作中，每一项工作的宗旨都是“以患者健康为中心”，无论在什么时期，都应当仔细分析各方面因素，做出项目管理相应的计划。

未来医院的竞争，不仅是医疗技术的竞争，更是医疗服务的竞争。护理工作关系到患者的生命与安全，护理人员的失误可能是万分之一，但对于服务对象——患者而言却是百分之百的。护理工作的使命是照顾患者、协助治疗、健康指导、沟通协调。此外，还应通过科学管理，调动护士积极性，改革护理模式，对护理管理项目进行规划，确定项目方向并合理控制和评估改进，提高护理质量和工作效率。

**以人为本，敢为人先**

**——革新伤口治疗模式**

随着现代伤口湿性治疗理论的快速发展以及卫生健康委关于专科护士培养的要求，伤口治疗专业化人才培养的呼声越来越高。此前，在国内由于没有统一的培训和规范，伤口治疗没有形成专业的队伍。面对日益增长的伤口专业化治疗需求及护理学科发展的趋势，建立一所伤口治疗学校意义重大。明确项目方向后，在某大型综合医院领导的大力支持下，护理部成立了伤口管理项目小组，在借鉴欧洲伤口管理模式的基础上，结合该医院伤口治疗现状，在伤口治疗技术和服务理念等方面制订了一系列临床伤口管理新模式。项目启动初期首先成立了伤口管理小组，制订项目实施计划和管理流程；接下来通过调研、建立学校组织架构、遴选师资、编写教材、集体备课以及建立伤口治疗技能实验室等创建了伤口治疗学校；同时革新伤口治疗技术，通过临床调研及评估，确定试点科室，并在各试点科室开展三级阶梯式工作模式，对一般伤口、慢性伤口及重症伤口进行分级治疗；整合各科资源，建立院内外伤口会诊制度，定期开展伤口疑难重症病例讨论，提高伤口治疗水平；最后，在总结经验的基础上进行临床推广应用，从 5 个试点科室逐步扩大到 16 个临床科室。通过该项目伤口治疗学校的成立，伤口治疗学校已完成了8期100多名伤口治疗师的培养；同时通过革新伤口治疗技术项目完成了临床伤口治疗人才梯队的建设，临床伤口治疗成效显著，伤口愈合时间缩短、换药频率降低、治疗费用降低，医护人员及患者满意度提升，最终实现了医患双方的双赢。此外，伤口治疗新模式引起了媒体的广泛关注，提升了医院的社会知名度。在项目管理实施期间，申报了多项伤口相关课题，发表伤口相关论文30余篇，完成了伤口相关著作3部，取得了丰硕的科研成果。

## 三、项目管理的质量控制与调整:精准的“天平”

项目的质量是项目使用价值的集中表现，只有符合质量要求的项目才具有使用价值，才能用于达成组织最终的战略目标。保证和提高项目质量的一个重要途径就是进行有效的项目质量控制。控制是指为实现规定质量标准而采用的方法、措施。这种方法、措施包括对项目实施情况进行观测，并将观测的结果与计划或标准相比较，如果所观测的实际情况与标准或计划相比有明显差异，则应采取相应对策。这种控制过程具有一种无限循环的性质，一般都需要经过以下基本步骤：

1. 选择控制对象　项目进展的不同时期、不同阶段，质量控制的对象和重点也不同，这需要在项目实施过程中加以识别和选择。质量控制的对象可以是某个因素、某个环节、某项工作或工序、某阶段的成果等一切与项目质量有关的要素。
2. 为控制对象确定标准或目标。
3. 制订实施计划，确保有效措施。
4. 按计划执行。
5. 跟踪观察、检查。
6. 发现、分析偏差。
7. 根据偏差采取对策。

近年来，在提高质量的道路上发生了一场变革。质量管理不再仅仅局限于“产品”质量的提高，也包括项目管理质量的提高。项目管理质量控制是通过认真规划，不断进行观测检查，以及采取纠正措施来维持预期质量水平的系统，这是一个不停转动的管理循环和持续质量改进的过程。在此过程中需用到PDCA循环的科学程序。

**PDCA 循环**

1. 计划阶段——P（plan）

第一步：分析现状，明确问题，确立质量改进事项。

第二步：调查可能影响改进的因素。

第三步：找出主要影响因素。

第四步：针对主要原因，制订修正方案和措施。

2. 实施阶段——D（do）

第五步：执行、实施计划。

3. 检查阶段——C（check）

第六步：检查计划执行结果。

4. 处理阶段——A（act）

第七步：总结成功经验，制订相应标准。在质量改进通过实施取得预期效果后，应积极总结经验，把改进措施制订到相应的工作程序或制度中去。

第八步：把未解决的问题或新出现的问题转入下一个 PDCA 循环。

护理工作关系到患者安全，任何护理项目质量的管理都不能有半点松懈。护理项目质量管理者需要在项目的整个生命周期深入调研，及时发现问题，督导检查，征求患者意见，了解护理项目成员的想法和工作状态，听取他们的意见和建议，及时修正护理计划和标准，制订符合当前要求和可执行的措施，进行持续质量改进。

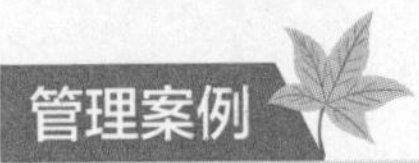


**与传统护理质量管理的“博弈”**

**——全国首创护理质控办公室**

质量管理组织机构是保证护理质量持续提高的关键。某大型综合医院自建院以来，护理质量控制方法和全国大多数的医院一样，采用定期从各护理单元抽调护士长组成考核组的方法。这种方法在真实地反映患者得到的实际护理服务、客观地反映护理质量现状和促进持续质量改进方面均存在局限性。

怎样坚持“以患者为中心”实施“预防为主、实事求是”和系统管理原理，克服传统的护理质量管理注重结果与效果，而忽略过程的管理弊端，成为了摆在护理部新班子面前的一个现实问题。

在该院护理部的极力推行下，成立了护理质量控制办公室。质量控制办公室在护理部主任的领导下，负责对全院护理工作进行指导、监督和考核。不断完善护理质量管理手册，建立护理质量考核标准。

通过加强管理，提高了全院的护理质量和患者的满意度，同时也进一步培养和锻炼了护士长的管理能力，收到了很好的效果。护理质量控制使医院护理质量在护理服务范围不断扩大、护理服务量不断增加的情况下得到有效保证。

这种“走动式管理”让护理管理者能及时对过程管理中有偏差的因素加以控制并做出相应的调整，即用“天平”的个性来调节和平衡项目管理中的所有“摇摆因素”，保证项目的顺利完成。

## 第三节　协作制胜法则

“项目管理是一门领导者在不确定的条件下实现目标的艺术。”注意，项目管理是“艺术”，而不是“科学”。处理不确定性没有教条，没有捷径，唯有创新。启动一个项目的基本目的就是实现特定的目标。由于项目的独特性、广泛性，项目管理过程中风险的多样性、复杂性，因此在项目管理中，一定要对项目可能遇到的风险进行预测、识别、估计、评价、应对、监控的动态管理，不放过一丝一毫的纰漏，管理者要能见微知著，有发现风险形势的敏锐观察力，要合理有效地组建并管理项目团队，做到人尽其才、才尽其用，充分调动护士的积极性，增强团队的凝聚力，将护士团队的潜能发挥到最大限度，以提高工作效率、实现组织项目目标。

### 一、项目团队的组建:众人划桨撑大船

组建项目团队是提高工作能力、促进团队互动和改善团队氛围，以提高项目绩效的过程。无论有多么宏伟的项目，创意多么奇思妙想，没有一个强大的项目团队支撑，将无法推动医院在改革的道路上前进。一家医院的精神大旗应由护理人员担当护旗手，而作为护理团队的决策者，应该具有建立、建

设、维护、激励、领导和鼓舞项目团队的能力，以实现团队高效运行，并实现项目目标。著名的木桶原理告诉我们：一只木桶能够装多少水，取决于最短一块木板的长度。不妨将这个比喻再延伸一下：木桶装多少水不仅仅取决于木板的长短，还跟木板之间的紧密结合有很大关系，如果木板之间存在缝隙或缝隙过大，同样也不能装满水。用在团队协作上，我们可以把综合能力比较强的人比作长木板，各方面能力较弱的人比作短木板，人与人之间的协作比作木板之间的结合，因此我们可以得到一个结论：一个团队的战斗力，不仅取决于每一名成员的能力，也取决于团队成员之间的协作、配合，这样才能均衡、紧密地结合，形成一个强大的整体。由此也可以看出，团队协作是项目成功的关键因素，而建设高效的项目团队是护理部主任的主要职责之一。护理部主任应创建一个促进团队协作的环境，应通过提供挑战与机会、提供及时反馈与所需支持，以及认可与奖励优秀绩效，来不断激励团队。通过开放和有效地沟通、在团队成员中建立信任、以建设性方式管理冲突，以及鼓励合作型的问题解决和决策制订方法，可以实现团队高效运行。

组建项目团队的目标在于提高团队成员的知识和技能，以提高成员完成项目和交付成果的能力，并降低成本、缩短工期和提高质量；提高团队成员之间的信任和认同感，以提高士气、减少冲突和增进团队协作；创建富有生气和凝聚力的团队文化，以提高个人和团队生产率，振奋团队精神，促进合作，并促进团队成员之间的交叉培训和辅导，以分享知识和经验。

**组建项目团队包括输入、工具与技术、输出三部分**。

### （一）输入部分

1. 项目人员分派　团队组建从获得项目团队成员的名单开始。项目人员分派文件中列出谁是项目团队成员。

2. 项目管理计划　包含人力资源计划，而人力资源计划中又包含员工培训安排和团队建设计划。通过持续的团队绩效评价和其他形式的团队管理活动，可以把奖励、反馈、额外培训及纪律惩罚等事项加入人力资源计划中。

3. 资源日历　用于识别项目团队成员何时能参加团队建设活动。

### （二）工具与技术

1. 人际关系技能　此项“软技能”对团队建设特别重要。通过了解项目团队成员的感情，预测其行动，了解其后顾之忧，并尽力帮助解决问题。同情心、影响力、创造力及小组协调力等，对管理项目团队都有重要作用。

2. 培训　可以是正式或非正式的。培训方式包括专业理论培训、专业技能培训、相关知识培训、辅导及指导。应该根据项目团队管理过程中的观察会谈和项目绩效评估结果，来开展必要的计划外培训。

3. 团队建设活动　是帮助各团队成员更加有效地协同工作。团队建设可以是阶段审查会上的议程，也可以是为改善人际关系而设计的、在非工作场所专门举办的体验活动。建设团队环境最重要的技能之一，是把项目团队问题作为“团队问题”加以讨论和处理。应鼓励整个团队协作解决这些问题。要建设高效的项目团队，可采用适当的奖励和认可机制，创建团队认同感，有效管理冲突，以及在团队成员间增进信任和开放方式沟通。

### （三）输出部分

1. 团队绩效评价　随着项目团队建设的开展，项目管理团队应对项目团队的有效性进行正式或非正式评价。评价团队有效性的指标包括个人技能的改进、团队能力的改进、团队凝聚力的增强。通过对团队整体绩效的评价，项目管理团队可以识别所需的特殊培训、指导、辅导、协作或变更，以改进团队绩效。

2. 事业环境因素　作为建设项目团队过程的结果，可能需要更新如人事管理政策等事业环境因素，如对护士培训记录和技能评估的更新。

在护理项目的实施过程中，建立护理项目团队使参与项目的各成员有明确的共同目标、岗位职责和工作衡量标准，而且在工作设计和任务安排时注重护士在专业和工作能力上的互补和协助，可提高项目执行的效率，促进项目目标的实现。如何打造一个高效的护理项目工作团队，促进护理项目成功完成，是作为护理管理者需要思考的问题，主要策略如下：

（1）提升参与度，增强归属感：让护理成员参与项目团队的计划、实施等过程，不仅有利于项目决策的科学性和准确性，还有助于成员自身价值的体现，提高成员参与的积极性和主观能动性。适当的认可和赏识，让团队成员体验到成就感，满足护士的归属感。

（2）拓展工作技能，提升专业技术：通过不同类型的培训使护士在专业知识、专业决策、人际关系、应急处理等方面不断拓展和提高；利用护理团队成员技能的多样性和岗位的特殊性，从护士结构方面促进项目工作的改进和技术不断创新，促进护理项目高效完成。

（3）加强协作，增加凝聚力：培养团队成员的大局意识、协作和服务精神，让成员能够主动履行个人承担的职责，分担团队发展和管理者的责任，促进项目的实现。

（4）畅通沟通渠道：团队中开放的沟通交流平台是建设有效护理项目团队的基础条件。畅通的渠道可以增强成员间的交流，为成员表达自己的观点、倾听他人的建议提供了良好的环境。通过沟通，使成员间、管理者与执行者之间相互理解，减少消除误会，也为项目管理者提供了多渠道获取信息的机会。

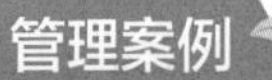

### 团队协作——优化整合分诊入院流程

某大型综合医院，神经内科有三个病区，三个病区空间距离远，造成了患者入院混乱等一系列问题，该科通过医护一体化、分诊入院模式创新这种项目管理的形式解决了这一系列问题。A护理单元与B护理单元各设立专门的病员信息管理员。所有门诊患者均由B护理单元负责协调到各病区，病情平稳者按亚专业分别收治到三个护理单元，病情危重需抢救者收治在A护理单元；所有急诊患者均由A护理单元负责协调到各病区，白天病情相对平稳的急诊患者按亚专业收治到各护理单元，病情危重及夜间急诊患者均收治在A护理单元。每日各病房患者动态变化由办公室护士汇报各护理单元护士长，再汇报项目负责人。如出现未按照亚专业收治患者或空床率高等情况，及时汇报，分析原因，不断改进。合理进行人力资源安排，项目负责人审核各护理单元排班表，做到强弱搭配合理，与患者数量和病情相匹配，保证护理安全。亚专业得到进一步细化，科室根据亚专业所在护理单元安排医疗、护理科研教学工作开展及人才培养，实现了专病专科治疗、专科护理；均衡占床率，有效利用人力资源；合理分配各亚专业危重患者，让患者在危急抢救时刻得到最快、最有效的抢救治疗护理。

项目不断创新，成立了医护一体化小组，共同探讨科室存在的瓶颈。以时间换空间，改变服务理念，将服务前移，制作一门诊与二门诊的空间线路图，并印制发给患者；设立专门的病员候诊等待区。设专门的信息管理员，充分运用电子化信息平台：电脑查询床位，电话分诊、分流患者。主动出击工作模式：信息管理员主动与急诊科联系，统筹每个病区的患者信息，合理收治危重患者。每个护理单元设立统一的亚专业情况介绍和疾病内容健康教育，增强患者对病区的信任感。充分授权住院医师，由住院医师会诊患者，并与信息管理员沟通、联系，决定患者的收治、转科。病房动态及时汇报反馈，病房工作者之间形成畅通的信息链，及时了解患者的需要，更好地提供优质服务。

万众一心，“其利断金”。个人的力量是有限的，在任何一项运作管理中都需要团队成员一起团结协作、互相支持。个人与团队的关系就如同小溪和大海，每个人都要将自己融入集体，才能充分发挥个人的作用。团队不仅强调个人的工作成果，更强调团队的整体业绩。当今社会是一个抱团打天下的时代，任何成功的企业、社团和组织，也都离不开团队的业绩。护理专业的发展与壮大，离不开团队的协作与努力，护理项目的实施更是依赖于护理团队成员的有效协作。作为护理管理者有责任也有义务组建并管理好护理团队，调动个体积极性，激发团队的综合战斗力，以促进护理事业的发展。

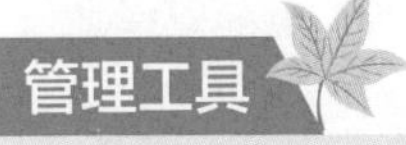


**自我管理型团队建设**

一支自我管理型的团队，即使在管理者作用相对淡化的情况下，依然能够取得巨大的成就，因为每一个成员都会为团队的成功付出自己的努力。要想建立这样一支团队，需要具备以下基本条件：

(1) 团队成员感觉对工作拥有掌控力。

(2) 团队成员在制订工作决策时有一定权威。

(3) 团队成员会承担起拓展性的角色和职责。

(4) 团队管理者的作用是一名教练，而不是监督者。

## 二、项目管理的效果测评：蝴蝶引起的飓风

医疗服务中经常能看到因为一点小事，结果引起连锁反应的错误。比如在诊疗过程中，查对制度执行不严，可能会导致一系列医疗护理差错，一旦出现不良反应，患者服务满意度会下降。将事件放大还可能影响到一个家庭、引发社会群体的纠纷或冲击事件。“医疗无小事，事事要重视”，极小的偏差就可能引起“暴风骤雨”般的效应。1979 年 12 月，气象学家爱德华·诺顿·洛伦茨在华盛顿的美国科学促进会的一次讲演中提出：一只蝴蝶在巴西扇动翅膀，有可能会在美国的得克萨斯引起一场龙卷风。其原因在于：蝴蝶翅膀的运动，导致其身边的空气系统发生变化，并引起微弱气流的产生，而微弱气流的产生又会引起它四周空气或其他系统产生相应的变化，由此引起连锁反应，最终导致其他系统的极大变化。这就是著名的“蝴蝶效应”。蝴蝶效应实际就是联动效应，就是说一个小的动作，可能会引发一系列的反应。此效应说明，事物发展的结果，对初始条件具有极为敏感的依赖性。初始条件的极小偏差，将会引起结果的极大差异。一个坏的、微小的机制，如果不加以及时引导、调节，会导致项目的最终失败；而一个好的微小的机制，只要正确指引，经过一段时间

的努力，将会产生积极的结果。

管理案例

**简单模仿项目——节约 5 000 万的中央运输部门成立**

某大型综合医院，病床多，周转快，危重患者多，各种检查点分散。外勤工人分散在各个病房，由病房分派 1 人或 2 人负责患者的外勤工作，有的病房是清洁工兼外勤，工作职责不分明，在患者的检查方面存在管理难度大、工作效率及服务质量低，且各种检查不能及时完成，影响患者治疗。同时由于每个病房都配备平车和轮椅，利用率低，医院开支大，运输工具保养差，导致医院资源的浪费。

为整合医院资源，提高医院外勤服务工作效率，医院拟筹建中央运输，对临床科室外勤服务实施统一管理。医院聘请了熟悉医院情况、有丰富管理经验的护士长为助理，具体负责此项目的策划，并先后分两批派相关人员外出参观考察，提高对中央运输工作的感性认识。之后在医院各级领导的关心和中央运输全体相关人员的共同努力下，成立了中央运输科，实行科护士长全面领导，护士长分片区化的管理模式。

随着中央运输科的成立，患者在住院期间的各种检查、转科、标本、药物和会诊单等均由中央运输的专业运输工人负责运送，家属不再东奔西跑，解除家属的后顾之忧。医生护士也不再为外勤工人外出未回又有外勤工作而着急，护士长可以将全部精力用于病房管理和提高护理质量，提高患者和临床工作人员的满意率。而且由中央运输科的专业运输工人负责运送，保证了运输安全，防止了延误、遗漏和丢失。由于加强了管理和培训，员工的运输技能得到专业化提升，能够作为突发公共卫生事件等重大抢救的安全转运军，在各种突发事件的抢救中起到更加积极的作用。专人管理，科学规范的工作流程提高了工作效率。同时，由于中央运输实行轮椅、平车统筹管理和维护，增加了轮椅、平车的利用率，物资使用的寿命也大大延长，达到了节约成本、资源共享的目的。

“蝴蝶效应”之所以发人深省，不仅在于其大胆的想象力，更在于深刻的科学内涵和内在的哲学魅力。蝴蝶效应使我们有可能“用心毫厘，得之千里”，从而可能“驾驭混沌”。事物间都是有联系的，只要管理者在工作中能够关注各个环节，勤于思考，敢于行动，就能在工作中捕捉到有关键作用的“蝴蝶”。

蝴蝶效应对我们工作的另一个启示是：细节决定成败。我们在项目工作中要注重训练和提高洞察力,认真做好、做细项目的各个环节,在有偏差的问题点上进行适时调整,经过积累,最终呈现完美的效果,以达成期望中的结果。

## 三、项目管理的正能量:好酒也怕巷子深

曾几何时,“好酒不怕巷子深”几乎是流传在商家和消费者中的至理名言,大家觉得只要商品本身质量过硬,消费者使用满意,那么产品的口碑就是产品最好的广告。这句话过去看来也许还有那么一些道理。然而,这种类似于“守株待兔”的保守方式已经越来越不能适应市场竞争。虽然医疗护理行业不能像其他服务行业一样,一味地追求利益推销服务,但人们在物质基础有了保障的同时,对健康的需求也日益增加,对医疗水平、护理质量都提出了更高的要求。医疗护理行业如何根据服务对象的需求选择合适的、适度的、能满足服务对象需求的服务模式才是现在行业应当考虑的。因此,从护理专业层面应采取多形式的服务理念,开展各种创新护理服务项目,如提供透明、个性化、便捷式、延伸式、温馨护理服务项目,以项目化管理为载体发挥护理服务正能量。

**管理案例**

**颠覆传统——提高床位使用率,医生跟着患者走**

某大型综合医院传统的床位使用模式:每个医疗组固定一定数量的床位,这些床位一般是固定的房间和床号,查房时“医生跟着床号走”。但这种模式只是简单地分疆划界,床位的所有权似乎属于医疗组,使得科室的统一协调性不强。有时可能某医生出差了,床位空着等到医生回来再收患者,与此同时,其他医生的患者却排着队等待空床入院治疗。

为了提高床位的使用率,使患者受益,同时有效地避免医疗资源的浪费,该医院某科室于1998年率先对床位使用模式进行改革——取消固定床位管理制,建立病床使用的共用平台,实施“医生跟着患者走”。在新的模式下,医生无固定床位,由病房的办公室护士统一调配床位,只要有病床就会收患者,解决了“有空床又有患者候床”的矛盾。

这种模式的运行有效地减少了空床情况,提高了床位使用率,但也为临床工作带来了一些不便。由于护理工作是分组进行,医生跟着散布在各个护理组的患者的床位来管理患者,以前与医生配合默契的护理人员没能跟着医生流动起来,导致了部分医护配合度欠佳。受“医生跟着患

者走”的思路启发，科室大胆提出了新的口号“护士跟着医生走”，让护士也跟着医生流动起来，让医护合作更加默契，以医护工作组的形式开展工作。科室将护理骨干划分到不同的医疗组，护士积极参与到各医疗组每天的查房，汇报患者前一天的情况，听取医生对治疗的计划和安排，使护士能更加清楚地了解患者当前的疾病状况和诊疗方案，并及时落实每一项检查和治疗措施，有效地避免了医嘱执行不到位的情况。

“护士跟着医生走”的模式，促使护理人员在提高自身素质的同时，努力提高对医生、患者及家属的影响力。由于护理与医疗工作高度一致，在回答患者有关病情咨询或向患者宣传健康知识时，护士所讲述的内容与医生所讲的达到了高度一致，使患者对护士的信任感加强，护士的专业化形象得到了进一步提升。

随着护理工作与医疗工作的不断深入融合，护士也越来越多地参与到医生的医疗工作活动中，如参与术前讨论、康复计划的制订与实施、参与出院患者和疑难病案讨论、共同参加学术会议等，使护理工作与医疗工作高度一致化，达到了“医疗与护理一体”“治疗与康复一体”的“医护一体化”工作模式。

从“解决空床率”到“医护一体化”的医疗护理工作模式的改变，二者之间好像并不存在直接的联系，但这的确是由最初“提高床位使用率”而引发的医生护士观念，乃至医疗护理工作模式的巨大转变，为医疗护理工作的促进和护理学科发展带来了积极而深远的影响。

医疗服务不是一种孤立的简单活动，而是一种涉及医疗技术、服务态度和服务环境等方面综合性的系统活动。近年来网上挂号的方式被人们熟知，但其普及性却有一定局限，随着社会发展，各大医院逐步重视和开展网上业务，例如：复诊患者无须亲自到医院挂号开检查，只需要通过网络门诊医生开具检查，网上缴费后按照预约时间前来检查即可，极大程度地解决了复诊患者聚集的问题，省却了患者及家属排队挂号、排队缴费、预约等待的时间，特别是在各地疫情防控期更是起到重要作用，虽说只是一件小事，却给患者及家属带来“患者至上”的温馨感觉。

作为护理管理者，要充分发掘现有资源，通过项目管理来革新优化流程，通过项目的开展实施，改善护理质量，提高患者满意度，只有不断创新，与时俱进，适应市场需求的变化，向服务对象提供超越其心理期待的优质服务，才能增强竞争实力，最终提高护理管理水平。而成功往往就在持续不断的项目管理中，就好比烧开水，99℃就是99℃，如果不再持续加温，永远不能成为滚烫的开水，所以我们只有重视每一个平凡的1℃，才能真正达到沸腾的效果。下面分享一些项目管理的贴身秘籍：

1. 制订计划时根据未来可能的情况采取相应的措施，使组织活动均衡发展。

2. 明确组织的宗旨和战略目标，制订与之相一致的项目管理。

3. 善于不断分析环境变化，控制和调整项目进度。

4. 项目管理过程中充分综合运用多种管理理论及模式。

5. 引导团队成员朝着正确合理的方向前进，保持护理团队的战斗力。

6. 当产生分歧时，不要支持某一个成员来反对另一个成员。

7. 在解决争议时管理者要尽量保持不偏不倚的态度。

8. 不要在其他人面前严厉批评某个成员。

9. 鼓励所有护士坦诚表达自己的意见或建议。

10. 不要期望每个成员都具有同样的奉献精神。

11. 在组建项目团队之前，项目管理者首先要明确自己想要做什么。

12. 要把项目团队的目标向所有护士解释清楚。

13. 在分配任务时要考虑到每个成员的长处和弱点。

14. 要为项目团队的整体业绩设立较高的奋斗目标。

15. 要对项目团队的工作进程加以监控，做到心中有数。

16. 牢记自己的职责，勇于承担责任。

17. 对项目团队成员提供多种形式适合的培训。

18. 针对项目特点，设法找到具备专项特长的成员。

19. 确保每一个项目成员清楚自己和其他成员的岗位角色。

20. 当项目较大时，及时进行工作分解，逐步梳理排序。

## 第四节　项目申报及实施管理法则

项目是一系列独特、复杂、相互关联的活动，有着明确的目标，要在特定的时间、预算和资源内完成，就需要从项目概念提出到项目实施完成的全生命周期过程中科学策划、组织实施、阶段性调整进度和监控、评审等。了解项目申报及实施管理相关要点，有利于获取相关支持，保证项目工作有条不紊地开展。

## 一、项目申报

### （一）基本概念

项目申报是项目由计划方案阶段进入实施管理阶段的重要中间环节，是获得项目的必要程序。项目申报主要是指法人单位、自然人等主体根据不同职能部门的政策要求，按照指定的格式、提纲及内容要求，填报申请资料并提交至职能部门以争取支持。它与上级部门向下级部门分配工作任务不同，是以自愿为基础进行申请的程序。

### （二）项目分类

项目根据进展领域不同，可以分为科研项目、技改项目、服务项目和实事项目等。

1. 科研项目　即开展科学技术研究的一系列独特的、复杂的且相互关联的活动。

2. 技改项目　主要是指在坚持科技进步的前提下，用先进的技术改造落后的技术，用先进的工艺和装备代替落后的工艺和装备，实现内涵扩大再生产，达到增加品种、提高质量、节约能源、降低原材料消耗、提高劳动生产率、提高经济效益的目的。

3. 服务项目　是指组织或个人制订的一套符合标准且可向客户提供的服务内容，以满足客户需求。

4. 实事项目　是旨在解决社会民生问题而开展的活动。

### （三）项目申报前期工作

1. 掌握信息　研读科研项目的申请通告和项目指南，明确要求（类型、领域、重点、资格、条件）；明确某些项目的特殊要求和规定；熟悉科研项目的管理规定和办法；查阅相关的国内外文献。

2. 选题确定　选题来源；建立选题思路；评判选题是否具有实用性、创新性和可行性。

3. 拟定题目　题目应简明、具体、新颖、醒目。

### （四）项目申报总体原则

1. 符合项目指南范围

2. 精心设计研究选题

3. 课题论证力求准确、精练

4. 合理组织项目组成员

5. 重视项目申报表填写

6. 科学编制项目经费预算

7. 重视申报材料的整体制作

### (五) 项目申报具体要求

科研项目作为护理人员接触最多的项目种类,它的存在对解决临床护理问题、促进护理学科发展和医疗升级都有着积极的带动作用。依据《关于深化中央财政科技计划(专项、基金等)管理改革的方案》,为满足国家战略需求、政府科技管理职能和科技创新规律,将中央各部门管理的科技计划整合形成五类科技计划,分别为国家自然科学基金、国家科技重大专项、国家重点研发计划、技术创新引导专项(基金)、基地和人才专项。本部分主要针对国家自然科学基金的项目申报进行阐述。

国家自然科学基金主要资助自然科学基础研究和部分应用研究,增强源头创新能力,支持人才和团队建设,由国家自然科学基金委员会负责。

按照资助类别可分为面上项目、重点项目、重大项目、联合基金项目、国际(地区)合作交流项目、优秀青年科学基金项目、国家杰出青年科学基金项目及创新研究群体项目等。

1. 面上项目　是国家自然科学基金最主要和最基本的项目类型,主要资助自由探索为主的科研工作,可在资助范围内自由选题进行创新性研究。

面上项目申报要求:①具有承担基础研究的经历;②具有高级专业技术职务(职称)或博士学位,或有两名研究领域相同、具有高级专业技术职务(职称)的科学技术人员推荐。正在攻读研究生学位的人员不得申请面上项目,但在职攻读研究生学位人员经过导师同意可以通过其受聘单位申请。

面上项目申请人应当充分了解国内外相关研究领域发展现状与动态,能领导一个研究组开展创新性研究工作;申请人应当按照面上项目申请书撰写提纲撰写申请书,申请的项目有重要的科学意义和研究价值,立论依据充分,学术思想新颖,研究目标明确,研究内容具体,研究方案可行。面上项目合作研究单位不得超过 2 个,资助期限为 4 年。仅在站博士后研究人员可以根据在站时间灵活选择资助期限,不超过 4 年,获资助后不得变更依托单位。

2. 重点项目　重点项目申报要求:①具有承担基础研究课题的经历;②具有高级专业技术职务(职称)。在站博士后研究人员、正在攻读研究生学位人员以及无工作单位或者所在单位不是依托单位的人员不得作为申请人进行申请。

重点项目每年确定受理申请的研究领域或研究方向,发布指南引导申请。申请人应当按照《指南》的要求和重点项目申请书撰写提纲撰写申请书。根据申请项目的研究内容确定项目名称,尽量避免使用领域名称作为项目名称。

注意明确研究方向和凝练研究内容，避免覆盖整个领域。重点项目一般由1个单位承担，确有必要时进行合作研究，合作研究单位不得超过2个，资助期限为5年。

3. 青年科学基金项目　青年科学基金项目申报要求：①具有从事基础研究的经历；②具有高级专业技术职务（职称）或者具有博士学位，或者有2名与其研究领域相同、具有高级专业技术职务（职称）的科学技术人员推荐；③申请当年1月1日男性未满35周岁，女性未满40周岁。符合上述条件的在职攻读博士研究生学位的人员，经过导师同意可以通过其受聘单位申请，但在职攻读硕士研究生学位的人员不得申请。

作为负责人正在承担或者承担过青年科学基金项目的（包括资助期限1年的小额探索项目以及被终止或撤销的项目），不得再次申请。青年科学基金项目重点评价申请人本人的创新潜力。申请人应当按照青年科学基金项目申请书撰写提纲撰写申请书。青年科学基金项目的资助期限为3年。仅在站博士后研究人员可以根据在站时间灵活选择资助期限，不超过3年，获资助后不得变更依托单位。

特别注意：①青年科学基金项目中不再列出参与者；② 2021年，青年科学基金项目继续按固定额度资助，每项资助直接费用为24万元，间接费用为6万元；③ 2021年，青年科学基金项目试点基于四类科学问题属性的分类评审，申请人应当根据要解决的关键科学问题和研究内容，选择科学问题属性，并阐明选择该科学问题属性的理由。申请项目具有多重科学问题属性的，申请人应当选择最相符、最侧重、最能体现申请项目特点的一类科学问题属性。

### （六）项目申报流程

1. 熟悉预申报项目　要进行项目申报，必须先深入了解该项目计划的主管部门、支持重点、申报要求、申报时间等信息。

2. 评估自身预申报项目　评估组织规模；项目是否符合护理行业发展规划和支持重点；科技研发体系建设（是否制订研究开发项目立项报告、是否建立研发投入核算体系、是否开展产学研合作的研发活动、是否设有研发机构并具备相应的设施和设备、是否建立团队人员的绩效考核奖励制度）。

3. 获得项目申报信息　关注项目申报服务，了解项目发布时间、项目申报时间、项目申报要求、项目申报流程。

4. 编制项目申请文件　每一个科研项目申请文件都有其特殊要求，项目申报人应根据项目申报发布的申报要求认真编写。

5. 提交项目申请文件与后续递补材料。

## 二、项目实施管理法则

### （一）项目实施管理基本概念

项目实施是指项目开始后，全面具体管理和运行项目计划中所规定的工作。科研项目实施管理是指项目从立项后到结题验收期间，为保证项目按规定执行，并取得预期目标与成果，对项目所进行的一系列管理工作。项目申报通过后，即由计划方案阶段转为项目实施阶段，这个阶段主要由项目组成员具体负责。为确保项目的正常实施，需要明确各接口单位和部门的工作和职责，使用统一有效的工作方法，以达到项目实施规范化和高效率管理，降低风险，保障项目的成功。

### （二）项目实施管理目标

项目管理一般采用目标管理法，项目管理的目标主要包括患者满意度、进度、质量、风险、成本五类。患者满意目标是项目管理追求的首要目标，也是其他目标执行的指导原则；进度控制目标要求遵照项目计划按时完成各阶段规定任务，以实现项目实施计划的完成日期为最终目标；质量控制目标是项目实施的基石，没有质量控制其他目标就毫无意义，通过建立规范的管理体系、管理措施、质量保障机制、有效的组织培训等措施确保项目的顺利实施，坚持“质量第一，预防为主”的方针和“计划、实施、检查、处理”循环工作方法，不断改进过程控制；风险控制目标是长期、大型项目管理所必需的内容，重视风险比风险管理更为重要；成本控制目标可以反映项目实施的高效性，考核项目预算是自我监督的重要步骤。

### （三）项目实施管理办法

1. 建立项目领导人和项目管理责任人制度，明确项目领导人和管理责任人的责任、权力和利益，要求责任明确，权力匹配，利益对等。

2. 成立相应的项目管理机构并明确职责。项目领导小组由项目成员组成，并建立项目领导小组例会制度，由项目负责人汇报项目执行进展情况及存在的问题，提请项目领导小组进行讨论决策。

3. 项目负责人定期填写项目整体进度计划及月度进度报表并在例会时进行汇报。

4. 项目资金的使用严格按照有关项目资金使用管理规定执行，做到专款专用，使有限的资金发挥最大的社会经济效益。建立项目成本核算制，明确项目成本核算的原则、范围、程序、方法、内容、责任及要求，并设置核算台账，记录原始数据。

5. 项目完成后，必须组织相关人员进行查验，对核查验收过程中指出的整改部分，督促在规定的时间内完成。

（黄浩）

## 护理部主任项目管理能力自测

下面内容主要针对护理部主任项目管理能力进行测试，请根据自己的实际情况进行评估，并在最符合的数字上划勾，然后计算每个领域的分值，并将得分和附录中的数据进行比较。

分数意义：5= 完全符合；4= 比较符合；3= 不确定；2= 比较不符合；1= 完全不符合。

1. 项目认知

（1）确保该项目与该组织的关联性，并且该项目能够解决某个专项问题

5　4　3　2　1

（2）评估行业和技术发展带来的影响

5　4　3　2　1

（3）在理想的技术方法和项目范围与项目期限和优先事件之间进行权衡，以便找到最优的折中方案

5　4　3　2　1

（4）迅速适应变化的周围环境

5　4　3　2　1

**项目认知总分（　　）**

2. 部门合作

（1）在整个项目生命周期，不断与项目团队成员沟通，确保各成员充分了解各环节

5　4　3　2　1

（2）在设计过程中，寻找相关部门的支持与协作

5　4　3　2　1

（3）进行针对业务的预排普查

5　4　3　2　1

（4）组织项目队伍的活动，使项目系统员工与合作部门密切工作

5　4　3　2　1

**部门合作总分（　　）**

3. 质量控制

(1) 推行效率更高的做事方式

5　4　3　2　1

(2) 对自己和别人建立高质量标准并加强落实

5　4　3　2　1

(3) 根据项目计划制订质量控制计划

5　4　3　2　1

(4) 对照质量计划和目标,监控项目执行情况

5　4　3　2　1

**质量控制总分(　　)**

4. 积极性

(1) 当遇到障碍或限制时,寻找创造性方法

5　4　3　2　1

(2) 冒适当的风险

5　4　3　2　1

(3) 采取持久行动克服障碍并解决问题

5　4　3　2　1

(4) 尽一切努力把工作完成

5　4　3　2　1

**积极性总分(　　)**

5. 信息收集

(1) 主动获取来自可能会影响项目进展的团体支持

5　4　3　2　1

(2) 为论证一个问题,主动多渠道收集信息和资料

5　4　3　2　1

(3) 识别那些可以加速项目活动或可以提供帮助的个人或团体,并向他们请教

5　4　3　2　1

(4) 获得足够的信息来支持设计和执行决策

5　4　3　2　1

**信息收集总分(　　)**

6. 分析思维

(1) 制订一个总体项目计划,包括资源、预算和时间进度

5　4　3　2　1

(2) 将战略目标转化为项目目标,并进一步将项目目标分解转化为详细的工作分解结构

5　4　3　2　1

(3) 利用项目管理软件制订计划和跟踪项目进展

5　4　3　2　1

(4) 找到并提出合乎逻辑的合理的备选方案

5　4　3　2　1

**分析思维总分(　　　)**

7. 概念思维

(1) 以更宽的视野看今后数年内行业技术将如何变化,在这一背景下考虑这一项目

5　4　3　2　1

(2) 利用对业务和技术目标的理解有效地优先排序

5　4　3　2　1

(3) 预测和计划本项目对其他系统的影响

5　4　3　2　1

(4) 制订一个有关可提交成果的清晰图像或概念模型

5　4　3　2　1

**概念思维总分(　　　)**

8. 自信心

(1) 表现出自信和积极的态度,为项目队伍设定正确的基调

5　4　3　2　1

(2) 快速并直接处理人际关系问题

5　4　3　2　1

(3) 在紧张状态下能够控制自己的感情和行为

5　4　3　2　1

(4) 在压力之下有效地工作

5　4　3　2　1

**自信心总分(　　　)**

9. 灵活性

(1) 对工作环境的变化及时调整

5　4　3　2　1

(2) 根据人员和情况的不同,调整自己的管理方式

5　4　3　2　1

(3) 为了最好地完成组织目标,使用或分享资源

5　4　3　2　1

(4) 向他人分派任务和活动

5　4　3　2　1

**灵活性总分(　　　)**

10. 人际关系认知

(1) 努力了解队伍成员,弄明白什么能激励他们

5　4　3　2　1

(2) 了解其他个人和团组所关心的问题

5　4　3　2　1

(3) 注意并解释非言语行为

5　4　3　2　1

(4) 协调队员之间冲突时要有针对性

5　4　3　2　1

**人际关系认知总分(　　　)**

11. 影响预测

(1) 为取得一种特定的影响效果,采取一定的方式或方法

5　4　3　2　1

(2) 通过保证能够提交承诺的事情来管理期望

5　4　3　2　1

(3) 安排一位管理层人员参加初次项目会议,并解释项目使命和目标

5　4　3　2　1

(4) 考虑项目决策的短期和长期影响

5　4　3　2　1

**影响预测总分(　　　)**

12. 影响力的机智应用

(1) 制订解决其他人最关心问题的战略

5　4　3　2　1

(2) 谋求上级领导的支持以便影响其他下级成员

5　4　3　2　1

(3) 通过征求人们独特的专业意见谋求合作

5　4　3　2　1

（4）让项目队伍成员参与项目的详细计划制订，以便他们成为该计划的拥有者

5　4　3　2　1

**影响力的机智应用总分（　　）**

13. 激励其他人

（1）确保项目队伍成员了解项目的目标和目的

5　4　3　2　1

（2）达到里程碑时给予有关人员奖励和赞赏

5　4　3　2　1

（3）发动非正式活动以提高团队工作效率

5　4　3　2　1

（4）采取适当行动，帮助指导那些勉强及格的人

5　4　3　2　1

**激励其他人总分（　　）**

14. 沟通

（1）定期组织召开管理小组会，该管理小组由来自受项目影响的各个方面的代表组成

5　4　3　2　1

（2）计划并经常定期召开项目队伍会议，讨论项目状况，解决问题，沟通信息

5　4　3　2　1

（3）确保讲话材料被很好地整理

5　4　3　2　1

（4）修改语言文字，使听众容易听懂

5　4　3　2　1

**沟通总分（　　）**

15. 开发其他人

（1）给项目队伍成员安排任务或培训，提供成长和发展机会

5　4　3　2　1

（2）针对其他人工作情况，为他们提供直接的、具体的和有建设性的反馈和指导

5　4　3　2　1

(3) 向项目队伍成员授权，以挑战和施展他们的能力

5　4　3　2　1

(4) 对没有经验的人进行严格管理

5　4　3　2　1

**开发其他人总分(　　)**

16. 计划

(1) 制订和保持一个详尽的总计划，该总计划应标明资源需求、预算、时间进度和要做的事情

5　4　3　2　1

(2) 经常评估项目设计和执行方法，以保证项目正确地处理了所要解决的问题

5　4　3　2　1

(3) 确保对项目范围和目标以及随后的变更有共同的理解和协议

5　4　3　2　1

(4) 对于接受的项目计划变更要保持控制，并保证任何一个变更对所有项目队伍成员都进行了沟通

5　4　3　2　1

**计划总分(　　)**

17. 监督和控制

(1) 定期从项目队伍成员那里获得有关他们任务执行情况的信息，监督资源使用、进度变化，使项目按进度进行

5　4　3　2　1

(2) 对于要求的或下达的范围变更，要确定它们将会带来的经济后果和进度后果，并就此与管理层沟通

5　4　3　2　1

(3) 接受解决项目问题的责任，应集中于解决问题、提出建议和采取行动

5　4　3　2　1

(4) 进行项目后评估，以确定什么做得好、什么应以不同的方式来做，以及应当吸取什么教训

5　4　3　2　1

**监督和控制总分(　　)**

**自测结果说明见附录十一。**

# 第十二章

# 危机与冲突管理

**困惑与反思**

目前护理管理中主要的危机或冲突是什么？按照我的经验去处理这些危机或冲突会成功吗？是采取冷处理的方式还是积极主动应对？如果我处理不好将会有哪些不良后果？对于这次危机，我是不是应该尝试新的处理方式？面对学科发展的瓶颈我该如何去突破？我该选择什么样的时机或方式向医院领导汇报，才能取得医院更多的支持？护士长与主任的关系为什么会不和谐？如何协调呢？

危机是一个会引起潜在负面影响的具有不确定性的大事件，可能对医院、护士、患者造成巨大损害。当医院、护士/医生、患者之间需要或目标不一致时就会引发冲突。面对有限的资源与社会不断增长的需求之间的矛盾，护理部主任需要应对更加复杂、多样的管理、服务、突发事件等任务挑战。危机与冲突管理是护理部主任进行有效管理的重要组成部分，如何做好危机与冲突管理，保证护理系统在不断发生的冲突与突发事件环境中顺利有效运转是护理部主任值得研究和探讨的重要课题。

## 第一节　居安思“危”法则

带兵打仗没有“常胜将军”，提示了护理管理的完善与不断提升进步是没有止境的。在护理管理工作中或许会遇到下列情况：护士说“我不想干了，太没意思了”；患者抱怨“红灯呼叫这么久都没见护士来”；医生指责护士“你怎么连最基础的知识都不懂”……所有这些会带给护理管理者什么思考呢？危机总是以一种不可预见的方式陡然间出现在团队生存-发展-竞争的各个环节。古人说“居安思危”，提示了居安的同时必定要思危，所以护理部主任在自己管理的全过程中始终不要忽视形成危机的任何细节。

## 一、“事前磨牙”

狼是一种有危机感的动物，它们无时无刻不保持着危机感。一只活了八、九年的老狼，经历过太多的生存与死亡的战斗，有很多次都是用自己的勇猛把自己从死亡边缘拉回来，护理部主任的成长成熟同样会经历无数次的大风大浪。长期面对复杂多变的医院管理事务及管理活动中的各种矛盾冲突，随着在位时间的延长，年龄的增长和精力的衰退，有时难免会出现疲惫和懈怠。此时，护理部主任就应该学习狼的精神，清醒地认识当前形势对自己管理职责的要求，不满足于已经取得的成绩，牢固地树立危机意识和忧患意识。即使在安定的时候，也不能放松警惕，因为危险从来都不会远去。

**寓言与启示**

**事前磨牙**

一只野狼卧在草地上勤奋地磨牙，狐狸看到了，就对它说：“天气这么好，大家都在休息娱乐，你也加入我们吧！”野狼没有说话，继续磨牙，把它的牙齿磨得又尖又利。狐狸奇怪地问：“森林这么安静，猎人和猎狗都已经回家了，老虎也不在近处徘徊，又没有任何危险，你何必那么用劲磨牙呢？”野狼停下来回答说：“我利用休息时间来磨牙是有原因的，你想想，如果有一天我被猎人或老虎追杀，到那时，我想磨牙也来不及了。而平时我就把牙磨好，到那时就可以保护自己了。”

**启发：**做事应该未雨绸缪，居安思危，这样在危险突然降临时，才不至于手忙脚乱。护理管理如果不能做到防患于未然，等真正遇到突发事件就为时已晚。

## 二、危机预警机制

**“安全是相对的，危机是永存的，事故是可以避免的。”**危机的特点一方面是突发、不可预料；另一方面，危机来自日常工作运转和管理中的不足、失误的累积或一成不变的管理模式。护理部主任对危机的认知程度及应对预案的设计，直接影响在位监控的力度及护理服务系统的正常有效运转。因此，要求护理部主任在各项护理工作处于顺境的情况下，建立健全护理部及所属护理单元的危机预警机制，及时了解潜在的危机并有效地处理，将其消灭在萌芽状态。

危机预警，是指危机管理的主体根据本领域有关危机现象过去和现在的数据和资料，运用逻辑推理和科学预测的方法技术，对某些危机现象出现的约束性条件、未来发展趋势和演变规律等做出科学的估计与推断，并发出确切的警示信号，使组织成员提前了解事件发展的状态，以便及时采取相应策略的活动。在护理管理中，突发公共卫生事件、医院紧急事件、人力资源紧张、护理并发症等危机出现的概率极高，就需要根据所收集的数据和资料进行统计分析，制订相应的应急处理预案，并实施演练，具有可操作性，防止或消除不良后果。危机预警的原则包括以下几点：

1. 以人为本原则　护理部主任在设计危机应对预案的过程中，既要竭尽全力保护危机中受伤害的人，又要考虑应对预案执行者的因素，应科学而又安全，可执行而又高效。根据不同的伤害程度和不同的危机应对者进行科学预警。

2. 常抓不懈原则　危机的发生往往具有强烈的不确定性和随机性，危机发生的原因也有很多，如压力性损伤、坠床、输液外渗等护理不良事件，在临床上有“防不胜防”的感觉，这会降低危机预警的精确程度。需要积极地收集、研究和整理各种可能引发危机的信息，预测危机形势。只有坚持不懈地监测当前危机的发展态势，获得最新的信息数据，密切关注事态的进展，迅速对危机做出反应，才能将危机消灭在萌芽时期。

3. 分级预警原则　分级预警原则有两层含义：一是对危机本身的分级管理，即按照危机的损害程度不同分为不同等级；二是按照行政管理等级进行划分，有医院、护理部、护理单元等的危机，也有卫生行政管理部门、学科发展方面的危机。根据损害程度的不同等级进行危机预警，根据不同的行政管理等级制订相应的预警机制。

4. 信息来源多样化原则　护理管理中，主要的危机信息来源于临床护理工作，包括患者安全，护士执业，仪器设备、医用耗材的使用，也有来自于检查、检验等医技科室。护理部主任要善于把握各种信息来源，除了定时查看常规需要上报的各种数据以外，还要利用医院管理信息系统、办公社交软件等了解患者或家属、护士长或护士的相关信息，也可以采取与不同部门不同层次的人进行访谈的方式了解一些动态，尤其还要注意媒体的舆论导向。另外，及时与医院、领导保持信息互通也很关键。

### 三、重视涟漪效应

初始危机就像投入水中的石头，所引起的冲击破坏可能包含了石子撞击池底、在水面及周边溅出的水花和涟漪荡荡引起的波动。如对初期危机管理不善就会造成类似的涟漪效应，甚至引发更大的危机。因此，为了让平静的湖水不产生涟漪，就要控制初始危机，不往护理团队这个池塘里扔石头。

**故事与启示**

**涟漪效应**

一名男子因不得志心烦，前去求教智者。"如果你愿意的话，请跟我来。"智者走到了一个寂静的小池塘边。"请坐下来。"智者拍了一下旁边的年轻人邀请道。这个年轻男子仔细看了一下地上，然后选出一块地方坐下。"现在，请找一块小石头。"智者命令道。

"什么？一块石头？"

"请找一块小石头，然后扔到池塘里。"

在四周搜索后，年轻人抓到了一块圆形的小石头，然后竭尽全力扔出了它。

"告诉我你看到了什么。"智者询问道。

年轻人目不转睛地盯着水面，生怕错过任何事物。"我看到了涟漪。"

"那些涟漪来自哪里呢？"

"智者，来自我扔进池塘的圆石。"

**启发：**危机就像扔进池塘的"石头"，护理管理工作要做到安全有效，就得把这块"石头"捏在手里放在岸上。

## 第二节 化"危"为进法则

### 一、转变思维方式

危机发生时，需要护理部主任能够迅速从常态的行为与思维方式，转换到寻求在非常态下如何应对危机的方法措施上来。护理团队是人，危机犹如围巾。有人被围巾困住，难以呼吸；有人用来取暖或锦上添花。究其差别，就是应对方式不同。危机并不可怕，可怕的是对危机心存畏惧，有效危机应对要求护理部主任做到"沉着应对，灵活应变，大胆迎击"，采取积极主动的态度，"转危为安”,要意识到危机同时也是机遇。

1. 变经验型思维方式为科学型思维方式　经验型思维方式是指通过经验的积累、分类与组织,对某一确定后的特定情境,寻找和选择一种过去使之成功的行动方式过程。经验思维是一种没有统一规则和一般模式的思维活动,随着同类经验思维的不断增加,可以转化为反射和下意识。经验思维是实践活动的直接产物,它又反过来对新的实践活动起直接的指导作用。护理学是一门实践性很强的学科,护士解决问题习惯经验思维。而护理管理者大多都是从临床一线成长起来的,经验思维易影响到护理管理工作,甚至犯经验主义错误。

科学型思维方式是指在感知经验的基础上,运用抽象的思维方法,对感知材料进行加工、改造、制作,去粗取精、去伪存真、由此及彼、由表及里,以揭示客观事物的本质、内部联系和规律性,发现真理并运用它为人类谋福利。科学型思维方式又称理论型思维方式。

护理部主任管理思维方式的转变密切关系到护理学科的发展、护理队伍的建设和护理管理的效率。执行要点:①从内心认识到经验型思维方式的局限性,主动转换;②掌握辩证法,从管理事务的普遍联系和发展中看问题;③合理的知识结构,专与博相结合,护理部主任属于资深的临床护理专家,但可以根据需要补充管理学或哲学等学科知识;④思维的多向性和系统性,从不同的角度、不同的层次去思考问题;⑤主动及时更新理念,甚至创新理念,激发护士或护士长的工作热情,提高管理的参与度,提升管理效能。

随着护理学科的迅速发展,护理队伍的学历层次整体提高,护理部主任是护理学科的带头人,大多数都具有研究生学历,甚至是研究生导师。护理管理是护理学的一个重要组成部分,护理部主任应正确运用科学的思维与方法,把危机和冲突列入研究领域,分析管理信息系统中可量化的“大数据”,有助于解决护理管理中的许多问题。

2. 变单向型思维方式为系统型思维方式　单向思维是指思维主体从某一方面或按照某一固定的思维指向,来透视和把握思维客体的过程。它的特点是方面性、直线性、孤立性。而系统思维又称多向思维,是指从系统观念出发,把事物当成多要素、多方面、多层次的相互联系、相互制约的整体来把握的思维方式。系统思维的基础是客观世界的系统存在,系统存在的基本特点就在于系统中各要素各层次的相互联系、相互制约性。

护理管理是作为系统而存在的,由相互联系、相互依存、相互制约的多层次、多方面,按照一定结构组成的有机整体。著名管理专家说:“85% **的失败都**

**是由系统造成的**”。这就要求护理部主任在进行危机管理时要:①树立全局思想,置局部于整体之中。护理管理中的危机与冲突的出现,要从管理系统上找原因,从整体的角度解决局部的问题。②树立整体推进、重点突破的思想。各自为战、单项突破必然是一盘散沙。主任应站在医院甚至全国的角度进行整体推进。整体推进并非万箭齐发,是在重点突破基础上的整体推进;而重点突破是在整体推进的前提下解决主要矛盾和矛盾的主要方面,绝非“头痛医头,脚痛医脚”,抓住一点,不顾其他。

3. 精确性思维与模糊性思维的统一　精确性思维崇尚科学和理性,注重思维程序的数学化、形式化、公理化。模糊性思维的直接表现就是概念缺乏周密的界定,用模糊的方式对模糊信息进行加工来揭露事物的本质,从而达到对模糊事物的认识。它与精确思维方式是相辅相成的。

精确思维为现代护理管理理论注入了新的内容。在护理管理活动中,管理者可以用精确的概念和严格证明的定理描述现实的数量关系和空间形式,描述管理活动的最终效果、最终目标,用精确控制的实验方法和精确的测量方法反映现实情况。但管理活动的实现过程,以及管理方式、管理途径具有不确定性、不可预测性,此时,一种指导性的模糊的管理思维方式也许比一种指令性的管理方式更为有效。

在护理管理中,护理部主任既要注意引导护士长或护士形成精确性思维,把握护理管理的科学和客观,强调理性规则和效率,培养注重实践的态度和科学解决问题的办法;又要注意引导护士长或护士形成模糊性思维,把握护理管理的艺术性和主观性、强调人性化和情感化,学会“随机应变”和“动态管理”。

## 二、找到内因,控制外因

有效的护理危机管理能防范和处理危机,保证护理质量安全,提升护理服务品质,为医院赢得信誉和效益。护理危机管理的重点是控制危机事件的发生发展,挖掘危机产生的根源,尽可能地从根本上防范和处理危机是护理部主任的职责所在。引起危机产生的原因包括内部因素和外部因素两个方面。

1. 内部因素

(1) 护理管理方面:护理制度不健全,仪器设备管理不善,环保措施不力,医疗服务价格不合理,管理者危机意识淡薄,护理人员法律意识、危机意识、自我保护意识淡薄甚至缺乏等。

(2) 临床护理方面:护士责任心、遵守操作规程、护患沟通、护士主动服务意识等都可能造成患者和家属不满意从而引发不必要的护理投诉和纠纷。

（3）人力资源方面：护士流动性大，新老更替快。随着优质护理服务活动的开展，卫生健康委提高了护患比，近几年新增了一大批临床护理人员，护理队伍进一步年轻化。年轻护士的工作经验不足、交流沟通技巧欠缺等都可以导致危机的产生。

2. 外部因素

（1）服务对象：随着社会经济和文化水平的提高，人们法律意识、安全意识、卫生保健需求、维权意识等不断提高，对护理工作的要求越来越高。加上患者所患疾病的复杂多变和不可预测性及患者的个体差异等原因，导致治疗效果与患者及家属对医院的期望值之间差距过大，两者间的不一致，容易导致危机一触即发。

（2）服务环境：新形势下医疗卫生体制的改革及新闻媒体对医院的监督，医护人员的工作受到社会的强制性约束，加上医学的专业特殊性和医学本身的不确定性，当不能完全满足广大患者和家属的要求时，人们很难从医学专业的角度去理性思考问题，导致危机的发生。

## 三、危机处理原则

护理危机躲无可躲，只有实施全方位的“防、打、化”。防危机，未雨绸缪；打危机，绝处逢生；化危机，峰回路转。护理管理才会拥有持续的生命力，并伟业长青。危机处理原则包括以下几条：

1. 预防控制原则　护理危机暴发前，护理管理者应建立护理信息收集系统和护理危机管理计划系统，运用护理危机预警机制，制订危机事件处理程序与应对计划，进行危机管理教育、培训，定时进行相关方面的训练。

2. 及时主动原则　护理危机发生后，护理管理者应在最短的时间内积极主动地投入危机的处理中，及时向上级领导汇报，集中一切能够利用的资源，寻求最佳的解决方案，防止事态进一步恶化。

3. 实事求是原则　面对护理危机，护理管理者必须本着实事求是的原则，主动向患者和家属讲明事实真相，主动承担责任，争取赢得患者和家属的信任。而不能顾及面子或其他原因掩盖或隐瞒事实真相，加大危机处理的难度，甚至导致危机进一步恶化。

4. 患者至上原则　护理管理者在处理危机时，应该把患者的利益放在第一位。站在患者的角度去思考问题，分析患者和家属的心理和需求，才能顺利地解决危机。

## 第三节 平衡协调法则

协调也是危机和冲突处理的重要管理手段。由于部门和组织成员的工作特点各不相同,因而在卫生服务和管理活动中的矛盾冲突及不和谐在所难免,由此导致工作效率下降乃至直接影响部门和组织目标实现。协调的目的就是要减少矛盾冲突,降低内耗,提高部门工作效率。护理部主任在落实执行护理决策过程中,也常会遇到冲突和不和谐。有时得不到医院领导的有力支持,有时得不到各职能部门的配合,有时科护士长或护士长不能完全理解决策的真正意图,目标和行动有偏差。面对上行、下行、平行的各种关系,护理部主任应该怎样去平衡协调?如何将这些方法融会贯通达到有效的管理呢?

### 一、刚柔并济

护理部主任在协调各关系时须运用和行使权力,而权力是强权力(强制性权力)和软权力(非强制性权力)的组合。护理部主任在领导关系协调中,须统一护理人员的意志和行为,这便需要运用硬权力即强制性的法定力量,使人感到适度地敬畏和服从;又需要运用软权力即柔性的无形影响力,使人心悦诚服地将自身行为服从于统一的意志。有能力,就是硬权力,能领导护理队伍去实现目标;有品德,就是软权力,能吸引团队成员为目标而奋斗,这就需要护理部主任德才兼备。当前医院发生冲突的原因,大部分来源于管理层软权力的缺失。

良好的道德影响力、和谐的人际关系、深厚的专业理论知识、开拓创新的精神等是提升护理部主任柔性影响力的重要因素。护理部主任与护理团队人员既存在工作关系,又存在密切的人际关系,因此应从“对工作的关心”和“对人的关心”两种角度结合考虑进行管理。在日常工作中,应注意在不违反原则的基础上原谅下属的过错、主动为下属承担责任、换位思考,实施人性化的管理,在护士长生日时送去生日贺卡,护士或护士长生病时主动放假等,这些都是护理部主任进行有效管理的重要策略。让每一位护理人员从内心感受到护理部主任的关心和爱护,从而增加团队人员的归属感和亲切感,有效提高护理团队的凝聚力和工作业绩,树立起护理部主任的道德形象。

### 二、原则与妥协结合

护理部主任协调护理队伍中各级关系的目的很明确,必须坚定地把成就事业、有效地实现工作目标或目的放在首位。主任在管理活动中的协调必须围绕工作目标或目的来进行，不是为协调而协调，而是要通过协调形成一种团队精神、合力，从而有效地实现工作目标。

妥协具有“和谐”“折衷”之意，是协调的重要方式之一；作为动词，是指以折衷的办法，亦即通过每一方放弃一部分要求，或者以双方都不能得到全部所要求的办法解决冲突。主任在协调护理人员间的分歧与冲突中，有时采用妥协还是必要的。妥协一般是基于最终达成合理目标的理性考虑而主动采取的一种行为，在精神上并非是忍让。同时也不应该将妥协看作是对原则的放弃，而应该看作是对原则的灵活坚守。护理部主任在工作中遇到一些冲突和难以解决的问题时，妥协是最好的沟通方式之一，在接受的同时以对方可以接受的方式，耐心细致地做好不同矛盾体间的思想工作，最终有效协调冲突的解决，在分歧中寻求一致，以达到共赢。

## 三、共性与个性结合

共性和个性是对立统一的：共性是一类事物共同的属性，是由部分个性组成的；个性即指个别东西的属性，不仅有它所独具的属性，也有它与同类个体所共有的属性。

在护理团队里，每个人都担任着不同的角色。可能一些人追求的是自私自利的角色，一些人想成为人们注视的中心，坚持参与任何决策。其他人的角色是明确的配角：他们为了团队的进步千方百计竭尽所能，但是他们不要求和希望自己成为人们所注视的中心。虽然有些角色不能明确地定义，但是还有很多其他人可以承担的角色。

作为护理部主任，既要了解上级领导的性格特点，又要把握科护士长、护士长等的个性、特长，对不同的个体采取不同的沟通方式，构建工作团队时注意将不同个性成员进行搭配形成优势互补，但其整体目标是一致的，都是为了医院管理，为患者服务。对有些问题的认识，由于组织成员间的视角不同，往往很难达到绝对一致、完全统一。为了避免无谓争执，就可以采取求同存异，寻求双方的相似点、共同点或统一的中间地带，找到共同关注、共同利益所在，抓住一切能够引起美好感觉的题材，而把双方的分歧放置一旁。

## 四、适度与适时结合

协调活动存在严谨和模糊共存的两个方面。作为管理者应针对特定对象关系，在一定时空中进行适时适度的协调。需要护理部主任注意的是关系协调既要求严谨、严肃和稳定的工作关系，又要求心灵情感沟通和人情往来的人际关系。在构建良好的协作关系时，过于严肃、原则化，难以得到认同；过于人情，又可能落入庸俗；过于机械、刻板，相关协调对象便不再有自己的活动空间。因此须把握好度，适度与合理即可，不要刻意追求最佳和完美，有助于构建和谐的协作关系。

涉及大是大非问题的冲突和分歧，需要护理部主任做到坚持原则，不妥协，不让步，但要讲究方法，目的是解决问题，避免言辞过激，伤害对方的感情。同时，还要注意不把矛盾公开化，不把护理部各主任、科护士长、护士长间的某些分歧扩散、"传染"给医院广大护士。对一些鸡毛蒜皮的小事，应采取不细究、不计较的态度，与副主任、科护士长、护士长之间应经常沟通思想，建立和谐的感情氛围。

作为护理部主任，对于科护士长或护士长间的分歧和矛盾需要细致观察，注意聆听他们的意见，在合适的时候提出你的看法。开放、坦诚、交流、互信是成功解决分歧和矛盾的关键。科护士长、护士长以及所有相关的当事人必须允诺诚实开放地进行相互沟通。

## 五、移情与换位结合

没有人是一座孤岛，换位思考是人对人的一种心理体验过程。《互助论》中证明：**"只有互助性强的生物群才能生存，对人类而言，换位思考是互助的前提。"**将心比心，设身处地，想人所想，理解至上，是达成理解、化解矛盾不可缺少的心理机制，也是一种宽容，站在对方的立场上体验和思考问题，从而与对方在情感上得到沟通。这既是一种理解，也是一种关爱。对于一个护理部主任来说，换位思考的能力是能否成功进行护理管理的一个重要因素。如果组织成员总是站在别人的角度思考问题，许多冲突和矛盾都可以解决。当护理管理过程中主客体双方在发生矛盾时，对内，护理部主任应站在院长的角度或站在护士的角度去思考问题，解决问题；对外，应站在患者的角度，急患者之所急，想患者之所想。

## 六、荣誉与激励结合

护理部主任对待利益、名誉的态度对团队成员会产生十分深刻的影响。一个管理者是否真正成功，重要的是看团队成员是不是成功了。只有团队成员成功了，才表明管理者也成功了。请记住：**不要既想当教练，又想当进球的那个人**。护理部主任在成就面前不居功，其人格魅力及威信才会在上级和下级的心中长留。

拥有淡泊名利的品质，是护理部主任提升个人影响力，构建和谐人际关系的重要保障。护理部主任都需要懂得护理事业的成功不是哪一个人的功劳，而是团队的智慧、集体的力量和协同作战的结晶。面对荣誉和成功，护理部主任需要有宽大的胸襟和气度，将 90% 的功劳归于整个护理团队，这样更利于激励护理团队实现组织目标的决心。

对于护理部主任来说，要赢得大家的信任，首先需要有放弃物质待遇和荣誉光环的勇气和杂念，以满足团队成员的需求为首任，这样就会在团队中产生凝聚力，形成亲和力，增强战斗力。只有整个护理队伍精神振奋，工作热情高涨，护理事业才会向前向上不断发展，护理部主任的政绩也才能充分体现。

总之，**上行协调贵在“尊重”，下行协调贵在“激励”，平行协调贵在“双赢”**。

**护理部主任有效协调策略**

1. 目标导向　任何协调措施都不能脱离既定的目标。只有围绕统一目标，把各方面力量组织协调起来，才能实现目标。

2. 勤于沟通　通过经常性的有效信息传递，使护理团队成员彼此间建立起密切的关系，有利于解决矛盾，消除误会。

3. 利益一致　护理部主任公平合理地分配利益是减少护理团队矛盾和解决矛盾的重要条件。

4. 整体优化　护理部主任需要对影响团队和谐的各种因素进行科学分析，通过成员的优化组合，形成护理团队的整体优势，才能取得理想的工作效益。

5. 原则性与灵活性相结合　协调工作不是和稀泥，也应有原则性，这是一切活动的准则。灵活性是指在不违背原则的前提下，为了实现组织目标而做出的一些让步、牺牲、妥协、折中与变通等。

6. 公平合理　公平是减少冲突和解决冲突的先决条件，合理是要求护理部主任在资源分配时要符合科学化、最优化的基本要求，保证任务有效完成。

## 第四节　创意冲突法则

由于护理工作的复杂性和相互依赖性，工作中出现各种冲突属于正常现象。冲突的来源主要是团队成员之间的个性差异、职责不明确、信息沟通不畅、利益争夺、愿景模糊等。护理管理者由于大多数未接受系统的冲突管理学培训，管理工作中处理冲突凭经验解决较多，缺乏理论指导和处理技巧。如冲突处理不当会逐步升级为具有破坏性的行为。现代冲突理论认为，**在某些条件下，冲突对组织是有利的，适度的冲突能激发个人的创造力和组织的革新能力**。因此，护理部主任要充分认识冲突的价值，在全院范围内建造创意式冲突的文化氛围，改变护理人员对冲突理论的认识，激发护理人员的工作积极性，促进护理制度的完善和护理创新。

### 一、创意冲突的必要

护理团队成员间由于所确定的利益、目标需求和优先次序不尽相同，加上人的不满足心态，彼此便会产生异议。当反对意见转化为冲突时，有的退缩或屈从，有的表面敷衍却暗地里较劲，有的埋怨、责怪、冷嘲热讽。护理部主任在解决这些冲突时，究竟是重视“事情”本身的解决而忽略良好的人际关系的维系，还是为了维持良好的人际关系而忽略事情的解决？面对以上这些异议或争执时，单纯地回避或减少冲突均不是最佳的办法。有时需要护理部主任刻意营造竞争气氛来提高护理团队工作效率。在解决冲突时，最理想的状态是既能够把针对事情的争议完美解决，又能维系良好的双方关系，而这个最佳的解决办法就是创意合作。

创意合作，并不意味着每个决议都满足所有人的要求，只是提醒主任在管理协调时要力求让双方真诚地说明自己的顾虑，有效地倾听各方的陈述，在协商各方利益或目标后，产生更大的空间来收集、研讨、激发各方灵活的创意，将各种传统或新颖的替代办法逐一比较，创造出一个完美的决议，从而激发护理队伍的创造力，提升护理质量和管理效率，促进护理学科的发展。

### 二、创意冲突的前提

化冲突为创意的四个前提如下：

1. 正确的心态　①减少敌意：遇到意见、立场或利害分歧时，如果把对方看成是对立面或竞争者，满怀敌意，那么沟通和思维的重心就容易放在攻击或挑剔对方的立场或毛病上。所以，冲突双方都要在观念上进行根本的转变，护理部主任应做好引导，在诚恳、信赖的和谐氛围下，集中精力产生创意性解决方案。②充分协商：有效整合团队成员的专业知识、思维方式的差异，充分激发成员的创意，**“三个臭皮匠，顶个诸葛亮”**。③关注彼此的利益：认真倾听对方的表述，关注对方真正的需求和利益，求同存异，开诚布公地交流，才能激发出更多的解决办法。④勿急于评判是非，尽量头脑风暴：协商过程中，主任不要急于指责、评判或打压，旨在制造一个畅所欲言、激发灵感、疏通误解的环境。⑤良性压力促成创意：在协商停滞不前或大家针锋相对时，主任应掌控局面，施加适当的压力，促使大家发掘更多有创意的解决办法。

2. 慎选主事者　一场冲突的发生，究竟会带来破坏力还是创造力，往往也是在主事者的一念之间。面对人与人或部门之间的冲突，若是以息事宁人的鸵鸟心态加以回避，只能暂时地缓和气氛，而并不能真正解决问题，潜在的冲突终有再次暴发而带来杀伤力的一天。如果主事者在冲突发生时，立即将之视为创意和突破的良机，进而采取高效的执行手段和程序，则可能达到创意合作的境界。

3. 专业而有效的程序　双方激烈冲突和主持解决冲突的过程，时常会使主事者（或管理者）感觉紧张、压力或不知所措。因此，主任应在平时建立好一套有效的协商程序和机制。当冲突发生时，双方能够减少敌意，乐意敞开心扉、坦诚交流、激发创意、达成合作。

4. 建立“创意式冲突”的组织文化　优秀的护理文化，强调事前的防范重于事后的弥补，主任在这方面须用心投入，大力宣传这种思维和做法，致力于建立“创意式冲突”的相关制度和文化，正面积极地把冲突看成并转换为创意的来源。同时，在部门中建立正确公平、自由畅通的决议程序，制订公平明确的奖励制度，给予创意团队有效的激励，提供培训，帮助护理人员提升处理创意式冲突的能力。

## 三、创意冲突的实施

1. 找出冲突的原因　主持协调者必须辨别双方的冲突点，哪些属于人与人之间的不满和敌对，哪些是属于针对事情的看法或做法，为顺利转化冲突奠定良好的基础。

2. 解决人际争议　很多冲突其实是源于人与人之间的问题，管理者在发掘人际问题及了解根本原因时，必须了解个人的性格差异，针对性格差异产生的矛盾和对立来指引和疏导冲突的双方。

3. 解决实质性争议　解决人际争议后，减少了情绪干扰，管理者就可以集中精神解决属于客观事物本身的争议。

## 四、创意个人和团队

1. 创意个人　在护理管理的质量控制、继续教育、教学科研、绩效考核等领域，都需要有创意的护理人员，或通过培训提升护理人员的创意能力，来增强护理学科可持续发展的竞争力，护理部主任要有意识地发现和培养这类人才。

2. 创意团队　创意护理团队并不是多个创意个人的简单组合，而是指多个能够共同创意解决异议和纷争的人的优化组合。护理团队成员可以通过有效沟通和协调，为解决矛盾和争端创造出最大的想象空间。创意团队能集思广益，通过具备不同专业知识、年龄、经历、性格、价值观和思维方式的团队成员们的头脑风暴，激发更多解决冲突的新创意，通过讨论，促成了执行的决心和更有执行力的行动方案，团队众志成城，转化为促进护理发展的竞争力和生命力。

**管理经典**

利益导向解决冲突七步骤见图 12-1。

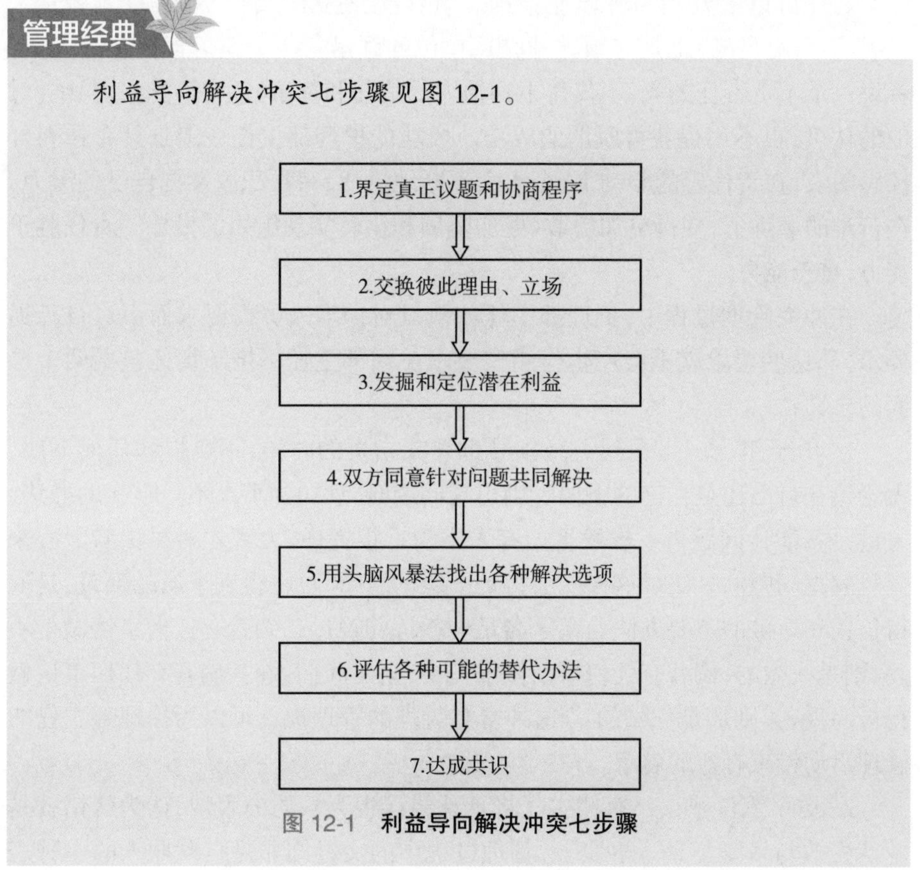


图 12-1　**利益导向解决冲突七步骤**

## 第五节　责任担当法则

护理工作面临鲜活的生命，必须做到安全第一。一所医院的护理安全与护理部主任管理的侧重点关系密切。护理部主任只有具备高度的责任意识，才能为医院的护理安全献计献策，也才能尽全力为护理安全努力工作。在处理各类上报的护理不良事件、患者投诉等问题时应该坚守哪些原则？如何公平合理地归责？上级的处理如果不妥，主任要怎样协调解决？

### 一、机会由承担责任开始

工作中，没有任何人能避免犯错，优秀的护理部主任不仅要学会承认自己的错误，还要学会正确对待团队成员所犯的错误，帮助犯错误的护士吸取教训，避免类似错误重复出现才是正确的处理方式。

责任可以上升到一种职业精神。责任感，是指“当仁不让、责无旁贷”。“责”不只对自己，也是对领导、同事、单位的许诺。一个缺乏责任感的人，或者说一个不负责任的人，不仅得不到他人的信任和尊重，还有可能失去社会对他的认可，更不用提获得所谓的成功。成功的护理部主任一定是具有强烈责任感的人，在责任感的驱动下，个人会不断地挑战自我，积极发掘自己的潜力，在苦难的磨炼下，变得更加勇敢、更加坚韧和执着实现组织的目标。**责任胜于能力，重于能力**。

在冲突管理过程中，护理部主任如果只对护理人员提要求而不对自己提要求，那这些要求就不会产生作用。要求护理部主任不推卸责任包括两个层面的含义：

1. 勇于担当　当受到上级领导批评或指责的时候，不要提起任何下属，无论错在自己还是在你的下属。当出现问题时，惩罚当事人不是唯一的办法，关键是不能让问题再一次发生。有人主动承担责任，大家才能尽快静下心来寻找解决问题的办法。这样既会得到上级的看重，也将得到下属的拥戴，是取得信任和尊敬的重要办法。某著名足球教练曾说过：“倘若有任何事情做得不妥，则是我做的；倘若有任何事情做妥一半，则是我们做的；倘若有任何事情做得极为妥善，则那是你做的。”这种富有哲理的管理理念可以为护理部主任的管理活动带来有益的启示。

2. 勇于承认错误　有些主任将承认错误视为软弱的表现，认为认错就是承认失败与暴露不足。事实上，管理过程中的文过饰非是自欺欺人的一种表现，它使你失去了改进的机会，而错误终究会表现出来。优秀的护理部主任对承认错误有正确的认识，因为从错误中学到的东西远比从成功中学到的多。当一个人有足够的勇气和胆量承认错误时，“清算”的呼声也就越来越小。

## 二、推功揽过

一位成熟的护理部主任，能够主动承担责任，做到推功揽过，是提升个人影响力，激励下属，并进行成功管理的重要手段。有功让下属去露脸，有过由主任自己来承担；在公共场合对下属的辛勤努力进行表彰，给予充分肯定；同时，对于工作中的错误或失误，护理部主任要勇于承担责任，就算是下属的错，也要首先从自己的身上找原因，为下属树立勇于担当的良好品质，由此获得下属的尊重。工作中，有很多失败的时候，无论情况如何，主任第一时间的做法都不应该是寻找借口，推诿责任，而是将自己管理范围内的责任承担下来。为什么要如此“委屈”自己呢？因为在护理团队中很多护理人员对主任的评价标准不多，就是看领导者是否有责任感。护理部主任勇于承担责任，不仅能使下属有安全感，而且更能得到下属的爱戴和信任，激发下属的工作热情。

那么，怎样才能在工作中不拒绝责任，抓住成功的机会呢？

1. 拒绝抱怨　抱怨和借口是管理成功的大敌。聪明的护理部主任对于管理工作中的不利或失误不会寻找任何借口，而是勇于为自己的行为和管理负责，把应对重点放在解决问题方面，努力改变不利局面。要知道，在职场中缺少机会，往往是不愿意付出努力的人用来原谅自己的借口罢了。

2. 积极主动承担责任　看到困难的工作，一般的人在能推的情况下都会推掉，因为责任重大，一不小心可能会影响自己的前程。护理部主任如果有担当，出现任何问题和状况都不会怕，上级领导把困难的任务交给自己，也绝不会无所适从，找借口临阵脱逃，而是带领团队寻求走出困境的途径。也就是说，责任有多大，机会就有多大。“成功处理冲突”的“机会”总是藏在“责任”的深处。

## 三、自制第一

情绪在冲突管理中扮演着重要角色。对于护理部主任，有效的情绪控制无论是在管理冲突还是做人方面，都尤为重要。忍耐使人冷静，变得理智，能增强管理者的控制力，能更理性地引导恶性冲突转化为良性冲突。

“骤然临之而不惊，无故加之而不怒”是护理部主任必备的修养。用隐忍代替怒发冲冠，以理性克制想当然，可以达到有效平息冲突双方的失控情绪的效果。护理部主任在协调处理冲突的工作中，常常会遇到不被人理解的情况，听到各种各样的议论，遇到这些情况时首先要沉着冷静，要认真听取护理团队成员的意见，对于正确的意见，要及时采纳，使协调工作计划更加完善；对于不正确的意见，也要保持正确的态度，有理、有据、有节地进行解释，尽量增加理解消除误会。有效应对情绪冲突的注意要点包括以下几点：

1. 遇事冷静分析，避免情绪激动　《论语》中有：**“言寡尤，行寡悔”**，告诉我们做事要先往远处想想，谨慎再谨慎，以求避免对他人的伤害，减少自己日后的悔恨。遇事沉着冷静，调查分析事件真相，不盲目下结论是避免情绪激动的有效策略。所谓“兼听则明，偏听则暗”，就是提醒当事人面对冲突时冷静全面思考的必要性和有效性。

2. 控制感情　面对工作中出现的矛盾，护理部主任需要冷静对待，这样不但能达到目的，而且能拉近相互距离。面对人际冲突冷静分析，比语言还重要的是个人的感觉。当护理部主任与他人意见不统一时，试着用别人的观点来看问题，不行时，先谈意见一致的目标，再说不同的方法，如果用争执和吵闹的方法去说服对方，不如用称赞和欣赏的策略去同化对方。想要解决矛盾与对立，就要在坚定中带有沉着与尊敬之心。主任要想着一定能找到解决之道，把事情处理得很好。与其想着指责与推卸过失，不如想想双方的无辜。

3. 保持心平气和良好心态　喜怒哀乐，人之常情。冲突双方由于价值观、性格、修养、思维方式、生活方式等不尽相同，发生某些摩擦或冲突在所难免，愤怒情绪的出现也是可以理解的。制怒并不是一件容易的事，主任不仅需要有“忍人所不能忍”的宽广胸怀和以大局为重的精神境界，而且还需要有情绪自我控制意识。

## 四、向上管理

护理部主任在协调和处理各种冲突时，需要人力、财力、政策、制度等多方面的支持配合。护理部主任如何与上级领导沟通，使所有可利用的资源来帮助处理冲突，是提高护理管理工作有效性的关键。护理部主任的向上沟通主要是与院长和主管院长。与其被动地让上级影响你，成天抱怨，不如主动沟通，让上级领导理解和支持解决护理管理面临的困难，采用对护理团队建设有利的方式影响主管领导，获得医院各方面资源支持以促成护理目标早日达成。这种积极的行动，就是“向上管理”。

成功的护理部主任应注重充分发挥上级领导的长处来为实现护理团队目标服务。运用上级的长处，是发挥下级才能的关键。只有合理有效运用上级的长处，才能使下级集中考虑自身的贡献，护理部的决策和建议才能得到上级的支持和采纳，宏伟目标才能付诸实施。需要注意的是发挥上级优势不是采用阿谀奉承的办法，而是把客观真实的情况以上级能接受的形式提出来。因此需要护理部主任用心为之。

在有效与上级领导互动方面，著名管理学家彼得·德鲁克为护理部主任提供了有益建议：①尽可能给上级效能、成绩，当然这一切是与部署自身利益密切相关；②了解上级的习性与偏好；③了解上级的长处和短处，设法支持他，在工作上与他形成互补；④切实让上级明白，你对他的帮助是什么；⑤决不让上级吃惊，即使是惊喜；⑥决不要低估上级。

好部属不一定是优秀的护理部主任，但不好的部属，必然不会是一位优秀的护理部主任。

## 管理经典

### 处理冲突、成功管理的策略

1. 怀有热情　拥有贯彻到底的决心，能帮你排除万难。
2. 诚实　言行一致、不投机取巧、不受私欲所惑。
3. 态度开朗　行事开朗能留下好印象，带来机会。
4. 付出关怀　设身处地为人着想，赢得好人缘。
5. 秉承信念和使命感　不违背努力、正确原则。
6. 执行力强　行动越快，越能证明自己的实力。
7. 悟性高　迅速理解主管的指示，一点就通。
8. 懂得聆听　谦虚的人懂得聆听、虚心求教。
9. 勇于挨骂　不怕挨骂的人能化失败为力量。
10. 不居功　懂得感谢他人，才能为你加分。
11. 懂分寸　亲则生狎，无时无刻要谨守本分。
12. 善于思考　动手让工作变得有趣，才能主宰工作。
13. 善于报告　部属的职责就是让主管安心。
14. 工作举一反三　不以符合期望自满，做到120分。
15. 学习努力　成功没有侥幸，必须靠努力累积。
16. 有礼貌　从谢谢、对不起开始，展现礼貌与关怀。
17. 时间观念强　无故缺席的人，让人难以信赖。
18. 勿虚张声势　诚实为上，过度吹嘘的人更让人失望。

19. 秉承素直之心　不因自我、自私与偏见影响大局。

20. 会设定目标　目标能让人生充实,缺乏目标会受人所制。

## 第六节　适时“糊涂”法则

护理管理工作中的冲突分为部门间冲突、组织成员间冲突和自我冲突。护理部主任的自我冲突表现在管与不管、如何管、管理的目标是什么等方面,时刻困扰和影响护理部主任决策。“难得糊涂”本是郑板桥的一句名言,表达出一种处世的感慨和感悟,但用在护理部主任冲突管理方面却有新意。它是指护理部主任在工作中面对非原则问题不妨“糊涂”一点,适当宽容自己及组织成员的行为,大度处理冲突,化解冲突于萌芽状态。冲突应对要动之以情晓之以理,冷静思考,留时间给自己和团队成员自行去判断反思,从而达到自我教育目的。适时糊涂也是护理部主任缓解工作压力,处理自我冲突的一剂良方。

### 一、大事明白,小事糊涂

宽容不仅指护理部主任在进行权力分配时要容人之短以用人之长,更指护理部主任在权力分配后,能对下属的小是小非和暂时的失误宽宏对待。“小不忍则乱大谋”。虚怀若谷、大度宽容,不仅是护理部主任重要的思想作风和管理风格,又是一种高明的无形的谋略手段和领导艺术。

医院护理管理活动中,医院的上级领导在决策、计划和指挥中,有时限于各种原因,难以在工作分工、利益分配、人事安排、业绩评估等方面达到绝对公平。作为中层管理干部的护理部主任要注意不要把自己的看法变成怨气,更不要将此转化成对医院、对上级领导的怨愤,从而影响和上级的关系。这种情况可以选择适当的时机和上级沟通,增进上级领导对本部门的进一步了解,相信只要踏实工作,勤恳付出,必定会得到上级领导的公正评价。对于上级领导的失误,不妨采取“迂回战术”,首先应该具有“补台”精神,帮助上级弥补缺陷,维护组织的整体利益。同时在合适的场合,以委婉的口吻指出上级领导的失误,这样有可能收到更好的效果。

总之,那些“大事不糊涂”的主任,对小事是既糊涂,又不糊涂。在个人得失的小事上可以糊涂;而对自己团队的护理人员,不论职位高低,从不糊涂,更不能装糊涂。这样的主任，能担大任，也会得到护理人员的忠心爱戴、拥护和尊敬。

## 二、不傲不恭，不娇不媚

护理部主任的道德品质、人格、作风等反映在其个人一切行为举止中。优秀的品格会为护理部主任赢得巨大的影响力，使人产生敬爱感，而且能吸引人，促使人去学习。为此，护理部主任要十分注意培养自己的优良品格。

一位德才兼备，关心护士，懂得领导艺术的护理部主任必然会得到护理人员的拥护；反之，一位护理部主任如果对下属视而不见、态度冷漠、麻木不仁，把自己看作是最高领导，摆架子、逞威风、耍态度，必然会丧失威信，难以赢得护士的尊重。

《道德经》曰："生而不有，为而不恃，功成而弗居；夫唯弗居，是以不去。"也就是说，生养万物而不据为己有，培育万物而不自恃己能，功成名就而不自我夸耀。

护理部主任应当做到对上级不媚。"媚"，即有意讨人喜欢，巴结别人。对上级是应当尊重的，因为上级掌握了比较权威、比较全面的信息，也会有下级不及的长处和经验。能够得到上级的帮助和一种重要的领导资源，特别是得到上级的指导和批评，有利于提高工作的主动性和科学性，也易于建立良好的上下级关系。对待上级应在坚持组织原则的基础上做到服从和情感礼仪上的尊重，这种服从和尊重绝不是唯唯诺诺、卑躬屈膝、阿谀奉承、迎合取悦，否则就容易遭到上级的反感、同级的白眼、下级的鄙夷。

## 三、严于律己，宽以待人

"严于律己，宽以待人"，是古之君子历练修为的座右铭，是鸿儒良吏追求的一种思想境界和实践目标，更是中国人传统美德中的一部分。

天下之难莫过于有自知之明，自知之明又莫过于能够知己之短。管理者往往容易高估自己的能力和水平，而忽略自己的劣势和不足，时常忘记保持谦虚谨慎的人生态度，尤其是当顺利或成功的时候。在护理团队中，如果对下属有要求，先要要求自己，这是率先垂范的表率作用，是护理部主任必须重视的一个重要问题。对于护理管理部门来说，出现问题是在所难免的。分析问题的原因一般都会涉及管理者和下属两方面。如何解决问题，改正错误，让工作重新回到正轨上来，就必须从护理管理和下属两个方面找原因。一位成熟的主任面对这种状况一般都会严格要求自己，主动承担自己应该承担的责任。

缺乏能力和不成熟的主任则更多是盯着下属的问题不放，想要以此来掩盖自己身上的问题，严于律人，宽于律己，从而导致矛盾和冲突越来越大，影响到整个护理学科的生存和发展。

严于律己是宽以待人的内在基础，宽以待人是严于律己的升华表现。

宽容是一种素质与襟怀。宽容不是软弱，适当宽容他人，就是宽容自己，善待自己，宽容便是借力之道。护理部主任如果具有宽以待人的心胸，就能够排除消极心理，愉快地面对人生、投入工作；就能做到虚怀若谷、从善如流，从而形成良好的人际关系，赢得更多的部门和下属支持，获得更大的发展空间和更多的成功机会。

作为护理部主任，宽容是领导关系协调的基本功。护理部主任不仅要重视个人的能力，更要重视群体的作用，要乐于为他人创造条件。对老同志，要先敬几分；对同级，要先让几分；对下级，要先帮几分；对自己，要先严几分。宽以待人之"宽"，是宽容而不是纵容。"宽"必须有度，这个度就是原则。坚持宽以待人，要求尊重和欣赏别人的个性，谅解和包容别人的"毛病"，但这与不分是非是两码事。宽以待人并不排斥批评与自我批评，应"以责人之心责己，恕己之心恕人"，这样，才能促进良好人际关系的形成，推动临床护理工作开展，促进护理事业发展。

## 四、改变自我，赞誉鼓励

护理部主任要想获得管理突破，就需要从认识自我、改变自我、超越自我入手，实现自身能力与人格的提升。管理需要艺术，而最佳的艺术就是鼓励。鼓励可以强化护理人员的自信心，使护理队伍最大限度地发挥自己的潜能，鼓励不仅表现出护理部主任的修养，也能拉近主任与护理人员的距离，让护理人员有被关怀的感觉。不夸张地说，在护士心里，护理部主任的鼓励有时如雨露春风，能沐浴心田；鼓励可以营造护理团队相互关心、互帮互爱的良好氛围。主任管理的艺术不在于做指示、下命令，而在于激励、唤醒、鼓舞护士为医院和部门的工作目标去奋斗。一个只会下命令的主任不是好主任，特别是对执行层的领导来说。鼓励可以树立主任在护士心目中可亲、可敬的形象，使护士努力工作，从而提升护理团队的凝聚力和执行力。

心理学家指出，人的一生都在追求重要感。一种可行的办法，就是主任把每个护士都当作一位重要的人物看待，使得每个人渴望被重视的心理得到满足，从而成为一种积极工作的推动力，尽心竭力为护理工作效力。

## 五、多言必失，多知必清

善于倾听也是护理部主任缓解矛盾应对冲突的重要策略，主要措施包括以下：

1. 倾听讲述，不轻易打断对方　倾听是一门艺术，倾听更是一次心灵的交流与碰撞。在沟通中如何引导对方向自己需要的话题进行，如何有效地从对方的叙述中提炼出自己所要的信息是处理矛盾至关重要的内容。从心理上分析，人都有强烈的被认同的需求。被认同的最基本的表现形式，就是做对方的"听话筒"。

2. 随时要有应和之声　如果只是敷衍而木讷地听对方讲述也是不行的，还要表现出自己真的在用心地听，要适时回应，以引起对方的注意与说话的欲望，表现出自己在用心地倾听。

3. 情到深处辅以适当的肢体语言　大家都知道一个常理：人到情处不自禁。也就是说人在完全投入之时，会忘我，当你全心投入对方的讲述之中时，也会进入对方的情感中，随对方的情感而波动。

有人说"职场充电是一种长期的积累和补充——补充自己不断输出的知识储备，积累自己长线发展的制高点。"护理部主任要真正做到有效倾听，除了需要注意"学问"两字所要求的是学会提问而不是总想"解答"外，还需要主任有自知之明与自我约束精神。在召开讨论会时，关键是要有雅量与耐心，任凭各种不同意见发表。一般情况下，在未听完其他人意见之前，最好不先发言。

护理部主任如具有某种知识专长，便会对护理人员产生更大的影响力。一般护理部主任都拥有这种权力，即"专长权力"。护理部主任除了掌握丰富的业务知识外，还必须具有管理方面的知识，尤其是化解危机和处理冲突的知识。知识越广博，对客观事物和客观规律的认识和把握就越全面、越准确，这样才能正确地处理各类危机和冲突，使团队成员感到满意。

## 六、集思广益，容人之量

护理团队，犹如一支橄榄球队，全体队员各就各位，各司其职，各尽其责，其核心要素是充分发挥每个人的优势、密切配合，发挥整体效能。护理部主任应集思广益，帮助团队成员发现团队成员共同目标的价值和意义，以至冲突出现时仍能为一个共同目标而努力。有道是"**海不择细流，故而成其大；山不拒细壤，方能就其高**。"作为一名护理部主任，不能自认为优人一格、高人一等，要放下架子，俯下身子，以一个学生、一个求知者的姿态，热心、虚心、真心地听取来自不同的意见，不断地修正自身存在的问题和缺点，吸收别人的长处，努力提高自己的能力，眼界要非常宽阔，胸襟要非常宽阔，要做到有容人之量，必须做到以下三点：

1. 容“强”　“海纳百川，有容乃大”。实践证明，一个管理者用比自己强的人愈多，其事业成功的系数也愈大。汉代刘邦与项羽争霸时，起用了在某一方面才能比他高的张良、萧何和韩信，结果奠基汉室，夺取了天下。领导理应比刘邦更有气度，切莫妒贤嫉能，容不得比自己高的人。

2. 容“弱”　某位名人说过：“有一件需要做但又往往被忽略的事，曾使许多杰出的、有前途的领导人断送了通往最高成就的道路，那就是缺乏容人之量。”人之长短都是相对的，可以依一定的条件相互转化，长处会变为短处，短处也会变为长处，关键在用人者怎样使用，为他们创造怎样的条件。

3. 容“异”　春秋齐桓公用管仲、李世民拜魏征为上卿都是典型的容“异”案例。

在工作中，部门之间、人与人之间发生冲突是不可避免的，差异就是冲突的根源。作为护理部主任，必须做到心胸宽广，不要斤斤计较本部门或个人的得失，做到大事讲原则，小事讲风格，求大同，存小异，互谅互让，真诚合作。在处理下级之间的冲突矛盾时，只要无大是大非问题，护理部主任可以采取模糊处理的办法，多加安抚和劝导，而不必追根究底，要团结一致向前看。

**管理经典**

**护理部主任自我冲突管理法则**

1. 在低调中修炼自己　进可攻、退可守，看似平淡，实则高深。

2. 谦卑处世　懂得谦卑的人，必将得到人们的尊重，受到世人的敬仰。

3. 大智若愚　不求争先、不露真相，让自己明明白白过一生。

4. 平和待人留余地　“道有道法，行有行规”，用平和的心态去对待人和事。

5. 时机未成熟时，要沉住气　从长计议，从而实现理想，成就大事，创建大业。

6. 在“愚”中等待时机　大智若愚，关键是心中要有应对对方的策略。

7. 主动吃亏　任何时候，情分不能践踏。

8. 为对手叫好　美德、智慧、修养，是人们处世的资本。

9. 以宽容之心度他人之过　退一步海阔天空，忍一时风平浪静。

10. 保持平常心　将抱怨化为行动，勤于耕耘，寻找机会多做对下属有价值的工作。

11. 容人之过　对他人的小过以大度相待，比横眉冷对的高高在上更有助于问题的解决。

12. 圆融通达　功成名就需要一种谦逊的态度，自觉地在名利场中做看客。

13. 知足　人应该体会到自己本来就是无所欠缺的，这就是最大的财富。

14. 淡泊名利　性格豪放者心胸必然豁达。

15. 对待下属要宽容　作为上司，应该具有容人之量，要人尽其才。

16. 简朴　在生活上简朴些、低调些，既利于自身的品德修炼，又能赢得上下的交口称誉。

17. 盛名之下，其实难副　捕捉中庸之道的精义，尽量保持生活步调快慢均衡。

18. 做人不能太精明　低调做人，不耍小聪明，让自己始终处于冷静的状态。

19. 放低说话的姿态　面对别人的赞许恭贺，应谦和有礼、虚心。

20. 沉默是金　沉默，并不是让大家永不说话，适度的语言本身也是一种沉默。

（马芳）

## 护理部主任危机与冲突管理能力自评

### 一、冲突评价指南自评题

| 有益或无益 | 是 | 否 |
|---|---|---|
| 冲突是否支持护理组织的目标 | | |
| 冲突是否有利于护理组织的全部目标 | | |

续表

| 有益或无益 | 是 | 否 |
|---|---|---|
| 冲突是否促进提高了工作成绩 | | |
| 冲突是否提高了护理人员的工作效率 | | |
| 冲突是否激发了创造性和创新能力 | | |
| 冲突是否带来了建设性的改革 | | |
| 冲突是否有益于护理组织的生存 | | |
| 冲突是否改进了主动性 | | |
| 工作满意度是否仍然保持很高 | | |
| 冲突是否提高了护理组织的思想水平 | | |

## 二、冲突水平评价指南自评题

| 冲突水平是否很低? | 是 | 否 |
|---|---|---|
| 工作团队是否一直对现状满意 | | |
| 工作团队成员是否没有或很少表达其反对意见 | | |
| 是否很少关注以把事情做得更好 | | |
| 是否没有或很少关注改善不充分的条件 | | |
| 决定是否由低层次的工作团队制订 | | |
| 是否没有或很少表达创新的方案或主意 | | |
| 多数团队成员是否是“应声虫” | | |
| 工作团队成员是否不愿意表达无知或半信半疑 | | |
| 护士长是否不管这干涉是否正确而想方设法维持和平和团队协作 | | |
| 工作团队成员是否对改革抱有强烈的反对观念 | | |
| 护士长是否根据“声望”分配报酬而不管工作能力和成绩的高低 | | |
| 护士长是否非常关注不能伤害了护理人员的感情 | | |
| 护士长是否非常关注得到一致的意见并在做出决定时达到一定的折中结果 | | |

**自测结果说明见附录十二。**

# 附录一　管理价值提升法则

## 一、护理部主任坦诚待人自我评估

**【分值说明】**

1. 得分 1　是指你经常这样并喜欢这样做，这项能力是你的优势。

2. 得分 2　指有时会这样做并能得到好的效果；但有时可以这样做却由于种种原因没有这样做，你在这项技能上还有提升的空间。

3. 得分 3　尽管在管理活动中确实应该使用这项技能，但你却用得很少或根本没有用，现在亟待提高这项技能。

## 二、护理部主任成功管理关键能力自测

### （一）领导能力自测

**【计分标准】**

几乎不 =1 分；偶尔 =2 分；频繁 =3 分；总是 =4 分。

**【分值说明】**

18~24 分：能够使用个人领导技能指导帮助下属，对自己的决定和行为负责；在团队中有能力营造一种高水平的坦诚、信任的工作氛围，愿意深入理解下属，并与他们心灵相通。鼓励下属在工作中改革创新，并承担合理风险，能够让下属感觉到自己的努力和成果会受到组织的赏识，调动下属的内在热情。

6~12 分：对下属的需求漠不关心。倾向于用程序和制度来进行管理，不太重视上下级信任关系的建立。喜欢把自己的任务和目标放在优先位置；在面对任务时容易对下属的能力持怀疑态度；不愿意花费时间与他人分享知识和经验；经常使用的方法是强硬的命令和控制。

13~17 分：介于二者之间。

### （二）解决问题能力自测

**【计分标准】**

几乎不 =1 分；偶尔 =2 分；频繁 =3 分；总是 =4 分。

【分值说明】

15~20分:解决问题能力强,能够预测可能出现的问题,遇到重大问题和矛盾能正确分析、抓住重点、解决问题,能够区分现象和本质,鼓励新思维、新方法,有能力通过多种途径化解矛盾。

4~8分:不能预测可能出现的问题,不能区分现象和本质;工作中遇到困难束手无策,唉声叹气;工作方法简单,办法少;遇到问题和困难时的首先反应不是自己想办法,而是向领导报告……

9~14分:介于二者之间。

(三)挫折应对能力自测

【计分标准】

1~4题:A=2分;B=1分;C=0分。

5~14题:A=0分;B=2分;C=1分。

【分值说明】

19分及以上:抗挫折能力强。

9~18分:有一定抗挫折能力,还有提升空间。

0~8分:抗挫折能力弱。

(四)情绪稳定性自测

【计分标准】

A=2分;B=0分;C=1分。

【分值说明】

0~20分:情绪稳定,自信心强。

21~40分:情绪基本稳定,但较为深沉,对事情考虑过于冷静,处事淡漠消极,不善于发挥自己的个性。

41分及以上:情绪极不稳定,目前烦恼较多,使自己的心情处于紧张和矛盾中。

50分及以上:危险,需要看心理医生。

# 附录二　效能管理法则

## 一、时间管理能力自测题

【计分标准】

选择A,得1分;选择B,得2分;选择C,得3分。将各题的得分加起来,然后根据下面的评析判断自己的时间管理能力和水平。

【分值说明】

35~45 分:有很强的时间管理能力。在时间管理上,你是一个成功者,不仅时间观念强,而且还能有目的、有计划、合理有效地安排学习和生活时间,时间的利用率高,学习效果良好。

25~34 分:较善于对时间进行自我管理,时间管理能力较强,有较强的时间观念,但是,在时间的安排和使用方法上还有待进一步提高。

15~24 分:时间自我管理能力一般,在时间的安排和使用上缺乏明确的目的性,计划性也较差,时间观念较淡薄。

14 分及以下:不善于时间管理,时间自我管理的能力很差,在时间的自我管理上是一个失败者,不仅时间观念淡薄,而且也不能合理地安排和支配自己的学习、生活时间。你需要好好地训练自己,逐步掌握时间管理的技巧。

改进方法指导:

如果你做完这套测验所得的分数较低,说明你对时间的管理、处理方式和能力存在不少问题。这时你不但要提高警惕,而且还要努力寻求改进的方法。

(1)增强自己的时间观念。牢记:“最严重的浪费就是时间的浪费。”“放弃时间的人,时间也会放弃他。”

(2)制订时间使用计划,严格执行。以星期为单位制订一个较长的计划。每天要有“每日学习计划表”和“时间使用表”,严格按照计划学习,并自觉进行检查和总结。

(3)记录和分析自己一天时间的使用情况。为自己设计一套时间使用记录表,将你在一天里所做的事情及其耗用的时间记录下来。然后进行分析,看看自己哪些时间使用得有价值,哪些时间是浪费掉的。长此以往,持之以恒,对于训练你的时间管理能力是大为有效的。

## 二、护理部主任自我效能感自测

自我效能感是指个体对自己面对环境中的挑战能否采取适应性的行为的知觉或信念。一个相信自己能处理好各种事情的人,在生活中会更积极、更主动。这种“能做什么”的认知反映了一种个体对环境的控制感。因此自我效能感是以自信的理论看待个体处理生活中各种压力的能力。

【计分标准】

完全不正确 =1 分,少数正确 =2 分,多数正确 =3 分,完全正确 =4 分;相加得总分,分数越高说明自信心越高。

【分值说明】

31~40 分：自信心非常高，但要注意正确看待自己的缺点。

21~30 分：自信心较高。

11~20 分：自信心偏低，有时候会感到信心不足，建议找出自己的优点，承认它们，欣赏自己。

1~10 分：自信心很低，甚至有点自卑，建议经常鼓励自己，相信自己是行的，正确对待自己的优点和缺点，学会欣赏自己。

## 附录三 创新管理法则——创新是管理永恒的主题

护理管理者创新能力自测

【计分标准】

| | A | B | C |
|---|---|---|---|
| 1. | 0 | 1 | 2 |
| 2. | 0 | 1 | 2 |
| 3. | 4 | 1 | 0 |
| 4. | –2 | 0 | 3 |
| 5. | 2 | 1 | 0 |
| 6. | –1 | 0 | 3 |
| 7. | 3 | 0 | –1 |
| 8. | 0 | 1 | 2 |
| 9. | 3 | 0 | –1 |
| 10. | 1 | 0 | 3 |
| 11. | 4 | 1 | 0 |
| 12. | 3 | 0 | –1 |
| 13. | 2 | 1 | 0 |
| 14. | 4 | 0 | –2 |
| 15. | –1 | 0 | 2 |
| 16. | 2 | 1 | 0 |
| 17. | 0 | 1 | 2 |
| 18. | 3 | 0 | –1 |
| 19. | 0 | 1 | 2 |
| 20. | 0 | 1 | 2 |

| | | | |
|---|---|---|---|
| 21. | 0 | 1 | 2 |
| 22. | 3 | 0 | –1 |
| 23. | 0 | 1 | 2 |
| 24. | –1 | 0 | 2 |
| 25. | 0 | 1 | 3 |
| 26. | –1 | 0 | 2 |
| 27. | 2 | 1 | 0 |
| 28. | 2 | 0 | –1 |
| 29. | 0 | 1 | 2 |
| 30. | –2 | 0 | 3 |
| 31. | 0 | 1 | 2 |
| 32. | 0 | 1 | 2 |
| 33. | 3 | 0 | –1 |
| 34. | –1 | 0 | 2 |
| 35. | 0 | 1 | 2 |
| 36. | 1 | 2 | 3 |
| 37. | 2 | 1 | 0 |
| 38. | 0 | 1 | 2 |
| 39. | –1 | 0 | 2 |
| 40. | 2 | 1 | 0 |
| 41. | 3 | 1 | 0 |
| 42. | –1 | 0 | 2 |
| 43. | 2 | 1 | 0 |
| 44. | 2 | 1 | 0 |
| 45. | –1 | 0 | 2 |
| 46. | 3 | 2 | 0 |
| 47. | 0 | 1 | 2 |
| 48. | 0 | 1 | 3 |
| 49. | 3 | 1 | 0 |

50. 根据选择的词语计算自己的得分

下列形容词每个得 2 分：

精神饱满的　观察力敏锐的　不屈不挠的　柔顺的　足智多谋的
有主见的　有献身精神的　有独创性的　感觉灵敏的　无畏的

创新的　　好奇的　　有朝气的　　热情的　　严于律己的

下列形容词每个得 1 分：

自信的　　有远见的　　不拘礼节的　　不满足的　　一丝不苟的

虚心的　　机灵的　　坚强的

其余词语得 0 分。

**【分值说明】**

将分数累计起来，分数在：

110~140 分　创造性非凡。

85~109 分　创造性很强。

56~84 分　创造性强。

30~55 分　创造性一般。

15~29 分　创造性弱。

-21~14 分　无创造性。

## 附录四　压力舒缓法则

**护理部主任压力反应倾向自测**

**【统计方法】**

1. 每个问题有 A、B、C、D 四项，每题的选项结果反映的即为你应对压力的倾向，其代表的意思如下表。

| 题号 | 选项的含义 | | | |
|---|---|---|---|---|
| | 忽视 | 反应 | 攻击 | 控制 |
| 1 | A | B | C | D |
| 2 | B | D | C | A |
| 3 | A | C | B | D |
| 4 | B | C | A | D |
| 5 | D | B | C | A |

2. 从上表纵列来观察，计算每个纵列被圈出的次数。你选择最多的类型就是你的压力反应风格。

【结果说明】

忽视:如果你的大多数答案都属于"忽视"纵列,你就有忽视压力的倾向。

反应:如果你的大多数答案都属于"反应"纵列,你就有对压力作出反应的倾向,而这些反应轻则无害,重则会使压力升级。

攻击:如果你的大多数答案属于"攻击"纵列,说明你不仅能够处理压力,手段还很粗暴,而且发自内心地全力扼杀。你不想让压力损害自己的最佳状态,但是在你的从容和健康背后,也藏着不足的危险。需要学习应对不同压力的各种压力管理技术,第一项就是"放松"。

控制:如果你的大多数答案属于"控制"纵列,说明你已经能够很好地处理生活中的压力。面对刺激因素,你会采取温和的处理方式,绝对不会走极端。

## 附录五　护理人才培养法则

### 护理部主任护理人才培养工作测评

【计分标准】

A=4 分,B=3 分,C=2 分,D=1 分。

【分值说明】

总得分之和:最高得分 56 分,最低得分 14 分。

总得分 45 分及以上:说明您比较重视人才培养,人才培养方面的管理工作做得不错,再接再厉。

总得分 34~44 分:说明您在人才培养方面的管理工作仍有较大的提升空间。

总得分 33 分及以下:说明作为护理部主任可能在人才培养方面的管理工作投入较少,需要投入更多的精力和措施在护理人才的培养方面。

## 附录六　护理团队建设法则

### 护理部主任团队建设能力自测

【计分标准】

A=3 分,B=2 分,C=1 分。

【分值说明】

24 分及以上:说明您的团队建设优秀,请继续保持和提升。

16~23 分:说明您的团队建设一般,请努力提升。

15 分及以下:说明您的团队建设较差,急需提升。

## 附录七 部门有效运作法则

### 一、护理部主任团队有效运作能力自测

【计分标准】

很少 =1 分,部分 =3 分,大多数 =5 分。

【分值说明】

25~30 分:已建立高效的护理团队。

18~24 分:能建立高效的护理团队。

10~17 分:需要努力改进工作方法,才能建立有效的护理团队。

9 分及以下:你需要重新审视自己的工作方式,加强管理培训。

### 二、护理部主任对下属意见的尊重自测

【计分标准】

从不 =1 分,偶尔 =2 分,有时 =3 分,经常 =4 分,总是 =5 分。

【分值说明】

25~30 分:充分发挥了下属的积极性作用。

13~24 分:一般地发挥了下属的积极性作用。

6~12 分:没有发挥下属的积极性作用。

## 附录八 护理质量与安全管理法则

### 护理部主任质量管理能力自测

【计分标准】

几乎不 =1 分;偶尔 =2 分;频繁 =3 分;总是 =4 分。

【分值说明】

30 分及以上:说明你有较强的质量管理能力,请继续保持和提升。

24~29 分:说明你有一定质量管理能力,还须努力提升。

23 分及以下:说明你的质量管理能力还达不到组织要求,急须提升。

# 附录九　护理优质服务法则

## 护理部主任为护士服务的能力自测

**【计分标准】**

几乎不 =1 分；偶尔 =2 分；频繁 =3 分；几乎总是 =4 分。

**【分值说明】**

19~24 分：对护士所关心的问题以及与管理有关的外部信息感兴趣，了解不同类型护士的不断变化的需求，努力有效运作为护士提供更好的服务。

12~18 分：介于二者之间。

6~11 分：低分者很少关注外部管理环境及护士需要的变化，可能更经常地面对风险，可能轻率地做出为护士服务的决策或决定。

# 附录十　绩效管理法则

## 护理部主任结果导向能力自测

**【概念解释】**

结果导向能力是指护理部主任对结果、成果和行动保持强烈关注的能力。这种素质所要解决的问题是：是接受能真正带来价值增值的成果，还是接受能被认可并获得回报的可度量的成果；在这方面你对自己和护士的要求是否合格。

**【计分标准】**

几乎不 =1 分；偶尔 =2 分；频繁 =3 分；几乎总是 =4 分。

**【分值说明】**

有 5 个答案在 4 分以上，就属于高分行为特征。

有 5 个答案在 3 分以下，就属于低分行为特征。

高分行为特征：高分者能够迅速分辨出用于关注投入和用于关注产出的努力和精力。这意味着如果不能产生对他或组织真正有价值或有益的实质性的成果，即使高水平的行动也不能给他留下深刻印象。高分者肯定向人们指出，他们所有的目标、成就及努力应该取得真正有意义的进步。为了做到这一点，即使花费很少的时间和精力他们也将无法容忍低价值的努力，而是赞赏为取得好的、有价值的结果而付出的努力。

低分行为特征：低分者往往不检查是否通过努力取得了真正的改善和结果就为其付酬，他们可能容忍个人设立价值增值很少或没有价值增值的目标，甚至已经实现的目标。低分者让人们只关注自己的计划，设立自己的目标，很少提供甚至不提供指导，以此确保成文的目标和相应的努力已经准备就绪且可取得有意义的结果。如果人们看上去都在忙碌，他们就不提供进一步的指导。

## 附录十一　项目管理法则

护理部主任项目管理能力自测

【计分标准】

非常赞同 =5 分；同意 =4 分；中立 =3 分；不同意 =2 分；坚决反对 =1 分。

【分值说明】

4~7 分：没有到达最低项目管理能力水平。

8~10 分：达到项目队伍领导者最低能力水平。

11~15 分：达到项目管理层最低能力水平。

16~18 分：达到项目高级管理层能力水平。

19~20 分：达到大型项目管理能力水平。

## 附录十二　危机与冲突管理

护理部主任危机与冲突管理能力自评

一、冲突评价指南自评题

【计分标准】

是 =1 分，否 =0 分。

【分值说明】

总分≥6 分表明冲突是有益的，总分 <6 分表明很可能是破坏性冲突。

二、冲突水平评价指南自评题

【计分标准】

是 =1 分，否 =0 分。

【分值说明】

总分≥7 分表明是低水平的冲突。

总分 <7 分表明可能是高水平的冲突。

# 参考文献

[1] 彼得·德鲁克.卓有成效的管理者[M].辛弘,译.北京:机械工业出版社,2019.

[2] 杰夫·戴尔,郝尔·葛瑞格森,克莱顿·克里斯坦森.创新者的基因[M].曾佳宁,译.北京:中信出版社,2020.

[3] 胡雪飞.创新思维训练与方法[M].北京:机械工业出版社,2019.

[4] 彼得·德鲁克.管理使命、责任、实务[M].陈刚,译.北京:机械工业出版社,2019.

[5] 张德芬.遇见心想事成的自己[M].长沙:湖南文艺出版社,2019.

[6] 吴甘霖.方法总比问题多[M].北京:机械工业出版社,2021.

[7] 林新奇.绩效管理技术与应用[M].3版.北京:中国人民大学出版社,2021.

[8] 王宏伟.公共危机管理(修订版)[M].北京:中国人民大学出版社,2019.

[9] 詹姆斯·库泽斯,巴里·波斯纳.激励人心:提升领导力的必要途径(典藏版)[M].王莉,译.北京:电子工业出版社,2019.

[10] 史蒂芬·柯维.高效能人士的七个习惯[M].高新勇,王亦兵,葛雪蕾,译.北京:中国青年出版社,2020.

[11] 沈建明.项目风险管理[M].北京:机械工业出版社,2020.

[12] 赫尔曼·阿吉斯.绩效管理[M].4版.刘昕,译.北京:中国人民大学出版社,2021.

[13] 王牧.你在为谁工作[M].武汉:武汉出版社,2019.

[14] 姜小鹰,李继平.护理管理理论与实践[M].2版.北京:人民卫生出版社,2018.

[15] 张广清,周春兰.突发公共卫生事件护理工作指引[M].广州:广东科技出版社,2020.

[16] 王芳.当压力来敲门:哈佛大学SMART压力管理本土化指导手册[M].北京:华夏出版社,2020.

[17] 马歇尔·古德史密斯,马克·莱特尔.领导力精进[M].刘祥亚,译.上海:文汇出版社,2019.

[18] 布赖恩·卢克·西沃德.压力管理策略:健康和幸福之道[M].许燕,译.北京:中国轻工业出版社,2020.

[19] 朱利安·福特,乔恩·沃特曼.脑科学压力管理法[M].吕云莹,译.南昌:江西人民出版社,2019.

[20] 布鲁斯·霍维德. 极简抗压行动法:高效能人士如何管理压力[M]. 傅婧瑛,译. 北京:人民邮电出版社,2019.

[21] 安德烈斯·马丁·阿苏埃罗. 自我的重建:如何进行压力与情绪管理[M]. 佟美玲,译. 北京:世界图书出版有限公司,2019.

[22] 和霞,林梅,杨清,等. 多学科协作诊疗模式下专科护士参与策略的研究进展[J]. 中华急危重症护理杂志,2020,1(6):549-553.

[23] 杜蓉冰,吕素珍,潘红英. 多学科团队协同延续护理在糖尿病视网膜病变患者中的应用[J]. 护理学杂志,2020,35(13):86-89.

[24] 王悦,宋辉,毕雪茜,等. 多学科多专业协同下医疗队物资配置方案的研究[J]. 中华护理杂志,2020,55(S1):279-282.

[25] 孙超. 心理契约理论指导下的护士离职倾向分析及留任对策实践[J]. 中国护理管理,2019,19(S1):133-134.